Dᴿ P. MARRIN

LES MALADIES

DE

L'AMOUR

PRÉSERVATION — HYGIÈNE — TRAITEMENT

PARIS

ERNEST KOLB, ÉDITEUR

8, RUE SAINT-JOSEPH, 8

LES

MALADIES DE L'AMOUR

DU MÊME AUTEUR

Docteur P. Marrin

LES MALADIES

DE

L'AMOUR

PRÉSERVATION — HYGIÈNE — TRAITEMENT

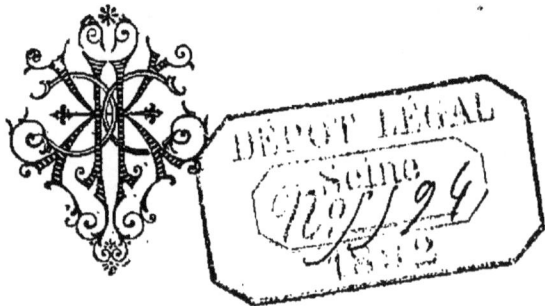

PARIS

ERNEST KOLB, ÉDITEUR

8, RUE SAINT-JOSEPH, 8

—

AU LECTEUR

Connaissez-vous le musée Dupuytren? C'est un
âtiment très vieux, très noir, très délabré, sans
style particulier, sans intérêt artistique, dont sa
lanche voisine, la nouvelle École de médecine,
fait violemment ressortir la sombre vétusté. Il
ervait autrefois de chapelle à je ne sais quel
ordre monastique. Aujourd'hui sa destination est
ien changée; mais son utilité, pour être d'un
autre genre, n'en est pas moins grande, j'ose
le dire. Là où il implorait la protection du Tout-
Puissant, là où il chantait les louanges d'un Dieu
bon et miséricordieux, l'homme actuellement con-
temple l'horrible dégradation que l'amour sensuel
eut faire subir à l'œuvre du Créateur, qui laisse
avarier son ouvrage. Là, depuis près d'un siècle,
chaque génération entasse avec soin la reproduc-
tion, en plâtre ou en cire, de tout ce qu'en médecine on nomme un *beau cas,* c'est-à-dire de ce qui
se rapproche le plus du monstrueux : de sorte que
cette antique bâtisse, plus suggestive que le musée
du Louvre, fournit aux moralistes une ample

1

matière à philosopher, aux médecins un vaste
champ d'instruction, aux profanes enfin la preuve
mille fois répétée qu'on ne badine pas avec
l'amour !

Décidément, vous ne connaissez pas cette collection, unique au monde, des maux qu'engendrent
les rapports sexuels? Non? Tant pis pour vous.

Avez-vous du moins fait une visite ou deux à
l'hôpital Saint–Louis? au Midi ou à Lourcine? Pas
davantage? C'est encore plus fâcheux. Car dans ces
auberges gratuites à l'usage des victimes de haute
et puissante dame Vérole, ce ne sont plus des
moules inanimés qui s'offrent à l'œil du visiteur,
ce sont bel et bien des êtres vivants, souffrants,
défigurés, et la leçon n'en est que plus forte, ainsi
que l'indique Barthélemy, dans son poème médico-
philosophique, « la Syphilis » :

> Plus dignes de pitié, plus difformes encore,
> Ceux qui, la face en proie au chancre carnivore,
> Le miroir à la main, contemplent chaque jour
> Leurs traits jadis si beaux qu'idolâtrait l'amour !
> Que l'amour vienne donc contempler ces ruines,
> Ces noires cavités en place des narines,
> Ces lèvres que laboure un sulfureux sillon,
> Cette langue épaissie en forme de bâillon,
> Ce front illuminé de pustules grossières,
> Ces paupières sans yeux et ces yeux sans paupières :
> Désespérants tableaux ! dont la réalité
> S'imprime tellement dans l'œil épouvanté
> Que leur souvenir seul, leur image ternie,
> En passant devant nous dans des nuits d'insomnie,

Leur simulacre en cire ou leur pâle dessin,
Hérissent nos cheveux et glacent notre sein.

Après cela, libre à vous de répéter, avec Victor Hugo, que « l'amour, c'est être deux et n'être qu'un, un homme et une femme qui se fondent en un ange, c'est le ciel. » Mais quand du ciel vous retombez sur la terre, vous constatez que, suivant l'énergique expression de Chamfort, « l'amour, tel qu'il existe dans la société, n'est que le contact de deux épidermes ». Un anonyme a même dit que « l'amour commence par une caresse et finit par un chiffre » : il est probable que cet aphorisme fin de siècle est sorti du cerveau d'une petite dame qui ne croyait pas à l'existence du lapin ; naïve enfant ! Si encore le chiffre en question était unique, s'il se composait seulement de la forte somme à donner en paiement des caresses ! Mais non, il se multiplie à l'infini, ce chiffre redoutable : il atteint les hauteurs du quinte et quatorze, sans compter le point, qui fait ici moins d'heureux qu'au piquet ; il se gonfle des honoraires du médecin, il s'engraisse de la note de l'apothicaire, et Monsieur Prudhomme s'apitoie sur le nombre de familles qu'on pourrait nourrir pour le même prix !

Vous trouvez sans doute bien prosaïque cette façon de comprendre l'amour. Eh bien ! la poésie elle-même va se charger de la justifier, et, qui plus est, de nous expliquer pourquoi tout n'est pas rose dans l'île de Cythère ; la poésie qui, par l'organe de M. Vacquerie, nous chante ceci dans *Souvent homme varie* :

> C'est Platon qui l'a dit en termes radieux,
> Qu'autrefois on avait double corps et double âme,
> Et qu'on était d'abord tout ensemble homme et femme,
> Mais qu'alors nous étions si puissants que les Dieux,
> Craignant notre bonheur, nous coupèrent en deux.
> De là, l'amour : la femme et l'homme qui l'éprouvent,
> Ce sont les deux moitiés d'un cœur qui se retrouvent.
> De là tous les ennuis, tous les maux, tout le fiel,
> Dont l'amour est rempli par les jaloux du ciel.

Qu'il le veuille ou non, Beppo nous donne ainsi la raison d'être de Ricord et du copahu. Car qu'est-ce, je vous prie, que ces maux et ce fiel dont la jalousie céleste a empoisonné l'amour, sinon les maladies de toute sorte qu'il traîne à sa remorque ? Qu'est-ce qu'une bouderie passagère de deux amants qui ne demandent qu'à se réconcilier, auprès des maux physiques qui compromettent irrémédiablement la santé ?

Mais, dira-t-on, c'est sur les débauchés seuls que fondent ces misères, et lorsqu'un de ceux-là est pincé, il n'a à s'en prendre qu'à lui-même : tant pis pour lui, « fallait pas qu'y aille ». Je trouve plaisants ces moralistes en chambre qui, déjà loin d'une jeunesse qui n'a peut-être pas été exempte de cascades, vouent aux dieux infernaux l'infortuné qui n'a pas eu, comme eux, la chance d'échapper au danger. Ils oublient, ces diables faits ermites, qu'il n'est nullement besoin d'imiter la conduite volage de Joconde ou de François premier pour mériter la couronne que Vénus décerne à ses victimes, et qu'une seule rencontre, la première souvent, suffit à empoisonner le reste de l'existence. Cela est naturel en somme, le péril existant surtout pour ceux auxquels l'expérience fait défaut, et qui par suite ignorent la conduite à suivre pour mettre les atouts dans leur jeu. Mais où la trouver, cette expérience salutaire ?

« Un homme ne peut pas se marier sans avoir étudié l'anatomie et disséqué une femme au moins », professe l'auteur du « Catéchisme conjugal ». C'est se montrer bien exigeant, et je crois qu'à ce prix les époux se feraient rares. Du reste ce que nous avons en vue ici, c'est beaucoup moins le mariage que les unions illégitimes, et surtout les rencontres de hasard, les plus fertiles en traquenards et en pièges à loups. On ne peut vraiment demander à tout jeune homme pubère d'avoir pratiqué une ou plusieurs dissections féminines ; mais ce qu'on peut lui conseiller, et avec instance, c'est d'apprendre à connaître en détail à quoi il s'expose quand il aborde une femme pour le mauvais motif, afin que, dûment averti de ce qui l'attend, il prenne ses précautions en conséquence. La meilleure façon de lui inspirer la prudence nécessaire serait de lui montrer, pièces en mains, à quel degré de décomposition physique sont arrivés quelques-uns de ceux qui l'ont précédé dans le sentier de l'amour, pour n'avoir pas agi, avant, pendant et après, avec toute la circonspection désirable. Mais puisque sur la porte du musée Dupuytren il est écrit, comme sur les chantiers de démolitions : le public n'entre pas ici, puisque les hôpitaux Saint-Louis et du Midi ne sont ouverts qu'aux médecins et à de rares privilégiés, j'ai pensé qu'il y aurait intérêt à combler cette lacune de l'instruction publique, en donnant une exacte description des maux engendrés par la conjonction des sexes. L'imagination sera peut-être moins vivement frappée que par la contemplation de moules en plâtre ou de vivants en chair et en os ; par contre le lecteur apprendra comment on soigne les accidents vénériens, et même comment on les évite, ce que ne lui enseignerait ni un musée, ni une collection, et ce qui pourtant a bien son prix.

Donc voici le chemin que je vous invite à parcourir. Nous parlerons d'abord, si vous le voulez bien, des organes génitaux tels qu'ils existent à l'état normal dans les deux sexes, et de la façon de s'en servir, c'est-à-dire des rapports sexuels. Ne croyez pas que cette entrée en matière, que je tâcherai d'ailleurs de rendre aussi courte et aussi peu ardue que possible, soit un hors-d'œuvre ; elle est indispensable. Je sais bien que le pre-

mier venu parle médecine, qui ne s'aventure-
rait pas sur le terrain de l'architecture ou de la
cordonnerie; je n'ignore pas que les grands philosophes de la Sorbonne et d'ailleurs démontrent
l'existence de l'âme et ratiocinent sur les facultés
de l'entendement, sans avoir la moindre notion
anatomique ou physiologique du cerveau qui en
est le siège. Mais vous n'êtes pas le premier venu,
et vous admettrez sans peine qu'il faut connaître
la conformation et le fonctionnement naturel des
parties sexuelles si l'on veut se rendre compte des
altérations qu'elles subissent. Voilà l'objet de nos
deux premiers chapitres.

Puis nous aborderons l'étude des maladies vénériennes, en cherchant ce qu'elles ont été autrefois et ce qu'elles sont aujourd'hui, ce qu'on en
pensait jadis et ce qu'on en pense de nos jours. Il
est certain qu'Hippocrate, Galien et A. Paré ne pro-
fessaient pas au sujet de ces maladies les mêmes
doctrines que les médecins contemporains : or il
est souvent amusant de connaître les idées bizarres
que s'en faisaient ces patriarches de la médecine,
et, si nous ne croyons plus guère à l'influence de
la lune et des étoiles sur l'homme, il n'est pas
sans intérêt de savoir que cette influence et d'autres aussi étranges ont été admises, avant d'apprendre ce qu'on a mis à leur place.

Elles sont nombreuses ces maladies, dites vénériennes parce que Vénus et son gamin de fils en

sont les auteurs responsables. Mais deux d'entre elles, par leur fréquence et la gravité de leurs conséquences, l'emportent sur les autres comme le chêne domine les menues broussailles d'alentour. Ces deux reines sont la blennorrhagie et la syphilis : saluez !

La blennorrhagie (vulgo chaudepisse) est une personne impartiale, qui dispense également ses faveurs aux parties masculine et féminine de l'espèce humaine. Mais comme elle reste localisée aux organes génitaux, et que ses manifestations varient suivant le sexe de ces organes, nous serons obligés de voir successivement comment elle opère chez l'homme et chez la femme. Nous commencerons par l'étudier chez l'homme, non parce qu'Arnolphe et le Code civil lui décernent une hypothétique prééminence sur sa douce compagne. mais parce que chez lui la chaudepisse a des complications et des suites bien plus sérieuses. Parmi celles-ci je compte la goutte militaire, qui mérite bien, n'est-ce pas, que nous lui consacrions un chapitre.

Quant à la syphilis, cette « lèpre de nos temps »,

> Ce mal qui répand la terreur,

comme la peste des temps anciens, avec laquelle elle a plusieurs analogies, la syphilis ne reste pas longtemps cantonnée aux organes qu'elle a d'abord envahis. Elle ne tarde pas à infecter l'économie tout entière, sautant d'un point à l'autre, ne s'éteignant dans une région que pour exercer ses ravages ailleurs. Rien n'est plus variable, plus complexe, que ses symptômes : mais ceux-ci, dans leur diversité, sont à peu près les mêmes chez l'homme et chez la femme. Si donc nous sommes tenus à leur consacrer un certain nombre de pages, du moins pourrons-nous les examiner simultanément dans les deux sexes.

Ne vous effrayez pas d'ailleurs de cette menace de prolixité à propos des signes de la syphilis. Je me propose un triple but en publiant cet ouvrage, et particulièrement en parlant des maladies vénériennes qui trop souvent suivent un instant de bonheur : faire connaître les causes de ces maladies, afin qu'on les puisse éviter dans la mesure du possible ; — énumérer les signes qui les annoncent dès le début, pour qu'il n'y ait pas de retard dans le traitement ; — vulgariser les moyens de les soigner dès leur apparition, de façon à ce que chacun puisse éviter le danger qui consiste à se croiser trop longtemps les bras et à laisser aggraver le mal, ou à absorber précipitamment un tas de drogues inutiles ou nuisibles. A cela se borne ma tâche, et je m'efforcerai de la remplir complètement, mais sans digressions superflues, sans considérations transcendantes : mon ambition est de me rendre intelligible et utile à tous, rien de plus. Bien souvent, sans doute, je dirai au lecteur : « Ici s'arrête votre pouvoir ; pour le surplus allez

consulter votre médecin. » Mais nous n'en arrive-
rons là que si l'intervention de l'homme de
l'art est absolument indispensable ; et, pour les
milles accidents vulgaires, faciles à reconnaître et
à traiter, dont les maladies vénériennes peuvent
être le point de départ, un conseil suivi à temps
suffira, j'espère, à les enrayer. Et du reste, n'est-
ce pas encore rendre un signalé service que d'indiquer l'instant où l'action médicale devient nécessaire ?

C'est la même ligne de conduite que je suivrai
dans les autres chapitres. Car il s'en faut que tout
soit dit quand on a parlé de la blennorrhagie et
de la syphilis. Les gênantes grosseurs de l'aine
qu'on nomme bubons et qui bien souvent accompagnent ces maladies, les excroissances et végétations qui poussent sur les organes génitaux et qu'on
compare à des choux-fleurs ou à des crêtes-de-
coq, la balanite ou inflammation du gland qui fait
ressembler celui-ci à un cierge coulant, les petites
vésicules d'herpès qui sont si fréquemment prises
pour des chancres par les malades, qui s'en
effraient outre mesure et se droguent d'une façon
inconsidérée : tout cela a droit à notre attention,
ainsi que les flueurs blanches, la métrite, la vagi-
ginite, et autres maladies ayant leur siège dans
les organes génitaux féminins. Nous aurons également à nous occuper des vices de conformation
des parties sexuelles qui nuisent aux rapports des

sexes. Pour tous ces sujets encore point n'est besoin de longues dissertations : les causes à éviter, les signes à observer, le traitement à suivre, voilà tout ce qui nous intéresse.

Mais si l'instinct sexuel se fait universellement sentir à partir d'un certain âge, il n'a pas toujours la même intensité ni les mêmes tendances. Tantôt il est réduit au minimum, ou même complètement aboli : c'est la frigidité ou l'impuissance. Tantôt il est exagéré d'une façon maladive : c'est le priapisme et le satyriasis, la fureur utérine et la nymphomanie. Dans d'autres cas il est perverti. Ces perversions et aberrations sexuelles, qui peuvent être le point de départ d'illusions, d'hallucinations, de goûts contre nature, et qui peuvent aboutir à la folie la mieux caractérisée, ont été, dans ces dernières années, l'objet d'études très attentives, et présentent pour tout le monde un intérêt de premier ordre, aussi n'aurons-nous garde de les omettre.

Enfin les maladies vénériennes ont sur la famille et sur la société un retentissement considérable. N'est-ce pas à elles que sont dus bien des avortements et des naissances d'enfants malingres, voués à une mort prématurée ? Ne sont-elles pas souvent invoquées comme base des demandes de divorce ou de séparation de corps ? Le viol et autres attentats ne favorisent-ils pas leur transmission, et ne sont-ils pas fréquemment prouvés par elles quand on les trouve à la fois chez la victime et chez l'inculpé ? N'y a-t-il pas nécessité de connaître les repaires où fourmillent ces maladies ? Ce qui a été fait et ce qu'il reste à faire pour réglementer la prostitution, pour diminuer la stérilité des unions et entraver la dépopulation incessamment croissante ? Autant de questions qui ne peuvent nous laisser indifférents.

En résumé, ce que je me propose, c'est de mettre à la portée de tous ce que tous ont intérêt à connaître, les plus vertueux aussi bien que... les autres, puisque, comme nous le verrons, il n'est pas absolument indispensable de se livrer à un coït impur pour gagner la vérole, si toutefois la vérole est un gain ; c'est d'étudier l'amour physique, sensuel, sous toutes ses faces, au point de vue de la manière dont il s'accomplit, des précautions d'hygiène qui doivent l'entourer, des maladies qu'il peut causer, des conséquences qu'il peut avoir ; c'est enfin de donner à mes lecteurs, s'ils sont blessés par lui, les moyens de se soigner eux-mêmes, en évitant les fourches caudines des charlatans de toute nationalité dont le nom s'étale dans les pissotières publiques, et dont le plus clair savoir consiste à plumer du mieux possible les pigeons qui se laissent prendre à leurs mirifiques promesses.

Dᴿ P. MARRIN.

I

LES ORGANES GÉNITAUX DANS LES DEUX SEXES

SOMMAIRE. — Différence des organes masculins et féminins. — La verge au repos et en action. — Le gland et le prépuce. — Le canal de l'urètre. — Les testicules. — Le sperme. — Les conduits du sperme. — La prostate. — Le vagin. — La vulve. — Le clitoris. — L'hymen. — L'ovaire. — La matrice. — La menstruation. — Soins à donner aux organes génitaux.

Les organes génitaux ou parties génitales, les *génitoires* comme disaient nos pères, avaient reçu des Grecs et des Romains deux noms en apparence contradictoires : tantôt ils les appelaient *parties honteuses*, et tantôt *parties nobles*, au choix. La contradiction était cependant moins réelle qu'on pourrait le croire, tout dépend du point de vue auquel on se place : ces parties peuvent être dites honteuses si on a égard uniquement à la pudeur, qui invite à les cacher; mais elles paraîtront nobles à celui qui tiendra compte de l'importance de leur fonction, qui est de conserver et de multiplier l'espèce.

Tel est, en effet, le principal usage des organes génitaux : la génération d'un nouvel être, semblable à ceux dont l'union lui a donné naissance. Toutefois ces organes se composent, dans les deux sexes, d'une part, de parties intérieures, profondes, invisibles; d'autre part, de parties extérieures, accessibles à la vue et au toucher. Or les premières seules sont indispensables dans l'acte de la génération, qui ne peut s'accomplir en leur absence; les

autres n'interviennent dans cet acte que d'une façon indirecte, mais pourtant fort importante : elles servent à l'accouplement, elles sont le siège des sensations voluptueuses
qui font rechercher le contact des deux épidermes, et sans
lesquelles vraisemblablement les sexes resteraient étrangers l'un à l'autre. Car, je vous le demande, à quoi servi-
rait de visiter un appartement, si l'on n'avait pour perspective l'entrée en jouissance, de suite ou à un terme?

Je n'étonnerai personne en disant que les organes génitaux ne sont pas absolument semblables chez l'homme et
chez la femme. Mais ce que tout le monde ne connaît pas,
c'est la raison première de cette dissemblance. Eh bien,
cette raison, la bon La Fontaine l'a trouvée.

.....Vous avez ouï dire
Qu'au temps jadis le genre humain avoit
Fenestre au corps ; de sorte qu'on pouvoit
Dans le dedans tout à son aise lire ;
Chose commode aux médecins d'alors.
Mais si d'avoir une fenestre au corps
Estoit utile, une au cœur au contraire
Ne l'estoit pas ; dans les femmes sur tout :
Car le moyen qu'on pust venir à bout
De rien cacher ? Nostre commune mère
Dame Nature y pourveut sagement
Par deux lacets de pareille mesure.
L'homme et la femme eurent également
De quoy fermer une telle ouverture.
La femme fut lacée un peu trop dru.
Ce fut sa faute, elle mesme en fut cause ;
N'estant jamais à son gré trop bien close.
L'homme au rebours ; et le bout du tissu
Rendit en lui la nature perplexe.
Bref le lacet à l'un et l'autre sexe
Ne put quadrer, et se trouva, dit-on,
Aux femmes court, aux hommes un peu long.

Nous savons maintenant pourquoi les organes en question diffèrent dans les deux sexes; c'est du moins l'expli-

cation trouvée par l'auteur des « Contes ». N'en demandons pas davantage, et voyons plutôt en quoi consiste cette différence. Aussi bien la description des parties extérieures elles-mêmes, que chacun croit connaître parce qu'il en a plus ou moins mal observé quelques échantillons, est aussi nécessaire que celle des parties profondes. Car on ne peut apprécier avec exactitude leurs altérations, vénériennes et autres, si on ne connaît bien la conformation normale qu'elles présentent dans la généralité des humains.

Chez les oiseaux, dans une même poche, qui n'a pas volé son nom de cloaque, on trouve à la fois la fin de l'intestin, la terminaison des organes urinaires, et l'ensemble des organes génitaux, de sorte qu'une cavité commune sert à l'accouplement, et à la sortie de l'urine et des excréments. Chez les mammifères l'intestin est isolé, se vide par l'anus : mais l'urine et le sperme suivent une voie unique. Il en est de même dans l'espèce humaine. Peut-être l'organisation de l'homme se perfectionnera-t-elle dans la suite des temps ; peut-être existera-t-il un jour un être supérieur chez lequel les voies urinaires et spermatiques seront différenciées. Mais ce sont là des hypothèses sans intérêt pratique, et chez l'homme actuel, semblable aux mammifères sous ce rapport comme sous tant d'autres, un même organe sert à l'urination et à l'accouplement : c'est la verge.

La verge est un organe extrêmement capricieux. Elle varie de forme, de volume, de direction, de consistance, chez un même individu, selon qu'elle est à l'état de repos ou d'action. Elle est toujours attachée à la partie inférieure du ventre, elle est toujours de structure membraneuse, même lorsque sa rigidité est au maximum : mais à côté de ces caractères communs et fixes, que de dissemblances ! Au repos, elle est assez régulièrement arrondie dans toute son étendue, sauf à son extrémité antérieure, dont la forme se rapproche de celle d'un cône tronqué, elle a une longueur moyenne de 8 à 9 centimètres ; elle est mollasse et pend entre les cuisses. Mais qu'elle vienne à entrer en action, comme tout change instantanément !

Elle prend alors la forme d'un prisme triangulaire, d'une petite pyramide qui, pour être moins haute que celles d'Egypte, n'en a pas moins des dimensions fort respectables ; elle était flasque et molle, elle devient dure et rigide et décrit une courbe dont le dessin n'est pas sans vigueur : elle avait 9 centimètres au plus, elle atteint 15 centimètres au moins. Et comme toutes ces modifications sont appropriées au rôle qu'elle est appelée à jouer ! Comme son augmentation de volume, comme sa consistance accrue, sont bien calculées pour lui permettre de franchir l'entrée du sanctuaire, qui n'est jamais qu'entre-bâillée, et qu'il est toujours nécessaire de forcer un peu ! Comme sa courbe est adaptée à celle du vagin, qui va aussi en se relevant de l'orifice vers le fond ! Sans doute, ses dimensions varient suivant les races, suivant les familles, suivant les individus : certaines variétés de l'espèce humaine sont merveilleusement douées sous ce rapport, d'autres sont beaucoup moins favorisées, et l'influence de l'hérédité se fait sentir ici comme ailleurs. De plus, à côté de sujets misérablement pourvus sous le rapport du membre viril, qui ne dépasse pas à l'âge adulte la grosseur qu'il avait chez l'enfant, il en est de la même race qui pourraient presque défier le cheval dans ce combat singulier : ce sont les émules de Sabatani, ce levantin dont parle Zola dans « L'Argent », et dont toutes les dames voulaient connaître la conformation spéciale ; oh ! par pure curiosité ! Mais quelque exceptionnel que soit son volume, en plus ou en moins, toujours le membre viril en érection présente, par sa forme, sa courbe, sa direction, une exacte adaptation au milieu qu'il doit occuper, à la fonction qu'il doit remplir. Aussi, remercions Dieu, mes frères, et tâchons de l'imiter : il fait bien ce qu'il fait, cherchons à faire comme lui !

A l'extrémité libre du pénis se trouve le *gland*, ainsi nommé, paraît-il, parce qu'il est saillant hors du prépuce à la façon du gland du chêne hors de sa cupule : je vous donne la comparaison pour ce qu'elle vaut, sans y tenir autrement. Quoi qu'il en soit, le gland a la forme d'un cône légèrement aplati : le sommet du cône est percé par le méat urinaire; sa base est circonscrite par un rebord arrondi, qu'on nomme couronne du gland, et qui paraît d'autant plus saillant que derrière lui se trouve un sillon circulaire assez profond. Dans ce sillon sont accumulées en très grand nombre des glandes microscopiques, qui sécrètent une matière pâteuse, blanchâtre, d'odeur fade ou aigre, qu'on appelle smegma préputial.

Quant au *prépuce* ou *fourreau* c'est une enveloppe membraneuse qui prolonge en avant les téguments de la verge, et qui n'est fixée au gland qu'en un point, correspondant à la partie inférieure et médiane de celui-ci, par un petit repli triangulaire, connu sous le nom de frein du prépuce : il faut se rappeler que ce repli est facile à déchirer par des tractions brusques ou violentes, ce qui doit inviter à la prudence pendant le coït. Du reste, l'étendue dans laquelle le prépuce recouvre le gland est assez variable. Habituellement le gland n'est couvert que dans sa moitié postérieure, et le prépuce est si mobile qu'il disparaît complètement lorsqu'on tire en arrière la peau de la verge. Parfois le gland reste constamment à découvert, il semble que le prépuce manque : celui-ci existe bien cependant, mais il est très court. Dans d'autres cas, au contraire, il est d'une longueur exceptionnelle, il couvre complètement le gland, le dépasse même; et comme son ouverture au-devant de l'extrémité antérieure de la verge est en même temps très étroite il s'ensuit que le gland est très difficilement découvert, aussi bien pendant le coït que par des tractions exercées d'avant en arrière sur le prépuce. Nous aurons l'occasion de revenir sur cette conformation particulière, qui, poussée à l'extrême, constitue le phimosis; mais nous pouvons dès maintenant constater qu'elle a un avantage et deux inconvénients. Son avantage, c'est de tenir le gland, en temps ordinaire, à l'abri des frottements et contacts de toute sorte qui le tannent pour ainsi dire, et de lui conserver une exquise sensibilité qui, au moment des rapports sexuels, double et quadruple les sensations voluptueuses. Ses inconvénients ce sont d'une part une grande difficulté à prendre les soins d'hygiène qui consistent à enlever par des lavages quotidiens la matière grasse accumulée dans le sillon qui borne le gland en arrière; et d'autre part, une grande impressionnabilité de cet organe à toutes les causes de maladies vénériennes, résultant de ce que celui-ci, toujours abrité du contact de l'air, est resté aussi délicat que les organes profonds.

Enfin la verge est percée dans toute son étendue d'un conduit, que les médecins appellent le *canal de l'urètre*, et que le vulgaire nomme simplement le *canal*, comme s'il n'y en avait pas d'autres ou que ce fût le canal par excellence. Ce conduit aboutit en avant à l'orifice ou méat dont est percé le sommet du gland; en arrière, il débouche dans la vessie. On voit donc que la verge, comme je le disais en commençant, a plusieurs usages : elle sert à l'accouplement, elle donne issue à l'urine et au sperme. Toutefois ces deux liquides ne peuvent sortir ensemble ni même se mélanger dans le canal : car il existe dans la partie la plus reculée de celui-ci une saillie peu marquée quand la verge est au repos, mais qui, au moment de l'érection, se développe suffisamment pour mettre obstacle à l'arrivée de l'urine venant de la vessie, tandis que le sperme, amené dans l'urètre par des conduits qui débouchent en avant de cette barrière, n'est nullement gêné dans sa sortie.

J'ai à peine besoin d'ajouter, pour en finir avec le membre viril, qu'il présente un intérêt de premier ordre au point de vue qui nous occupe : non seulement il remplit les fonctions fort importantes que nous venons de voir, mais encore c'est l'organe sur lequel se localisent le plus volontiers les maladies vénériennes de toute espèce. Voilà qui excusera, j'espère, les détails dont j'ai cru devoir accompagner sa description.

De la verge, le plus superficiel des organes génitaux de l'homme, passons au *testicule*, qui est à l'autre extrémité de l'appareil sexuel. Le testicule a la forme d'un ovoïde aplati sur ses deux faces, ou, si vous le préférez, d'un haricot, d'un grand et gros haricot par exemple, ne pesant guère moins de 20 grammes, et ayant une longueur d'environ 5 centimètres, sur 7 centimètres de largeur et 2 et demi d'épaisseur. Ce sont là, bien entendu, des dimensions moyennes, qui peuvent varier dans une assez large mesure sans qu'on puisse dire qu'il y a excès ou défaut : toutefois lorsqu'un testicule ne dépasse pas le volume d'une noisette, il peut être considéré comme atrophié, de même que ses proportions sont exagérées quand elles approchent de celles d'un petit œuf. Il y a, comme vous le savez, deux testicules, tous deux logés dans les bourses, sorte de poche brune, rugueuse, couverte de poils longs et rares, qui pend d'autant plus entre les cuisses que les individus sont plus âgés ou moins vigoureux : chez un sujet bien constitué, la partie la plus déclive des bourses doit dépasser à peine l'extrémité de la verge au repos. Extérieurement cette poche présente en son milieu une ligne saillante qui la divise en deux parties égales, et qui se prolonge en avant et en arrière ; la même division existe à l'intérieur, de sorte que les bourses forment deux compartiments séparés, et que les testicules s'y trouvent complètement isolés l'un de l'autre. Chose assez curieuse, le testicule gauche, dans la majorité des cas, descend un peu plus bas et est un peu plus volumineux que le droit : cette disposition est si commune, si conforme aux règles d'une organisation normale, que les statuaires anciens ne manquaient pas de la reproduire, et qu'on peut l'observer, par exemple, sur l'Apollon du Belvédère. De là viennent sans doute l'habitude prise par l'homme de tenir ses parties sexuelles dans le côté gauche de la culotte, et la réputation de cocus faite à ceux qui n'observent pas cette instinctive coutume. Aussi je vous engage à demander de sérieuses explications à votre tailleur, si cet artiste en coupe, vous prenant mesure d'un pantalon, a le toupet de vous poser cette question. « Monsieur porte à gauche ? »

Avant la naissance le testicule, au lieu d'occuper les bourses, est situé dans le ventre, dans la région des reins. Ce n'est qu'au quatrième mois de la vie intra-utérine qu'il commence à descendre ; au huitième mois, parfois même au moment de la naissance, il est encore placé à la partie interne du pli de l'aine, au niveau de la racine de la verge, et il ne gagne son emplacement définitif que quel-

ques jours après que l'enfant est mis au monde. La descente peut, du reste, être plus avancée d'un côté que de
l'autre. Il n'y a donc pas lieu de s'étonner ni de s'alarmer
lorsqu'un nouveau-né n'a qu'un testicule au siège habituel, ou même n'en a pas du tout : le plus souvent c'est
un simple retard, et en une semaine ou deux tout est en
place. Mais quand ce retard se prolonge, qu'il persiste des
mois et des années, il faut en faire son deuil : le ou les
testicules resteront dans le ventre, ou dans un point du
chemin qu'ils parcourent pour se rendre de cette cavité
au fond des bourses. On nomme monorchides ceux qui
n'ont qu'un testicule apparent, et cryptorchides ceux chez
qui ils manquent tous deux. Cette dernière infirmité entraîne la stérilité, puisque les organes non descendus ne
fabriquent pas de sperme ; la première peut laisser fécond
celui qui en est atteint, le testicule descendu suppléant à
l'insuffisance de son petit frère : mais ni l'une ni l'autre
n'a d'influence sur les rapports sexuels qui peuvent parfaitement s'accomplir en l'absence des deux organes en
question.

Le testicule sécrète le liquide fécondant, le sperme, dans
la profondeur des conduits extrêmement nombreux dont
sa substance est formée, et qui, convergeant les uns vers
les autres, finissent par se réunir en un canal unique, très
flexueux, situé sur un bord de l'organe : ce canal est
l'*épididyme*, important à connaître, parce que c'est lui qui
s'enflamme dans la blénnorrhagie, lorsque, suivant l'expression courante, la chaudepisse est tombée dans les
bourses. En pareil cas, l'épididyme, qu'on sent à peine à
l'état normal, forme un relief très appréciable, un cordon
dur que le doigt perçoit facilement, à la surface du testicule. Dans la syphilis, au contraire, c'est le testicule lui-
même qui est habituellement pris : mais il faut se rappeler que cet organe, alors qu'il est parfaitement sain,
donne, quand on le presse légèrement, une sensation
toute spéciale, assez pénible, bien différente de la douleur
véritable que cause la pression d'un testicule enflammé.

Le *sperme* est un liquide épais, visqueux, blanchâtre,
d'odeur fadasse, rappelant celle de la réglisse, dont la

quantité, à chaque éjaculation, varie de 1 à 6 grammes, suivant les individus, et, chez un même individu, suivant la continence qu'il observe : plus les éjaculations sont fréquentes et rapprochées, moins il y a de sperme perdu chaque fois. On croyait autrefois que, dans ce liquide, existait une vapeur subtile qui lui donnait sa propriété fécondante. Mais, dès le siècle dernier, cette hypothèse fut démontrée fausse par l'expérience suivante de Spallanzani. Ce célèbre naturaliste plaça du sperme de grenouille dans un verre de montre, et mit au-dessus de celui-ci un autre verre renversé, au fond duquel adhéraient des œufs du même animal ; or, jamais la fécondation n'eut lieu dans ces conditions, où pourtant la prétendue vapeur aurait eu beau jeu à manifester ses vertus. En réalité, si le sperme est fécondant, il le doit à ce qu'il renferme des filaments microscopiques, ou *spermatozoïdes*, sortes d'animalcules dont la longueur totale ne dépasse pas 5 centièmes de millimètre, et auxquels on distingue cependant deux parties : l'une plus large et un peu aplatie qu'on nomme leur tête ; l'autre, plus étroite et allongée, représente leur queue. Ces filaments exécutent des mouvements assez vifs, qu'ils doivent aux ondulations de leur queue, et qui sont assez forts pour déplacer des cristaux calcaires dix fois plus gros qu'eux. Grâce à ces mouvements, les spermatozoïdes progressent avec une vitesse de 4 à 5 millimètres environ par minute, et franchissent en trois heures l'espace qui sépare la vulve de la matrice. Arrivés là, ils rencontrent l'ovule venu des organes profonds de la femme, et de l'union intime des deux éléments, masculin et féminin, résulte la création d'un être nouveau, la fécondation.

Mais les spermatozoïdes perdent leurs mouvements, deviennent impropres à la fécondation, meurent même, quand ils sont en contact avec des liquides acides ou fortement alcalins, avec de l'alcool ou des liquides alcooliques, avec de l'éther ou du chloroforme, ou bien lorsqu'ils sont soumis à l'action d'une chaleur de 50° ou d'un froid de 0°. De là il suit que, si elle désire avoir des enfants, la femme se gardera bien de faire suivre les rapprochements sexuels d'injections vaginales avec de l'eau vinaigrée ou alcoolisée, ou additionnée d'ammoniaque ou de cristaux de soude, ou trop chaude, ou trop froide, non plus qu'avec du vin : les eaux et vinaigres de toilette doivent être évités en pareil cas, comme trop acides ou trop alcooliques ; il en est de même de l'eau de Cologne à haute dose. L'eau pure et tiède suffit alors aux soins de propreté : encore est-ce moins une injection qu'un lavage extérieur qui doit être fait, et seulement un quart d'heure ou une demi-heure après le coït. Désire-t-on, au contraire, que celui-ci reste stérile, les précautions à prendre sont évidemment inverses : injection immédiate, à grande eau, très chaude, ou mieux encore vinaigrée, alcoolisée, etc.

A côté de cette stérilité cherchée, voulue, il en est une tout à fait involontaire, qui fait le désespoir de certains ménages amis des enfants. Celle-là, le plus souvent, dépend de la femme, qui, atteinte d'une tumeur de l'ovaire, d'un déplacement de la matrice ou de syphilis, ne peut être fécondée. Mais parfois, c'est à l'homme qu'elle est due; nous verrons, en effet, que lorsqu'une chaudepisse a successivement produit l'inflammation des deux testicules, il arrive très bien que ceux-ci ne produisent plus de sperme, ou que le liquide ne peut franchir l'épididyme transformé en un cordon sans lumière centrale, ou, ce qui est plus fréquent encore, que le sperme arrive bien à destination, mais ne contient plus de spermatozoïdes, sans lesquels il est aussi peu fécondant que l'eau claire. Donc, lorsque deux époux restent sans enfants après quelque temps d'union, il ne faut pas en attribuer toujours la faute à la femme : l'homme peut avoir sa part de responsabilité, qui ne peut être démontrée que par l'examen microscopique du sperme, examen qui fait reconnaître l'absence de spermatozoïdes dans un liquide en apparence normal. Voilà pourquoi un illustre professeur de la Faculté de Paris, consulté par deux conjoints sur les motifs de la stérilité de leur union, et n'ayant trouvé chez la femme aucun vice de conformation qui pût l'expliquer, prit à part le mari et lui dit: « Monsieur, veuillez revenir me voir tel jour, et n'oubliez pas de m'apporter de votre sperme. »

Le monsieur, avec une naïveté qui faisait honneur à son passé de collégien, montrait par sa mine interrogative, qu'il ne se rendait pas bien compte des moyens à employer pour se procurer la précieuse liqueur, lorsque le docteur, pour couper court à toute hésitation, lui dit brusquement que la main en pareil cas pouvait être d'un grand secours. Cette excitation d'un majeur à la débauche fut parfaitement justifiée dans le cas particulier, puisque le sperme de l'époux manquait totalement de spermatozoïdes, et je ne saurais trop conseiller à mes lecteurs, s'ils ont eu dans leur jeunesse une ou plusieurs chaudepisses, de se prêter sans fausse honte au même examen, s'ils veulent savoir pourquoi leur cage est sans oiseaux et leur maison sans enfants.

Que devient le sperme ainsi fabriqué par le testicule? Comme il est incessamment sécrété, il ne peut séjourner longtemps dans l'organe où il a pris naissance, chassé qu'il est par les nouvelles quantités de liquide produit. Où donc va-t-il? Il passe d'abord dans deux conduits qui résultent de la bifurcation de l'épididyme, qu'on nomme les *canaux déférents*, et par lesquels il arrive aux *vésicules séminales*, petites poches membraneuses situées très profondément, en arrière de la vessie. Là, il séjourne jusqu'au prochain coït, pendant lequel il sera évacué au dehors. L'accumulation du sperme dans les vésicules est même une des principales causes qui poussent l'homme à rechercher les rapprochements sexuels, cause inconsciente, il est vrai, purement physique, mais qui n'en a pas moins une importance aussi grande que les influences psychiques qui l'incitent à la même recherche, que le souvenir du plaisir antérieurement goûté par exemple : car lorsque ces poches sont pleines, distendues par le liquide, elles agissent sur des filets nerveux qui se rendent à la moelle épinière, en un certain point dont l'excitation stimule tous les organes génitaux. Alors commence l'érection ; mais ce n'est qu'au moment du coït, ou plutôt à la fin de cet acte, que le sperme quitte les vésicules séminales, et s'engage dans les deux *canaux éjaculateurs* qui en partent et qui débouchent d'autre part dans le canal de l'urètre.

Il parcourt ainsi l'intérieur de la verge et est lancé au dehors par l'orifice du gland : c'est l'éjaculation.

Nous n'avons plus à parler, pour terminer la revue des parties génitales de l'homme, que d'un seul organe. C'est la *prostate*, glande en forme de châtaigne qui se trouve située entre la partie inférieure de la vessie et la partie profonde du canal de l'urètre en avant, et le rectum ou fin de l'intestin en arrière. La prostate intervient indirectement dans le coït. Elle sécrète un liquide qui se mélange dans le canal au sperme même du testicule, et qui lui donne la fluidité nécessaire pour être éjaculé : sans cette addition de liquide prostatique, le sperme testiculaire serait trop épais, il sortirait en bavant au lieu d'être lancé par saccades. D'autre part, la prostate appuyant en avant sur le canal de l'urètre, en arrière sur le rectum, il est facile de comprendre que, si cette glande est enflammée, l'érection, l'éjaculation et la défécation seront douloureuses : ces souffrances, jointes à des envies fréquentes d'uriner et à des douleurs au périnée, sont en effet les principaux symptômes qui permettront de se croire atteint de prostatite, laquelle accompagne souvent la chaudepisse, comme **nous** le verrons, mais peut aussi exister en l'absence de **toute** maladie vénérienne, quand on a fait une chute **ou** reçu un coup sur la région du périnée, qu'on a une pierre dans la vessie, etc.

Passons maintenant de l'homme à la femme. Au premier abord, nous trouvons peu d'analogie entre les parties masculines et féminines; pourtant en regardant bien, on s'aperçoit qu'il y a au moins une concordance manifeste entre les organes génitaux des deux sexes. En effet, si nous observons chez la femme le même ordre que nous avons suivi pour l'homme, nous rencontrons à l'extérieur le vagin, conformé de manière à recevoir la verge ; et à l'intérieur l'ovaire, qui forme le pendant exact du testicule, puisqu'il sécrète les ovules dont la rencontre avec les spermatozoïdes est le point de départ de la conception. Au milieu, comme trait d'union entre ces deux organes, se trouve la matrice, qui d'un côté fait saillie dans le vagin, et qui par son autre extrémité est reliée à l'ovaire à l'aide d'une sorte de cordon plein ou ligament qui la maintient en place.

Le *vagin* est un canal cylindroïde, qui répond en avant à la vessie, en arrière au rectum, et qui est uni à ces deux organes par des cloisons de tissu assez lâche, susceptibles de se rompre pendant l'accouchement, quand l'enfant est trop gros ou séjourne trop longtemps en ce point : d'où la possibilité de fistules faisant communiquer ces diverses cavités entre elles, infirmités répugnantes que la chirurgie contemporaine est heureusement parvenue à guérir. Intérieurement, le vagin a une couleur rouge vermeil, et présente des rides transversales plus ou moins saillantes qu'on peut facilement voir en écartant les bords de son orifice externe. Il décrit une courbe dont la concavité regarde en avant, et qui, je le rappelle, est exactement moulée sur celle qu'offre la verge en érection : du reste les rapports des deux organes sont clairement indiqués par le nom même du vagin, tiré d'un terme latin qui signifie gaine, fourreau; c'est la gaine naturelle du membre viril. La même concordance existe sous le rapport des dimensions. Car bien que le vagin n'ait en moyenne que 10 centimètres de long, il est facile de comprendre que cette longueur suffit à ce que le fond n'en soit pas trop violemment heurté par l'extrémité de la verge, celle-ci ne pouvant jamais pénétrer en totalité à cause du rapprochement des cuisses des deux parties en présence, qui maintient toujours une certaine étendue du pénis hors de la vulve. Cependant, on a vu des hommes, pourvus d'un membre de dimensions exagérées, ou agissant avec une brutalité impardonnable, défoncer littéralement celles qui s'étaient livrées à eux, et provoquer chez elles des hémorragies ou une péritonite mortelles : ces cas sont exceptionnels, mais donnent raison au proverbe d'après lequel il faut des époux assortis au physique comme au moral.

Extérieurement le vagin s'ouvre à la *vulve*, qui forme la plus extérieure des parties génitales de la femme, et qui n'est pas limitée à une simple fente longitudinale, mais représente un appareil beaucoup plus compliqué, dont les diverses portions sont destinées soit à protéger l'entrée du vagin, soit à augmenter les sensations voluptueuses.

Les parties protectrices sont le *mont de Vénus* et les *grandes lèvres*. Toutes deux sont habituellement couvertes de poils, dont la couleur n'est pas forcément la même que celle des cheveux ou des sourcils.

Le mont de Vénus n'est autre chose qu'une saillie formée par la peau, que soulève un tissu graisseux plus ou moins abondant suivant le degré de l'embonpoint général. Quant aux grandes lèvres, ce sont ces parties charnues, rosées et lisses en dedans, grisâtres et rugueuses en dehors, fort peu sensibles, qui se réunissent en haut au niveau du mont de Vénus et en bas au niveau de ce qu'on nomme la fourchette.

Les parties sensibles de la vulve, sont les *petites lèvres* et le *clitoris*. Les petites lèvres sont deux replis rosés, situés en dedans des grandes lèvres, entre lesquelles elles restent ordinairement cachées ou qu'elles débordent à peine d'un centimètre; mais parfois elles prennent un développement si considérable qu'elles viennent faire saillie entre les grandes lèvres, et même au devant des cuisses, formant ce qu'on appelle le tablier des Hottentotes; cette difformité est très rare chez les Européennes, mais peut s'y présenter cependant, et à un degré tel qu'il faut retrancher une partie de ces replis, devenus gênants pour le coït. Les anciens donnaient aux petites lèvres le nom de nymphes, parce qu'ils leur attribuaient la fonction de diriger le jet de l'urine, et par allusion aux nymphes de la fable: c'est entre elles, en effet, que se trouve le méat urinaire ou orifice du canal de l'urètre de la femme.

Quant au clitoris, il reproduit en petit la conformation du membre viril. Comme celui-ci, il se termine par un renflement en forme de gland, situé entre les grandes lèvres, juste au-dessus des petites lèvres, qui lui envoient une expansion membraneuse, laquelle lui forme une sorte de capuchon, assez semblable au prépuce: toutefois ce rudiment de gland est imperforé, ne présente pas de méat urinaire, celui-ci étant indépendant et placé plus bas, ainsi que nous l'avons vu. Comme le membre viril, le clitoris est susceptible d'érection : il grossit et s'allonge sous l'influence des titillations exercées par un objet quelconque. Ces excitations sont-elles souvent répétées? Le clitoris peut conserver dans l'intervalle un volume exagéré, qui suffit souvent à déceler les habitudes de nymphomanie, de masturbation, de prostitution, de celle qui présente cette anomalie. Il peut aussi se faire que le clitoris ait un allongement exagéré sans qu'il soit soumis à des excitations d'aucune sorte, mais par un vice congénital, parfois poussé au point qu'il peut donner lieu à des méprises sur le sexe véritable de certains individus : nous en reparlerons à propos des hermaphrodites, chez qui on l'observe le plus souvent.

L'hymen, chacun sait cela, est un repli membraneux qui se trouve immédiatement derrière l'entrée du vagin, et qui existe chez toutes les femmes vierges, mais avec de grandes variétés dans sa forme et dans sa consistance. Il est habituellement percé d'une ouverture qui, chez les enfants, admet à peine l'extrémité d'une plume d'oie, tandis qu'à la puberté elle permet l'introduction du petit doigt: c'est par cette ouverture que s'écoule le sang des règles, et quand par hasard elle n'existe pas, le chirurgien est obligé de pratiquer un orifice artificiel qui permette cet écoulement. L'hymen a l'aspect d'un croissant à concavité supérieure, d'un fer à cheval, d'un anneau, etc., suivant la disposition de son ouverture : celle-ci peut encore représenter une fente linéaire et verticale, ou être multiple, en pomme d'arrosoir; il arrive aussi quelquefois que, sans avoir été déchirée, la membrane présente des franges qui lui donnent une apparence déchiquetée.

Quant à la résistance de l'hymen, elle peut être assez légère pour qu'un écartement brusque des membres inférieurs au moment d'une chute ou de jeux trop violents rompe la membrane, ou au contraire si prononcée qu'on a vu les rapports sexuels avoir lieu pendant plusieurs années sans que l'hymen fût rompu: il était simplement repoussé en arrière, et une grossesse avait pu être la conséquence de ces rapports, le sperme ayant pénétré jusqu'au fond du vagin par l'ouverture naturelle de la membrane.

D'une façon générale l'hymen est une preuve de virginité, son absence un indice de défloration : car il se déchire au premier coït, et ses lambeaux se recroquevillent de chaque côté sous forme de petits tubercules qui se flétrissent à la longue. Toutefois, il n'est pas toujours facile de se prononcer catégoriquement sur cette question, souvent soulevée dans les affaires de viol ; et les médecins légistes, sachant combien il est parfois malaisé de toucher avec le doigt un hymen qui se dérobe sous la moindre pression, connaissant les formes si variées que présente ce repli, l'aspect frangé qu'il offre parfois naturellement, la facilité avec laquelle il se rompt sous l'influence d'un exercice violent ou d'une masturbation solitaire ou à deux, ont parfois des hésitations, des doutes, que ne comprend pas le vulgaire, et qui sont pourtant bien légitimes.

Imitons leur prudence, ne cherchons pas trop la petite bête en ces sortes de choses. Mariés, ne nous hâtons pas de chercher querelle à une jeune femme qui n'a peut-être pas le moindre cousin sur la conscience, et ne nous pressons pas de la rendre à sa mère sous prétexte de tromperie sur la marchandise vendue, puisque de plus savants que nous hésiteraient à se prononcer sur la virginité en litige. Non mariés, ne cherchons pas une querelle tout aussi mauvaise, et encore plus difficile à justifier. Et puis d'ailleurs, qu'importe le flacon pourvu qu'on ait l'ivresse!

A l'autre extrémité du système génital de la femme se trouve, avons-nous dit, l'*ovaire*, organe dont l'analogie avec le testicule avait déjà frappé les anciens médecins, qui l'appelaient le testicule de la femme, jusqu'à ce qu'un physiologiste hollandais du xviie siècle, de Graaf, lui eût donné le nom qu'il porte aujourd'hui. Toutefois, contrairement au testicule de l'homme, il reste toujours situé dans le ventre, dont il occupe les parties latérales et inférieures. Car il y a deux ovaires, l'un droit, l'autre gauche. Chacun d'eux a la forme d'un ovoïde aplati, long de trois à cinq centimètres, sur un à deux centimètres de large, dimensions trop petites pour qu'on puisse le sentir à travers la peau de l'abdomen, à moins qu'il ne soit rendu très volumineux ou douloureux par une maladie quelconque.

Chaque ovaire renferme des *ovules* ou œufs microscopiques, desquels dérive l'embryon quand ils ont été fécondés par les spermatozoïdes, ce qui a fait dire à un auteur du siècle dernier que « les femmes ont des œufs aussi bien que les animaux volatiles, et que l'enfant en est engendré de la même façon que l'est un poulet de l'œuf dont il est formé. » Toutefois il ne faudrait pas se représenter l'ovule comme absolument semblable à l'œuf de poule : il en diffère par ses petites dimensions aussi bien que par l'absence de coquille. C'est une simple vésicule sphérique, entièrement molle, n'ayant pas plus de un à trois dixièmes de millimètre de diamètre, et dans laquelle pourtant le microscope fait distinguer plusieurs couches superposées, toutes prêtes à se développer et à entrer en germination sous l'influence fécondante du sperme.

Les ovaires renferment plusieurs centaines de mille d'ovules, de sorte que, si tous les ovules d'une même femme étaient fécondés, cela suffirait à donner la population d'une très grande ville. Mais que les amis de Malthus se rassurent, la chose est impossible. Car d'abord un seul de ces petits œufs vient à la fois, tous les vingt-huit ou trente jours seulement, à maturité, état nécessaire à son imprégnation par le sperme ; de plus les neuf mois de grossesse, pendant lesquels aucune fécondation nouvelle ne peut avoir lieu, mettent une interruption dans la vie génitale de la femme : de sorte qu'en somme l'espèce humaine n'est pas près de surpasser ni même d'atteindre les vertus prolifiques du lapin.

De la partie interne de chaque ovaire part un ligament qui l'unit à la *matrice*. La matrice ou utérus est un organe unique, situé sur la ligne médiane, composé principalement de muscles qui se contractent au moment de l'accouchement pour chasser le fœtus ; sa forme triangulaire le fait comparer à une gourde, à une calebasse ou à une poire tapée, au choix. On lui distingue deux parties séparées par un léger étranglement : un corps plus volumineux, un col plus grêle et plus allongé. Le col fait saillie dans le vagin, au fond duquel le médecin peut l'explorer

2.

par le toucher ou par le spéculum. Il se rapproche plus ou moins de la vulve quand l'utérus est abaissé : alors le coït est douloureux, aussi bien que quand le col est enflammé; mais à l'état normal il est à peine touché par la verge, sauf cependant dans certaines positions, comme celles dites *præpostere* ou *a latere*, où les deux organes sont en contact direct. Son extrémité vaginale est percée d'un orifice par lequel passent les spermatozoïdes et le sang menstruel, qui naturellement suivent une direction inverse. Quant au corps de l'utérus, il est profondément caché dans le ventre, derrière le mont de Vénus, qu'il déborde seulement en cas de tumeur ou de grossesse : on est donc en droit de penser à une de ces deux éventualités quand au milieu du bas-ventre, juste au-dessus des os formant le pubis, la main sent une saillie dure, anormale, constituée par le corps de l'utérus.

Col et corps sécrètent normalement un liquide peu abondant, incolore, qui s'écoule par le vagin, lequel y mêle quelques mucosités qu'il produit pareillement même en l'état de santé. Lorsque les sécrétions augmentent d'abondance, au point de former un écoulement appréciable, qu'elles prennent une odeur forte et une couleur plus ou moins foncée, on dit que la femme chez laquelle ces phénomènes se présentent est atteinte de flueurs blanches, état de maladie dont nous nous occuperons plus tard.

De chacun des angles supérieurs du triangle que représente la matrice (l'angle inférieur est formé par le col), part un conduit long de 10 à 12 centimètres qu'on nomme la *trompe de Fallope*. L'autre extrémité de ce conduit est évasée en forme de pavillon et flotte dans le ventre, au-devant de l'ovaire. Mais, au moment où un ovule mûr se détache de celui-ci, ce pavillon vient s'accoler étroitement à la surface de l'ovaire, et recueille l'ovule, qui s'engage dans la trompe et chemine jusqu'à la matrice. C'est dans ce conduit que la fécondation s'opère, si le coït a lieu pendant cette progression de l'ovule, qui, alors, y rencontre les spermatozoïdes. Si au contraire le coït manque à ce moment, ou s'il ne peut être fécondant parce que les spermatozoïdes font défaut dans le sperme de l'homme, parce qu'on a pris les précautions nécessaires pour les tuer, etc., l'ovule tombe dans la matrice et s'échappe au dehors avec le sang des règles que sa présence suffit à provoquer.

Les anciens avaient naturellement connaissance de la menstruation, mais ils en ignoraient l'origine, ou plutôt ils lui attribuaient une cause ridicule. Ils avaient remarqué que le sang revient tous les mois, ainsi que l'indique l'étymologie du mot *menstruation* (de *mens*, mois), ou plus exactement, quand les choses sont tout à fait normales, tous les 28 jours. Cette concordance avec la périodicité des phases lunaires ne pouvait manquer de frapper l'imagination à une époque où tous les phénomènes de la vie humaine, aussi bien que les pensées et la destinée de l'homme, étaient rapportés à l'influence des astres. Aussi trouve-t-on le passage suivant dans la « Fleur de lys de la médecine », ouvrage du début du XIVe siècle : « Menstrues fluent selon l'usage de la, lune, or, ils viennent aux pucelles au premier quarteron, et ès jeunes au deuxième quarteron, et ès vieilles au tiers, et ès anciennes au quart : pour ce, pouvons juger que jeunes gens se doivent soigner en nouvelle lune et les anciens en vieille lune. » Ne nous moquons pas trop de cette mirifique explication. Ne connaissons-nous pas beaucoup de gens qui croient encore à l'influence de la lune sur l'éclosion des poulets ? La même influence n'est-elle pas généralement admise en ce qui concerne les changements de temps, malgré l'autorité de François Arago qui s'est inscrit en faux contre cette opinion ? N'est-ce pas à l'action du même astre que les savants contemporains rapportent le phénomène des marées ? Quoi qu'il en soit, il ne saurait y avoir de doutes en ce qui concerne les règles : elles ne sont pas dues à l'astre de la nuit, mais bien à l'ovule qui, parvenu à maturité, et sorti de l'ovaire, provoque vers la matrice une congestion, un afflux de sang qui, distendant outre mesure les vaisseaux utérins, finit par les rompre et par donner une véritable hémorrhagie.

Ce phénomène s'accompagne, chez les femmes les mieux

portantes, d'une sensation de pesanteur dans les reins, le bas-ventre et les cuisses, d'une lassitude générale, jointes à certaines modifications du caractère, qui devient agacé, irritable, capricieux. De plus les seins sont souvent gonflés et tendus au même moment, ce'qui donne un semblant de raison à Guy de Chauliac qui, dans sa « Grande chirurgie », dit à propos de la matrice que, « entre elle et les mamelles sont continues les veines du lait et des menstrues, à raison de quoi, dit Galen, qu'Hippocras disait le lait être frère des menstrues ». Ces troubles et l'écoulement sanguin qu'ils accompagnent, durent en moyenne 3 à 5 jours, et la quantité totale de sang perdu varie de 100 à 200 grammes. Ce sang présente-t-il quelques particularités de composition ou autres, qui le distinguent du sang ordinaire et le rendent plus irritant que celui-ci? Nullement. Mais le gland et le canal de l'urètre de l'homme sont si sensibles à toute cause d'irritation que le contact d'un liquide quelconque auquel ils ne sont pas habitués suffit à les enflammer, le sang menstruel comme tout autre: de là les échauffements, les chaudepisses véritables ou bâtardes qui suivent si souvent un coït pratiqué au moment des règles. C'est en cela surtout que la menstruation avait droit à notre attention.

Les mêmes inflammations du membre viril peuvent résulter de son contact avec le liquide des flueurs blanches, que nous avons vu fourni par la matrice et le vagin, ou avec la matière grasse, très analogue, du smegma préputial de l'homme, qui est sécrétée par les diverses parties constituant la vulve. Cette dernière matière, lorsqu'on la laisse s'accumuler, se décompose, prend une odeur repoussante, et peut devenir aussi nuisible pour le propriétaire que pour les visiteurs: bien des inflammations de la vulve et du vagin n'ont pas d'autre cause que le séjour et la formation de ces substances dans les points où elles se forment. Aussi est-ce un principe absolu, pour la femme comme pour l'homme, que les organes génitaux externes doivent être tenus dans un état d'irréprochable propreté: c'est une affaire d'hygiène et de santé tout autant que d satisfaction personnelle. Il devrait être mis en pratiqu dès le jeune âge et continué jusqu'au terme de l'existence. Il faut apprendre aux petites filles comme aux petits garçons qu'il est indispensable de nettoyer chaque matin leurs parties sexuelles avec le même soin que leur visage, et, loin d'imiter l'absurde coutume des couvents où l'on enseigne aux pensionnaires à ignorer l'absence de ces parties, il faut tenir à ce que celles-ci soient soigneusement débarrassées de leurs souillures naturelles. Rien n'est plus simple du reste: il suffit de baigner chaque matin la verge ou la vulve dans de l'eau pure, froide ou tiède, qui entraîne les matières grasses et en empêche l'accumulation. La femme adulte fera bien de joindre à ces lotions extérieures une injection vaginale également quotidienne, faite également avec de l'eau simple : au moment des règles cependant, on supprimera l'injection, et on emploiera l'eau tiède pour les autres soins de toilette.

En résumé, une série de canaux par lesquels progressent en sens inverse, jusqu'à ce qu'ils se rencontrent, la liqueur masculine et l'œuf féminin: voilà les organes de la génération. Un corps cylindroïde, pouvant devenir dur et rigide, une cavité de direction et de dimensions proportionnées à celles de ce corps qu'elle doit recevoir : voilà les organes de l'accouplement. Maintenant que nous connaissons la façon dont ils sont constitués, voyons comment ils fonctionnent.

II

LES RAPPORTS SEXUELS

SOMMAIRE. — Utilité des rapports sexuels. — Rôle de l'homme dans le coït. — Mécanisme de l'érection. — Rôle de la femme dans le coït. — Passivité et résistance de la femme. — La femme de feu et la femme de glace. — Hygiène des rapports sexuels. — Conséquences des excès vénériens. — Conditions qui doivent faire varier la fréquence des rapports. — Moments où on doit s'en abstenir. — Durée des rapports sexuels. — Nécessité de finir son discours. — Positions à prendre et à éviter.

« En ce temps là Jésus vint à ses disciples, et il leur proposa un tour sur le lac de Génésareth, car la matinée était magnifique...

« Il prirent une barque et pêchèrent au milieu du lac.....

« Et Jésus était triste, car il songeait déjà à M. Renan et à son abbesse de Jouarre.....

« Alors il dit à Barthélemy qui, aidé de Jacques, tirait la nasse péniblement sans parvenir à la hisser dans la barque : As-tu donc pris tant de poissons que vous ne « puissiez, à vous deux, les remonter hors de l'eau ? » — Les dix autres disciples leur vinrent en aide, croyant à une pêche miraculeuse. Mais leurs efforts restèrent vains, et ils se regardaient entre eux, consternés. Jésus sourit. — « Il n'y a pourtant dans la nasse qu'un seul poisson. C'est « une tanche. Tirez-la ! »

« Et ils essayèrent encore de la tirer, sans en venir à bout.

« Jésus dit une troisième fois : « Tirez-la ! » Alors ils la tirèrent, et ils virent que le filet ne contenait, en effet, qu'une

seule tanche, de taille ordinaire et moyenne. Mais ses
œufs étaient fécondés, et elle avait été prise au moment
où elle allait les déposer dans la vase. Ces œufs se comp-
taient par milliers de milliers et représentaient une telle
quantité de poissons de la même espèce que, serrés l'un
contre l'autre, ils auraient fait déborder un quart du lac
de Génésareth.

« Voilà l'explication de l'amour et du rapprochement
« des sexes, » dit le Maître. Et il retomba dans sa mélancolie,
à cause de Renan et de son ablesse de Jouarre. Pas un de
ses disciples ne comprit l'apologue. Car ils étaient bêtes ! »

Les nombreux et fidèles lecteurs des humoristiques
chroniques de Caliban n'ont pas manqué de reconnaître
dans cette parabole l'esprit et la manière de M. Emile
Bergerat. Il est aussi vrai dans le fond que spirituel dans
sa forme, cet apologue. Oui, l'amour, tel qu'il a été inventé
par la bonne nature, par la divine Providence, ou par
toute autre entité créatrice que vous voudrez imaginer, a
certainement pour but la conservation de l'espèce. Mais
la paternité a ses charges, la maternité a ses douleurs et
ses corvées. Aussi la susdite Providence, qui pense à tout,
a-t-elle fait précéder la fécondation, qui bien souvent est
un ennui, des rapports sexuels, qui toujours sont un
plaisir. Il faudrait bigrement aimer les enfants pour en
fabriquer sans cesse, ou du moins pour se livrer aux petits
exercices nécessaires à cette fabrication, si l'on n'y trouvait un charme indéfinissable, qu'aucun autre plaisir ter-
restre ne saurait remplacer. Balzac nous dit bien que
« l'amour physique est un besoin semblable à la faim, à
cela près que l'homme mange toujours, et qu'en amour
son appétit n'est pas aussi soutenue aussi régulïer qu'en
fait de table ». A mon humble avis, cette définition n'est
pas parfaitement juste. Car si l'amour était toujours un
besoin, et n'était jamais que cela, nous attendrions qu'il
se fît énergiquement sentir pour le satisfaire; nous ne lui
obéirions que si toute opposition de notre part était
devenue vaine. Est-ce ainsi qu'agissent la plupart des hommes? Pas le moins du monde. Loin de résister aux ordres
de ce prétendu besoin, ils recherchent avec enthousiasme

les occasions de déposer **leur** offrande sur l'autel de l'amour sensuel, tant le culte de ce dieu tout-puissant a d'attraits pour eux! jeunes et vieux sont à la piste de ces occasions et seraient désolés d'en laisser échapper une. Est-ce ainsi que procède un besoin? Non certes, et somme toute, je crois que c'est au mot de Marc-Aurèle, le plus vertueux des empereurs romains, qu'il faut donner la palme. « L'amour, a-t-il dit, est une petite convulsion. »

C'est en effet dans cette petite convulsion finale qu'il se résume, beaucoup plus que dans la **procréation** qui en est parfois la conséquence; c'est avant tout cette convulsion qui lui donne sa raison d'être.

De plus, remarquez-le bien, **l'homme** s'est ici montré plus malin que le Créateur: car il s'est ingénié à goûter le plaisir des rapports sexuels, **tout** en esquivant les charges qu'ils peuvent entraîner. Il s'est dit que, si **un** enfant ou deux faisaient très bien dans un ménage, il ne fallait pas dépasser une certaine mesure, sans pourtant se priver des voluptés offertes par le lit conjugal; il a également pensé que **les mêmes voluptés** pouvaient être cherchées en dehors du mariage, et qu'en pareil cas une naissance de plus ne serait avantageuse pour personne. Aussi ne s'est-il pas borné à refuser jusqu'ici la recherche de la paternité, il a fait mieux: il a cherché et trouvé les précautions à prendre pour qu'il n'y ait, quand bon lui semblera, ni paternité, ni maternité du tout; il a nettement séparé les deux parties du programme divin, prenant toujours le plaisir des sens, mais se refusant à la fécondation quand cela lui fait plaisir.

Nous ferons comme lui, et, n'ayant ici en vue ni le mariage, ni la repopulation de la patrie, nous parlerons des rapports sexuels en eux-mêmes, de leur mécanisme et de leur hygiène, sans nous occuper du but visé par ceux qui s'y livrent.

Chez les animaux, ces rapports portent le nom général d'accouplement, qu'on remplace souvent par des termes spéciaux quand il s'agit de divers animaux domestiques: ainsi on dit cocher en parlant des oiseaux, du coq en particulier; mâtiner, pour le chien; couvrir ou saillir pour le cheval, etc. L'homme, qui se croirait perdu s'il employait pour ce qui le concerne les mêmes expressions que pour le reste des habitants de la terre, a déclaré qu'il coïtait, et ne s'accouplait pas. Va donc pour le mot de coït, quoiqu'il ne me semble guère plus gracieux que les autres.

Le coït donc est toujours actif de la part de l'homme, tandis qu'il peut être passif de la part de la femme. Chez le premier il débute par l'érection, phénomène prémonitoire qui permet l'introduction de la verge dans le vagin; il se termine par l'éjaculation quand il est complet. Comment se réalisent ces divers actes d'une même comédie?

A l'état de repos, la verge est flasque, pendante, d'une longueur et d'une largeur très inférieures à celles du vagin, comme nous l'avons vu dans le précédent chapitre. Mais sous l'influence de certaines excitations elle prend des dimensions et une rigidité spéciales, qui la font dire en état d'érection. Les excitations dont il s'agit sont d'ordre divers. Les unes sont d'origine psychique, cérébrale: tels sont les lectures, les conversations, les souvenirs, les pensées, les dessins, ayant trait à l'amour sensuel, dont l'idée ou l'image envahit le cerveau, d'où elle se répercute sur les organes génitaux; c'est trop souvent la raison de la vente d'ouvrages pornographiques, destinés à réveiller une vigueur endormie. Les autres, qui se font plus fréquemment sentir que les premières, sont d'origine purement physique: elles ont pour point de départ le contact des deux épidermes, la vue, le toucher, l'odorat, en un mot les sens matériels, dont l'influence se manifeste de façons différentes suivant les individus, ainsi que [Brantôme l'a fait remarquer, avec force détails, dans sa « Vie des dames galantes ». C'est parmi ces causes physiques que se place l'accumulation de sperme qui se fait dans les vésicules séminales après une continence prolongée, seul cas où se vérifie complètement la théorie de Balzac concernant l'amour physique considéré comme un besoin véritable. Bien souvent enfin les excitations physiques et psychiques sont réunies.

Dans tous les cas, le point de départ de l'érection se trouve dans la moelle épinière, comme tout ce qui concerne les parties génitales et les rapports sexuels : c'est ce qui explique, entre parenthèses, que beaucoup des maladies de cet organe résultent de la fatigue que lui causent les excès vénériens. Voici comment les choses se passent habituellement.

Le gland qui termine la verge est très riche en nerfs d'une part, très abondamment pourvu de vaisseaux sanguins d'autre part : le premier point est prouvé par la grande sensibilité de cet organe au moindre contact ; le second, par la couleur rouge violacée qu'il présente. Or quand les nerfs sont impressionnés, ils transmettent l'excitation dont ils sont le siège à la partie inférieure de la moelle épinière, à laquelle ils se rattachent directement, et celle-ci, répondant à cet appel, s'empresse d'agir sur les vaisseaux de la verge, qui se dilatent, augmentent singulièrement de diamètre, le sang se précipite donc vers la verge, distend les mailles dont elle est formée, et y reste un certain temps en grande abondance. C'est à cet afflux et à cette stagnation du sang que sont dus la rigidité, l'augmentation de volume, et le changement de direction du pénis, qui lui permettent d'écarter les lèvres de la vulve et les parois du vagin, de s'introduire dans celui-ci et de s'y maintenir. Cette surabondance du liquide sanguin dans la verge nous rend compte dès maintenant des hémorragies épouvantables que nous verrons quelquefois produites par des faux mouvements exécutés pendant le coït ou par la rupture de la chaudepisse cordée.

Ainsi, dans la grande majorité des cas, c'est l'excitation du gland qui, en se transmettant à la moelle épinière, est l'origine de l'érection, quelle que soit d'ailleurs la cause de cette excitation, que ce soit le contact immédiat des parties sexuelles de la femme, ou que ce soit l'attouchement de toute autre partie du corps. Dans d'autres circonstances, c'est un baiser, c'est une caresse quelconque, ou même c'est une influence cérébrale, idée ou lecture érotique, vue d'objets lascifs, etc., qui est le point de départ de l'érection : celle-ci n'en a pas moins le même mécanisme, résulte encore d'un afflux de sang commandé par la moelle ; seulement l'excitation suit un trajet inverse, arrive à la moelle de haut en bas au lieu de se propager de bas en haut comme précédemment.

Sans érection, il n'y a pas de rapports sexuels possibles, c'est bien évident. Mais ces rapports eux-mêmes, en quoi consistent-ils? Ah! ici le lecteur comprendra que je suis obligé de m'abstenir de détails précis, et j'ai pour cela deux raisons péremptoires : la première, c'est que ma qualité de médecin ne me confère en cette matière aucune compétence spéciale, et que le charbonnier du coin y est aussi expert que toute la Faculté réunie; ma seconde raison, c'est qu'une description détaillée de l'acte conjugal ou extra-conjugal, outre qu'elle est impossible à faire d'une façon générale en raison de l'extrême variété des goûts et habitudes de chaque couple, ne nous apporterait aucun enseignement applicable au sujet qui nous occupe. N'oublions pas, en effet, que cet ouvrage n'a nullement pour but d'exciter la corde sensible du lecteur, qu'il se propose seulement de lui faire connaître la physiologie et l'hygiène de l'amour sensuel, et de lui fournir ler moyens d'en éviter les dangers physiques. Or, je ne lui apprendrai absolument rien d'utile en insistant sur les mouvements exécutés par les deux partenaires, sur les sensations particulières qu'ils éprouvent, etc. Je me bornerai donc à dire que, sous l'influence des excitations dont l'intensité a été en augmentant progressivement, et qui du gland se sont étendues à l'ensemble des organes génitaux, même les plus profonds, le sperme a quitté les vésicules séminales qui le contiennent dans l'intervalle des rapprochements sexuels : il s'est accumulé à la partie la plus reculée de la verge; puis les muscles qui entrent dans la constitution de cet organe se contractant les uns après les autres, d'arrière en avant, il finit par être projeté au dehors, non pas d'un coup, par un jet unique, mais par une série de saccades. Remarquons encore que ce phénomène, qui constitue l'éjaculation, échappe en grande partie à l'action de la volonté : l'homme peut le retarder au prix de grands efforts; mais une fois commencé, il ne peut être arrêté, il s'achève de façon automatique. Certes la vitesse initiale du liquide à sa sortie du tube qui le lance n'a pas été calculée comme celle du fusil Lebel; mais ce qu'on sait bien, c'est que sa force de projection est telle qu'il va plus loin qu'un mètre.

Un autre point qui nous intéresse plus que les soupirs, sanglots, onomatopées, qui accompagnent la pièce, c'est qu'une fois la toile baissée, c'est-à-dire l'éjaculation terminée, l'excitation générale qui s'était manifestée, du moins chez l'homme, en même temps que celle des organes génitaux, cesse tout d'un coup et fait place à une période de dépression plus ou moins prononcée. L'agitation disparaît, est remplacée par un état de langueur, qui n'est pas sans charme, mais pendant lequel existe une apathie très marquée, physique et morale; de sorte qu'on peut appliquer à l'espèce humaine le vieil adage latin: *post coitum animal triste!* Quant au membre viril, son affaissement est moins brusque, il conserve pendant un certain temps un volume et une rigidité très appréciables, bien supérieurs à ceux qu'il a à l'état de repos. Aussi certains jeunes gens nous racontent-ils avec orgueil qu'ils ont pu fournir deux courses sans sortir du cirque. La chose n'est pas absolument impossible, mais doit être plus rare qu'ils le disent: car si une demi-érection persiste, elle est en général insuffisante, et comme intensité et comme durée, pour permettre de reprendre une nouvelle affaire incontinent, sans une suspension d'audience qui laisse aux forces générales le loisir de se reconstituer. Accueillez donc sous toutes réserves le récit de pareils exploits, et en tout cas ne cherchez pas à les imiter: car ils risquent tout simplement de vous faire attraper une chaudepisse, ou un fort échauffement, si fréquemment causés par des rapports sexuels trop prolongés et trop rapprochés, et par un trop long séjour de liquides hétéroclites à la surface d'un membre qu'on ne lave pas immédiatement; nous reviendrons sur ce dernier point.

Mais laissons pour un instant Monsieur dans l'état d'anéantissement où il se trouve après le coït, et voyons ce que celui-ci a fait éprouver à Madame. Elle a, nous le savons, un rôle bien plus restreint, qui peut même être entièrement passif. Chez l'homme des sensations voluptueuses sont indispensables pour provoquer l'érection et l'éjaculation; chez la femme ces deux phases du coït ne manquent pas absolument, comme on pourrait le croire: mais elles sont réduites au minimum. L'érection consiste dans la turgescence, le gonflement du clitoris et de deux saillies situées sur les côtés de l'entrée du vagin, immédiatement en arrière de la vulve: ces deux saillies et le clitoris ayant une structure très analogue à celle de la verge, il est naturel que les excitations y provoquent le même phénomène qu'au membre viril, un afflux de sang qui en détermine l'augmentation de volume; seulement les dimensions de ces organes étant beaucoup plus faibles que celles du pénis, l'érection y est aussi moins manifeste. Quant à l'éjaculation, elle consiste simplement en ce que les organes féminins sécrètent à ce moment un liquide clair, visqueux, fort peu abondant, sans analogie avec le sperme, qui est fourni par des glandes du vagin et du col de la matrice : ce liquide sert à lubrifier le vagin, à favoriser les frottements que la verge exécute contre les parois vaginales; de plus, comme il est faiblement alcalin, les spermatozoïdes y trouvent un milieu très favorable à leurs mouvements et à leur progression vers l'utérus.

Mais, encore une fois, l'érection et l'éjaculation féminines sont insignifiantes, et peuvent même manquer totalement sans que les rapports sexuels en soient le moins du monde entravés. Ceux-ci peuvent avoir lieu en l'absence de toute participation effective de la femme, alors que toute excitation génitale et toute érection font défaut chez elle. Leur consentement avoué ou tacite est-il nécessaire? Pas davantage. Car la médecine légale ne compte plus les cas de viols et de rapports sexuels complets effectués pendant le sommeil naturel, hypnotique ou chloroformique, pendant une perte de connaissance prolongée, pendant un état d'ivresse ou de léthargie assez prononcé pour rendre toute résistance impossible. Le coït peut si bien être intégralement pratiqué dans ces diverses circonstances qu'on a vu fréquemment une grossesse en être la conséquence: ce dernier fait prouve que la fécondation peut avoir lieu sans que la femme éprouve le moindre plaisir à l'acte qui l'a rendue enceinte. C'est, du reste, une grande erreur de croire que les rapports sexuels lui fassent éprouver une sensation particulière quelconque quand ils doivent être suivis de conception ; certaines femmes, il est vrai, quand elles ont été plusieurs fois mères, prétendent avoir ressenti une impression spéciale, une sorte de défaillance, au moment même où elles étaient fécondées; il y a lieu de croire qu'elles se trompent, puisque la rencontre des spermatoïdes et de l'ovule, de laquelle dépend la création d'un nouvel être, ne se fait qu'un certain temps après le coït qui donne naissance à celui-ci. Du reste, la fécondation artificielle, dans laquelle du sperme déposé à l'intérieur du vagin suffit à engendrer l'héritier souhaité, sans que la future mère éprouve le moindre plaisir et ressente le plus léger spasme, montre que ni l'un ni l'autre de ces signes ne peut indiquer que la conception est commencée, celle-ci pouvant avoir lieu quand les caresses reçues n'inspirent qu'indifférence ou répugnance.

Quant à la question de savoir si une femme qui n'est ni ivre, ni endormie d'une façon quelconque, qui a conservé toute sa connaissance, peut subir les derniers outrages malgré elle, malgré la résistance qu'elle oppose, elle est beaucoup plus discutable. Je crois qu'il faut surtout tenir compte des forces respectives des deux adversaires. Il est parfaitement admissible qu'une femme de petite taille soit mise par un colosse dans l'impossibilité de se défendre et reste à sa merci. Mais on a vu dans certains procès criminels des femmes géantes accuser des gringalets de les avoir violentées et d'être parvenus malgré elles à leurs fins: il n'y a alors qu'à rire de pareilles plaintes, l'essai de chantage est trop évident. Même dans les circonstances ordinaires, lorsque les deux parties sont de forces et de constitutions moyennes, il me paraît bien difficile que l'homme consomme intégralement le coït sur une femme, si celle-ci n'y met pas une certaine bonne volonté. J'ai eu pour camarade un étudiant en médecine qui, par amour de la science ou pour tout autre motif, s'est livré à des essais de cette nature sur sa maîtresse, laquelle s'y prêtait de bonne grâce ; quoiqu'il possédât une vigueur très convenable, mon ami m'a déclaré n'avoir jamais réussi dans ses tentatives, quand la demoiselle lui opposait, comme il était convenu, toute la résistance dont elle était capable.

Mais habituellement ce n'est pas ainsi que les choses se passent. La femme pousse volontiers aux rapprochements sexuels, elle y prend sa part de satisfaction, elle y aide par ses caresses. Cette part de volupté est-elle aussi forte, est-elle de même nature, que chez l'homme ? Hermaphrodite seul pourrait répondre avec assurance à cette question, si Jupin lui permettait de revenir en ce bas-monde : car les vivants qui portent son nom ont beau posséder quelques attributs des deux sexes ; ils ne peuvent, comme nous le verrons, les faire fonctionner tous deux dans leur intégrité, ils ont toujours une tendance à pencher d'un côté. Cependant il paraît évident, d'après ce que chacun exprime, que le plaisir est plus vif, mais moins prolongé chez l'homme, qu'il est moins intense, mais plus durable chez la femme. Encore ici faut-il faire entrer en ligne de compte le tempérament du sujet en cause. La femme de feu et la femme de glace ne sont pas des types inventés de toutes pièces, elles existent dans la réalité, avec tous les degrés intermédiaires d'un extrême à l'autre. La première, lascive, fougueuse, ardente, donne et provoque les plus éclatants témoignages de l'amour sensuel, en actions comme en paroles ; celle-là sent vivement, et veut que son compagnon réponde à tous ses appels ; elle double le plaisir de ce dernier, mais elle peut être dangereuse pour lui, non seulement parce qu'elle le vide comme un citron qu'on presse jusqu'à la dernière goutte, mais encore parce que ses emportements, ses mouvements désordonnés, causent parfois au membre viril des ruptures, des hémorragies, qui ne sont pas dans le programme. Avec la seconde ces dangers ne sont pas à redouter ; mais la froideur, la résignation, l'air de victime, avec lesquels elle accueille l'homme ne sont pas faits pour entretenir le feu sacré, qui s'éteint vite faute d'aliments. Si entre les deux votre cœur balance, n'hésitez pas : choisissez-en une troisième, plus folichonne que l'une, moins redoutable que l'autre.

De ce qui précède il résulte que, si le coït peut avoir lieu sans que la femme y éprouve aucun plaisir, sans même qu'elle y intervienne de façon quelconque, elle n'y reste pas en général indifférente. Quelques-uns de ses organes génitaux subissent des modifications qui prouvent qu'ils ne sont pas insensibles ; elle-même accuse, quand elle n'est pas de bois, une satisfaction on ne peut plus manifeste. Si donc son rôle est en apparence passif, elle peut quand elle le veut accroître singulièrement les sensations voluptueuses de l'homme et les siennes propres.

Maintenant que nous connaissons le mécanisme du coït, sa physiologie, il nous faut en étudier l'hygiène, la façon dont il doit être pratiqué, et revenir sur plusieurs points ayant trait à la fréquence et à la durée qu'il doit avoir, au moment qu'il faut choisir de préférence pour s'y livrer aux diverses positions dans lesquelles il peut être accompli, aux soins qu'il convient de prendre dès qu'il est terminé. Tout cela dépend en partie du désir dont on est tourmenté d'avoir ou de n'avoir pas d'enfants, mais est aussi subordonné à la santé, au tempérament, aux aptitudes de chacun, de sorte qu'il est bien difficile de donner à ce sujet des règles générales, invariables : essayons-le cependant.

Rappelons d'abord que le coït laisse après lui une sensation de fatigue, d'affaissement, qui correspond à l'épuisement réel qu'il détermine. Bien que celui-ci soit ordinairement plus marqué chez l'homme que chez la femme, il n'est pas dû à la perte de sperme qui termine les rapprochements sexuels. Sans doute le sperme est formé aux dépens du sang ; c'est donc une partie de son sang, la meilleure partie disent quelques-uns, qu'on perd au moment de l'éjaculation : mais, je vous le demande, qu'est-ce que quatre à six grammes de liquide perdu à chaque séance, sur cinq à six litres de sang que contient le corps humain ? Multipliez ce chiffre, si vous voulez, en supposant que les séances se répètent ; vous arrivez à

3.

quinze, vingt grammes, une goutte d'eau dans un seau. Ce qui cause alors l'anéantissement général, c'est l'épuisement du système nerveux, et, comme celui-ci agit sur toutes les fonctions de l'économie, les excès vénériens déterminent des troubles dans l'organisme entier. D'abord passagère, la fatigue devient permanente, invincible; puis les traits se tirent, les yeux deviennent caves, les digestions deviennent mauvaises, le sommeil disparaît, des douleurs se font sentir dans les reins, le long de la colonne vertébrale, dans les membres, qui finissent par se paralyser et par perdre la régularité de leurs mouvements : l'ancien beau, maintenant ataxique, marche en titubant, en jetant ses jambes de côté ou heurtant ses talons, ne peut porter un objet à sa bouche sans s'y reprendre à plusieurs fois, laisse écouler de sa bouche salive et aliments, etc. Voilà à quoi l'on arrive lorsqu'on refuse de dételer à temps, et il est tout naturel que cet état misérable s'observe bien plus fréquemment chez l'homme que chez la femme, puisque le premier, ayant pendant le coït des sensations plus intenses, est soumis à un ébranlement nerveux plus considérable.

Certes la continence a ses inconvénients, lorsqu'elle est exagérée, chez un homme dans la force de l'âge, qui ne dépense pas d'une autre façon la vigueur dont il est doué : les pertes séminales qui l'importunent la nuit, la tristesse non motivée en apparence qui le poursuit, la congestion qui le guette, sont bien à considérer. Mais s'il est utile d'obéir aux lois de la nature, il est dangereux de dépasser les limites qu'elle a établies. Quelles sont ces limites? Deux séances par semaine, deux courses fournies dans chaque séance, comme l'ont prescrit les médecins de la vieille école de Salerne, comme certains le répètent encore d'une façon banale; c'est une mesure qui a le grand tort de ne pouvoir s'adapter à tout le monde, trop large pour les uns, elle est trop restreinte pour les autres; car il en est du coït comme de l'appétit, qui est d'étendue variable, et qu'on doit savoir mettre en harmonie avec les facultés digestives. Ici il faut tenir compte à la fois de l'âge, du tempérament et de la santé générale.

A cinquante ans, l'homme n'a plus la même vigueur qu'à vingt-cinq, les assauts amoureux le fatiguent plus vite et plus profondément : aussi doit-il, s'il est sage, se montrer moins vaillant. Posons en principe que, de vingt à trente ans, un jour de repos suffit à réparer les forces entre deux rapprochements, de sorte que ceux-ci peuvent être répétés tous les deux jours ; de trente à quarante-cinq ans, deux fois par semaine sont une dose suffisante ; il faut la réduire après quarante-cinq ans, à une seule fois par semaine d'abord, à une fois par quinzaine ensuite. On gagne ainsi soixante ou soixante-cinq ans, âge auquel il est prudent de se retirer définitivement sous sa tente, en disant à Vénus un éternel adieu : car l'amour ne convient pas aux vieillards, qui ne peuvent s'y livrer qu'à force d'excitations artificielles et dangereuses, et auxquels il laisse un épuisement facilement mortel. Qui dira le nombre de ces peu respectables débris, qui pour avoir voulu forcer leur talent, ont été atteints de ramollissement cérébral qui n'avait pas d'autre cause, ou frappés d'apoplexie dans les bras d'un tendron ou même dans une trop hospitalière maison ! Le nom de quelques illustres parmi ces défunts est au bout de ma plume : mais respect au secret professionnel, sinon à ces victimes de la luxure !

Telle est la règle générale, mais comme toute bonne règle, elle ne va pas sans exception. Tel homme de 60 ans et plus est encore jeune au point de vue génital, comme sous le rapport de la vigueur du corps et de l'esprit, le maréchal de Richelieu et M. de Lesseps en sont de célèbres exemples ; tel autre de 50 ans ne l'est plus. Le tempérament amoureux varie même en vigueur à un âge moins avancé, dès la première jeunesse. Certains individus sont tellement aiguillonnés par l'instinct génital, que la privation du coït est pour leur santé un danger véritable, et qu'ils cherchent à le remplacer par des pratiques contre nature : de là des habitudes de pédérastie qui régnaient autrefois sur les navires à voiles où les escales étaient espacées par de longs intervalles de temps, et qui ont encore cours dans les prisons, dans certains coins d'Afrique où les Européens ne trouvent pas toujours de femmes à leur convenance, etc. Du reste, chacun a présents à la mémoire quelques hauts faits vénériens accomplis par des personnages célèbres : l'empereur Valerius Probus déflorant en une nuit dix vierges sarmates ; Attila, mourant à un âge avancé, dans les bras d'une vierge qu'il épousait après d'innombrables femmes ; cet habitant des Pyrénées Orientales qui, en 15 ans, épousa 11 femmes, lesquelles moururent des lésions génitales causées par l'ardeur lubrique de ce montagnard qui se préparait à convoler une douzième fois en justes noces, quand l'autorité mit le holà, etc. Par contre, le sens génésique est si peu développé chez d'autres individus qu'ils en ignorent pour ainsi dire l'existence, et fuient les occasions de l'exercer plutôt qu'ils ne les recherchent : les exemples de cette débilité sont plus rares, mais surtout ils sont moins connus, parce que les sujets qui les présentent ne racontent pas leur infirmité, ou que l'imagination des témoins en est moins frappée que de l'excès contraire. En tout cas, il est bien évident qu'on ne saurait astreindre au même régime les forts, les bien doués de la première catégorie, et les demi-eunuques de la seconde.

L'état de la santé peut aussi modifier temporairement la vigueur sexuelle, et par suite influer sur l'exercice qu'il convient de donner à celle-ci. Les malades, les convalescents, tous ceux qui sont naturellement débiles ou qu'une affection grave a rendus tels, doivent être très sobres de rapprochements sexuels. Certains même feraient bien de s'en abstenir complètement : tels sont ceux dont les poumons ou le cœur ne fonctionnent pas normalement, les diabétiques, etc. On m'objectera que les malheureux ne connaissent pas leur état, qu'on a ordinairement soin de leur cacher ; c'est vrai, mais on peut toujours leur demander une chose : c'est de suivre exactement les conseils de leur médecin, qui ne manquera pas de leur recommander la prudence en amour.

En résumé, si un homme adulte, de 20 à 50 ans, bien portant, doué d'un instinct sexuel moyen, peut faire son offrande à Vénus deux à quatre fois par semaine, le nombre doit être fortement diminué quand on se trouve dans d'autres conditions d'âge et de vigueur : voilà tout ce qu'on peut dire de façon générale. Souvent les femmes, épouses ou maîtresses, sont plus exigeantes : se fatiguant moins, trouvant que les rapports physiques sont le meilleur moyen de se prouver la tendresse qu'on ressent, elles voudraient une fête quotidienne, surtout au début d'une union ou d'une liaison. Il faut savoir résister à ces exigeances ; il faut proportionner ses dépenses au contenu de sa bourse, ne pas se créer de besoins artificiels, et se souvenir qu'une habitude, bonne en soi, dégénère facilement en excès et en abus. Cela s'adresse tout autant aux célibataires, qui vont de fleur en fleur, qu'aux gens définitivement fixés ou enchaînés. De plus, à ces amants de rencontre, je rappellerai qu'il vaut encore mieux revenir à la charge souvent, à un ou plusieurs jours d'intervalle, entre lesquels du moins ils pourront reprendre des forces, que de se dépenser en une seule séance, au sortir de laquelle ils seront pour longtemps épuisés : ce qui veut dire qu'à mon avis, quand ils auront terminé une course, deux au plus, le mieux pour eux sera de se retirer en bon ordre et de remettre la suite au prochain numéro.

Y a-t-il quelques moments qu'il faille choisir de préférence pour se livrer au coït? En est-il d'autres pendant lesquels on doive éviter cet exercice? Assurément oui. Rappelez-vous d'abord cette petite fable en quatre vers que j'emprunte à Chavette :

> L'amour et la digestion
> Se mirent un jour en ménage
> Et ce fut la congestion
> Qui naquit de ce mariage.

L'auteur des « Petits drames de la vertu », transformé en hygiéniste, voilà un fait inattendu, et pourtant, c'est un excellent principe d'hygiène qui nous est ainsi donné sous une forme badine. Il est certain qu'après le repas le tube digestif accapare à son profit toute l'énergie vitale.

Chacun connaît par expérience l'apathie physique et la torpeur intellectuelle qui, à des degrés divers, se produisent à ce moment, la peine qu'on éprouve à faire une course ou à donner un effort soutenu, les battements de cœur et l'essoufflement qu'on a à supporter, etc. Eh bien! si, pendant que le corps entier est ainsi dans un état anormal, on vient à donner à l'une de ses parties un surcroît de besogne qui trouble le fonctionnement des autres, celles-ci en souffrent plus ou moins vivement, et le cerveau, le plus délicat des organes, est ébranlé au point que la congestion ou l'apoplexie peut en être la conséquence, surtout chez les vieillards.

Fuyez donc les rapports sexuels au sortir de table. Fuyez-les également si vous venez de faire une marche rapide, un exercice violent : car il serait dangereux de joindre au surmenage relatif qui existe alors une nouvelle cause de fatigue, l'anéantissement qui suit naturellement le coït en serait doublé. Fuyez-les également le matin avant le lever. Ce n'est pas au moment où les occupations de la journée vont commencer, où on a besoin d'être frais et dispos, qu'il faut songer à se procurer une lassitude que ne viendra pas réparer un repos immédiat et prolongé; d'ailleurs, les érections que tout le monde presque éprouve au réveil résultent bien moins d'un réel besoin de coït que de la chaleur du lit et de la nécessité de vider sa vessie.

Quel moment du jour reste-t-il donc à choisir? Hé, mon Dieu, celui qui justement est le plus communément adopté, le moment du coucher, pourvu qu'il soit suffisamment éloigné du dîner et qu'on ne se soit pas livré à un exercice trop actif, à la danse par exemple, juste au moment de se mettre au lit : sans quoi, il vaudrait mieux attendre quelques instants avant de tenter un rapprochement sexuel. Si dans une rencontre amoureuse on ne peut opter pour la soirée, au moins, je le répète, qu'on attende un certain temps après le repas et après toute sorte de fatigue..

Il est de plus dans l'existence de la femme deux périodes pendant lesquelles il faut savoir résister aux tentations :

l'époque des règles, le début et la fin d'une grossesse. Au moment de la menstruation, c'est l'homme qui est intéressé à fuir le coït : car, **nous** l'avons vu et nous le verrons encore, le contact du sang menstruel, comme de tout autre liquide, avec les organes masculins, suffit à engendrer de véritables chaudepisses. Quant à la grossesse, elle peut être fortement troublée dans sa marche par des rapports sexuels trop ardents ou trop répétés, pendant les deux ou trois premiers et derniers mois. Donc les époux qui désirent avoir des enfants devront être très sobres de manifestations de tendresse physiques ; pour les autres, ceux qui ont le désir inverse, qu'ils se souviennent que leurs emportements sexuels ne les délivreront pas à coup sûr de la menace de paternité qu'ils redoutent, et qu'en revanche des caresses trop fougueuses peuvent avoir pour résultat des hémorragies utérines, et autres dangers à éviter dans l'intérêt de la femme en cause.

Quelle durée doit avoir chaque rapprochement sexuel ? Certains individus ont sous ce rapport la rapidité du moineau, qui, à peine posé sur sa femelle, termine en une seconde toute sa petite affaire : l'éjaculation suit immédiatement l'introduction du membre viril. Lorsque chez l'homme cette vivacité d'action vient après une continence prolongée, qu'elle est fortuite et non habituelle, il n'y a pas lieu de s'en préoccuper : rien n'est plus naturel. Lorsqu'au contraire elle se répète à chaque essai de rapprochement, bien que ces essais soient peu distants les uns des autres, lorsqu'au moindre contact l'éjaculation a lieu, sans être amenée par des sensations graduellement croissantes, cela indique une excitabilité anormale de l'appareil de la génération qui mérite d'attirer l'attention. J'ai connu un officier de dragons, jeune homme très bien constitué d'ailleurs, qui, aussitôt qu'il était couché à côte de sa maîtresse, passait en moins d'une minute par les trois phases ordinaires du coït, lesquelles à vrai dire n'existaient pas chez lui, puisque la sortie du sperme suivait instantanément l'érection : quelquefois même les écluses s'ouvrirent avant que le membre viril fût entré dans la place. En pareille circonstance les sédatifs des organes génitaux, comme les bains chauds et prolongés, l'usage interne du bromure de potassium et de la belladone, sont indiqués : mais comme ces derniers médicaments ne peuvent être pris que sur ordonnance du médecin, c'est à celui-ci qu'on devra s'adresser sans hésiter. Ne sommes-nous pas, par devoir comme par intérêt professionnels, les confidents nés de toutes les faiblesses humaines ?

Par contre, d'autres personnes mettent un temps insolite à arriver au but, sont obligées de se livrer à un travail prolongé pour parvenir à leurs fins. Cela est fréquent chez le vieillard et n'a chez lui rien d'extraordinaire ; il doit simplement en tirer cette conclusion que l'heure de l'absolue sagesse a sonné pour lui. Mais quand le même cas se présente chez un jeune homme, la situation est anormale : il y a probablement un état de débilité générale ou localisée aux organes génitaux, un commencement d'impuissance qu'il faut traiter par les toniques et stimulants que nous aurons l'occasion d'énumérer en parlant plus tard de cette infirmité.

Vous n'attendez certainement pas de moi que j'indique exactement le nombre de minutes que l'acte sexuel doit durer : cela serait aussi puéril que de compter les grains de sel à mettre dans l'œuf à la coque. Mais une recommandation très générale que je puis et dois faire est celle-ci : n'entravez pas la succession naturelle des actes de la comédie, laissez-vous aller au courant sans chercher à lui résister, ne prolongez pas la séance outre mesure par des arrêts artificiels, par des retards voulus, par des entrées et des sorties alternatives. Si ces raffinements peuvent être fort agréables pour les deux parties sur le moment, ils sont éminemment dangereux : d'abord ils accroissent l'ébranlement nerveux, doublent l'épuisement consécutif et suffisent par eux-mêmes à produire un échauffement bien peu distinct de la vraie chaudepisse ; de plus, en cas de coït suspect, ils prolongent le contact des deux organes en présence, et, si l'un de ceux-ci est atteint de maladie vénérienne, les chances augmentent pour que l'autre soit contaminé à son tour.

Toutefois s'il est mauvais de faire durer les choses trop

longtemps, il n'est pas bon de s'arrêter en route, avant
qu'elles aient eu leur conclusion naturelle : il faut aboutir.
Je n'ai nullement en vue ici les joies de la paternité ou la
nécessité de mettre un terme à la dépopulation progressive de la France. J'admets parfaitement qu'on triche la
bonne nature en émettant la liqueur séminale sur une
éponge préalablement disposée au fond du vagin, dans
une pellicule membraneuse faisant office de manchon
autour du membre viril, ou même hors du temple, comme
le font beaucoup d'époux et d'amants prudents. Mais si
l'endroit où arrivera le sperme nous est assez indifférent,
il nous importe beaucoup que ce liquide ne soit pas retenu
dans les voies génitales, qu'il ait son libre cours, surtout
quand il s'agit de rencontres de hasard : car en arrivant
au dehors le sperme a balayé les voies qu'il a traversées,
et par conséquent il y a quelques chances pour qu'il
entraîne les virus blennorrhagique ou syphilitique dont
ces voies peuvent déjà être souillées. Donc n'imitez pas
Monsieur Denis, à qui sa vieille moitié pouvait dire :

> Encor votre beau discours
> Ne finit-il pas toujours !

Croyez-moi : il est de votre intérêt de toujours le finir,
ce discours.

La position respective à prendre pour les deux parties
pendant le coït a une certaine importance hygiénique. La
lubricité naturelle chez l'homme est telle qu'on a pu
décrire trente-six postures, sans que le catalogue soit au
complet, bien s'en faut ; mais beaucoup d'entre elles ne
sont que des variantes dont quelques détails seulement
diffèrent, et je crois que nous serons bien près de la vérité
en admettant six positions principales : *vir supra, vir infra,
stando, sedendo, a latere, præpostere (vel pecudum more)*, ce
que les dames et les heureux mortels qui n'ont pas étudié
le latin voudront bien se faire traduire par un ami com-
plaisant. Laquelle allons-nous choisir ?

Si nous avions à tenir compte des lois religieuses, ou
des prescriptions d'une prétendue morale que ses plus

fervents adeptes sont souvent les premiers à violer en secret, comme on voit certains membres de la Société contre l'abus du tabac sortir de leurs réunions en fumant d'excellents cigares, notre choix serait bientôt fait. Car les Pères de l'Eglise et les moralistes ont surtout en vue la fécondation, or, il est bien certain qu'alors la meilleure position est la première, *vir supra*, puisque c'est celle dans laquelle la liqueur séminale arrive le plus sûrement à destination. Cependant même dans ces circonstances il peut y avoir utilité de varier la posture, précisément pour arriver au but en question, lorsque certaines infirmités empêcheraient de l'atteindre dans la position naturelle : obésité des deux parties, défaut de proportion des organes génitaux, exiguïté ou volume exagéré du membre viril, déplacements de la matrice, etc. A plus forte raison, nous que ne guide pas la préoccupation d'un nouvel être à créer, pouvons-nous choisir toute autre situation, à condition pourtant qu'elle soit compatible avec les exigences de l'hygiène.

Or, ce qui fait le danger des positions autres que celle qui est chère aux épiciers, c'est d'une part la fatigue exagérée dont elles peuvent être le point de départ ; ce sont, d'autre part, les mouvements désordonnés auxquels elles donnent lieu. Il est bien certain que dans plusieurs d'entre elles il y a pour l'un des partenaires, ou pour tous deux, une fatigue plus marquée que dans les autres. Ainsi notre seconde position, *vir infra*, oblige généralement la femme à des contractions musculaires prolongées, qui augmentent la fatigue résultant du coït lui-même. Dans nos deux positions suivantes, *stando* et *sedendo*, la fatigue est évidemment plus grande qu'au lit, aussi bien pour l'homme que pour la femme. De plus, dans ces trois postures l'excitation génitale est particulièrement forte, d'où accroissement de l'épuisement consécutif. Enfin toutes trois s'accompagnent presque forcément de mouvements inaccoutumés, qui par suite sont mal réglés, manquent de cadence, et peuvent être la source de grands dangers : pour peu que la femme soit ardente ou zélée, elle se livre à des écarts inattendus, à des sauts de carpe, qui amènent facilement la rupture des vaisseaux sanguins de la verge et de la verge elle-même. Je me souviens d'un boucher, père de famille, qui un matin vint tout effaré m'exhiber son membre viril, tout marbré de taches rouges, violacées, bleuâtres : ce brave homme, ne trouvant pas chez sa femme légitime matière à satisfaire son feu génital, avait cherché des consolations auprès d'une trop fougueuse maîtresse, dont l'ardeur avait été exagérée. Celui-là du moins en fut quitte pour quelques jours de repos. Mais si, au lieu de petits vaisseaux se rompant sous la peau, ce sont des canaux volumineux qui s'ouvrent à l'extérieur, une hémorragie très grave, parfois mortelle, peut avoir lieu. Voilà pourquoi les trois positions susdites sont dangereuses, et pourquoi, recherchées par les raffinés ou les blasés en amour, elles ne font pas partie des habitudes des marchands d'épices, qui, après avoir souhaité le bonsoir à leurs femmes, veulent dormir sur les deux oreilles, sans craintes d'aucune sorte.

Les hémorragies et les ruptures de la verge sont beaucoup moins à craindre dans nos deux dernières positions, *a latere* et *præpostere* (par cette dernière expression je n'entends pas, bien entendu, la pédérastie dont il sera question plus tard). En somme, si vous voulez avoir des enfants, bornez-vous au *vir supra* ; dans le cas contraire, donnez satisfaction à votre paresse en vous mettant *a latere*, ou à vos goûts personnels en vous plaçant *præpostere*, je n'y vois pas d'inconvénients. Mais quelle que soit la position choisie, craignez les emportements plus ou moins désintéressés de ces dames ; imposez des bornes à leurs exigences comme à leurs ébats, et souvenez-vous que le moindre écart de conduite dans ce moment critique peut coûter la vie à votre membre viril et à vous-même. Aussi, croyez-moi : ni *stando*, ni *sedendo*, c'est trop dangereux.

Voilà maintenant la comédie terminée, et je suppose qu'elle se soit jouée à la plus grande satisfaction des deux parties. N'ont-elles plus rien à faire qu'à prendre un repos bien mérité ? Non certes. Sans doute le repos est nécessaire, et je le recommande expressément : il est du reste tout indiqué par l'état d'apathie dans lequel on se trouve et il serait aussi pénible qu'imprudent de ne pas satisfaire ce besoin naturel. Mais avant de s'étendre commodément pour reposer ses forces, deux soins sont indispensables : le premier, spécial à l'homme, c'est d'uriner immédiatement après le coït ; le second, commun aux deux sexes, consiste à laver les organes génitaux sans plus de retard. Ces précautions concourent au même résultat, qui est de se mettre à l'abri des maladies vénériennes possibles ; et nous y reviendrons à propos des moyens à employer pour prévenir ces maladies. Qu'il me suffise de faire remarquer ici que l'émission de l'urine agit comme celle du sperme, en balayant les voies que le liquide doit traverser, et que les liquides dont il convient de faire usage pour les ablutions ne sont pas les mêmes suivant qu'on désire ou non avoir des enfants : si le lecteur veut bien se reporter au premier chapitre, où il a été question des substances favorables ou défavorables à la vitalité des spermatozoïdes, il trouvera sur ce sujet toutes les indications nécessaires. Mais en tout cas les ablutions faites immédiatement après les rapprochements sexuels ne sont pas une affaire d'agrément, dont on peut se dispenser ; c'est une nécessité absolue, à laquelle personne ne doit se soustraire.

SOMMAIRE. — Définition des maladies vénériennes. — Antiquité de la blennorrhagie. — Idées des anciens à son sujet. — La pisse chaude de Pantagruel. — Différences entre la blennorrhagie et la syphilis. — Etat civil de la syphilis. — La syphilis dans l'antiquité et au moyen âge. — Est-elle originaire d'Amérique ? — Les Juifs et la vérole. — La syphilis en France. — Causes de l'épidémie syphilitique du xvie siècle. — Influence de la colère céleste, des astres, etc., sur le développement de la syphilis. — Syphilitiques célèbres. — La syphilis en divers pays. — Diminution de sa gravité. — Le chancre mou. — Les végétations. — Etat actuel des maladies vénériennes.

Dans les chapitres qui précèdent, nous avons appris à connaître la conformation normale des organes génitaux des deux sexes, leur raison d'être, la façon dont ils fonctionnent, les précautions dont il convient d'entourer ce fonctionnement. Mais dans toute chose humaine la douleur souvent suit de bien près le plaisir, et toute médaille a son revers : le revers des voluptés sexuelles, ce sont les maladies vénériennes, dont il nous faut maintenant commencer l'étude.

D'abord qu'est-ce qu'une maladie vénérienne ? C'est dans un ouvrage du xvie siècle (1527), intitulé « Nouveau carême de pénitence et purgatoire d'expiation », et dû à un nommé Jacques de Béthencourt, que cette expression se rencontre pour la première fois. L'auteur appliquait l'épithète de *vénérienne*, naturellement dérivée de Vénus, déesse de la volupté, à toute maladie pouvant siéger dans les organes génitaux à la suite de relations sexuelles, comme syphilis, blennorrhagie, végétations, etc. Mais il est facile de comprendre, à la description des accidents auxquels il donne ce nom, qu'il a surtout en vue la grosse vérole ou syphilis, ou du moins qu'il rattache à celle-ci tous les maux qui peuvent naître d'un coït impur, erreur très pardonnable à une époque où le mal français, comme ou l'appelait alors, venait de faire d'extraordinaires ravages. Cette confusion persista, du reste, même parmi les médecins, jusqu'au commencement de ce siècle. Elle existe encore dans beaucoup de classes de la société, les uns réservant le nom de maladie vénérienne à la syphilis seule, les autres confondant celle-ci avec la chaudepisse ou avec le chancre mou, d'autres encore pensant que ces diverses maladies peuvent se transformer les unes dans les autres. Aussi me paraît-il nécessaire de commencer par bien fixer les idées à ce sujet.

Nous entendons par *maladies vénériennes* les maladies qui prennent *habituellement* naissance à la suite des rapports sexuels, et qui ont *habituellement* pour siège primitif les organes génitaux. C'est à dessein que j'emploie et que je souligne l'adverbe habituellement, car si les rapports sexuels et les organes génitaux sont le plus souvent en cause, ils ne le sont pas toujours. Ainsi, voilà la syphilis qui passe à juste titre pour le type de ces maladies : elle peut se développer sans coït, puisque de tout jeunes enfants en sont parfois les malheureuses victimes, par hérédité ou par allaitement ; elle peut ne pas toucher les parties génitales puisque la bouche est assez souvent le siège de l'accident primitif, du chancre, et que les autres manifestations syphilitiques, consécutives à celui-ci, peuvent évoluer à la peau, dans les os, dans les viscères profonds, sans atteindre les parties sexuelles. Allons-nous donc éliminer la syphilis du cadre des maladies vénériennes ? Evidemment non : car la règle n'en subsiste pas moins, qu'elle a ordinairement pour origine un coït impur et pour premier siège les organes génitaux, et ce double caractère suffit à faire regarder une maladie comme vénérienne dans tous les cas.

Ainsi comprises, les maladies vénériennes sont, d'une part, la blennorrhagie, le chancre mou, la balanite, les végétations, l'herpès génital, avec les complications qui les accompagnent souvent, comme bubons, orchite, cystite, rétrécissements de l'urètre, etc.; d'autre part, la syphilis. Si j'établis dès maintenant une distinction entre les deux ordres de maladies, c'est parce que les premières restent toujours localisées en leur lieu de naissance ou ne retentissent que sur des points très voisins de celui qui a été primitivement touché, tels que l'anus, la vessie, les glandes de l'aine; tandis que dans la syphilis il y a empoisonnement général, le virus faisant sentir son action sur le cerveau ou sur le foie aussi bien que sur la verge ou sur la vulve : dans la blennorrhagie, le chancre mou, etc., l'accident local est tout; dans la syphilis il n'est que la porte d'entrée, l'infection de l'économie est le point capital. Nous aurons maintes fois à revenir sur cette distinction, qui explique la différence de gravité des deux genres de maladies : mais il m'a semblé utile de l'établir succinctement dès l'abord, quitte à demander au lecteur un peu de patience pour les détails plus étendus qu'elle comporte. De même je le prie de me croire provisoirement sur parole quand je lui affirme que le chancre mou ne ressemble pas plus au chancre syphilitique que le mal de tête de la migraine à celui de la fièvre typhoïde : c'est encore une distinction que nous aurons à développer plus tard, mais qu'il faut dès maintenant avoir présente à l'esprit.

L'humanité, vous le pensez bien, n'a pas attendu la venue de Jacques de Béthencourt pour souffrir des maladies qu'il a baptisées : il fut leur parrain, non leur créateur. Avant lui le terme de vénérien manquait, mais les maux dignes de cette qualification existaient, et avaient été décrits par une foule d'auteurs de tous les temps, de tous les pays, religieux ou profanes, satiriques ou médecins. Toutefois s'il ne peut y avoir le moindre doute à ce sujet pour ce qui concerne la blennorrhagie, le chancre mou, les végétations, il n'en est pas de même pour la syphilis, dont l'âge est encore à l'heure actuelle un objet de discussion. Du reste les anciens se faisaient sur toutes ces maladies des idées bizarres, dont il n'est pas sans intérêt de dire un mot. Les unes font sourire les plus ignorants de nos contemporains : ainsi on considérait la plupart des maladies vénériennes comme des crises salutaires, dont la bonne nature se servait pour expulser de l'économie des virus malsains, c'est-à-dire pour le bien de l'humanité ; or, il est à peine besoin de dire combien cette théorie est fausse, les maladies en question laissant souvent après elles des accidents graves, des traces indélébiles, et ne pouvant jamais être considérées comme bienfaisantes. D'autres idées chères à nos aïeux méritent plus d'attention, parce qu'elles se sont propagées jusqu'à nous: nous les trouverons chemin faisant.

La *blennorrhagie* ou *chaudepisse* (nous emploierons indifféremment les deux termes, qui sont parfaitement synonymes) est la plus anciennement connue des maladies vénériennes : on peut dire sans exagération qu'elle est vieille comme le monde. Car si elle ne portait ni l'un ni l'autre de ces noms, la description qui en est donnée par les plus antiques des écrivains connus ne laisse aucun doute sur son identité. Les Hébreux la connaissaient au temps de Moïse, comme le montre ce passage du *Lévitique*: « Parlez aux enfants d'Israël, et dites-leur : L'homme qui est atteint de l'écoulement de semence sera impur. — Et on jugera qu'il souffre de cet accident, lorsqu'à chaque moment il s'amassera une humeur impure, qui s'attachera à sa chair. — Tous les lits où il dormira et tous les endroits où il se sera assis seront impurs. » Qu'est-ce que cet écoulement de semence qui suffit à souiller celui qui en est atteint et tous les objets qu'il touche? C'est certainement la blennorrhagie : l'erreur de nom vient uniquement de ce que dans ces temps reculés on considérait tous les écoulements qui se faisaient par le canal de l'urètre comme composés de sperme vicié, altéré. Galien a fait la même confusion, qui s'est longtemps perpétuée chez ses successeurs, et qui a été consacrée par le terme de *gonorrhée*, parfois encore employé pour désigner la blennorrhagie : car les deux mots grecs dont est formée cette expression ne signifient pas autre chose que cela, écoulement de semence, bien qu'on sache aujourd'hui que c'est du pus, et non du sperme, qui coule par les organes génitaux, Mais la preuve que c'est bien de la blennorrhagie qu'il s'agit, c'est que ses deux principaux symptômes, « un écoulement blanc jaunâtre et des élancements quand on urine, » sont textuellement indiqués dans un passage d'Hippocrate, le père de la médecine. Celse, médecin du temps d'Auguste, parle également « d'un écoulement abondant de pituite et de sanie de très mauvaise odeur », qu'il attribue à la présence d'un ulcère dans le canal : ce dernier point est une erreur, le chancre seul produit une ulcération de l'urètre ; il n'en est pas moins vrai que l'écoulement en question était bel et bien la blennorrhagie et que celle-ci existait parmi les contemporains d'Auguste et de Jésus-Christ. Enfin Suétone, l'indiscret et trivial Saint-Simon des premiers Césars, nous apprend que Néron, « bien qu'il fût d'une excessive luxure, ne souffrît du canal que trois fois en tout dans l'espace de quatorze ans, et si légèrement qu'il n'eut à s'abstenir ni de vin, ni du reste de ses habitudes ». Aussi chançard qu'imprudent, cette canaille de Néron !

Sautons maintenant plusieurs siècles, et arrivons au plus grand encyclopédiste de la Renaissance, à maître Rabelais. C'est lui, ne vous en déplaise, qui a inventé le terme si expressif de *pisse chaulde*, dont nous avons fait celui de chaudepisse. « Peu de temps après, dit-il, le bon Pantagruel tomba malade, et fut tant pris de l'estomac, qu'il ne pouvoit boire ny manger ; et, parce qu'un malheur ne vient jamais seul, il luy prit une pisse chaulde, qui le tourmenta plus que ne penseriez. Mais ses médecins le secoururent très bien ; et, avec force drogues lénitives et diurétiques, le firent pisser son malheur. Son urine estoit si chaulde que depuis ce temps-là elle n'est encores refroidie. Et en avez en France en divers lieux, selon qu'elle prit son cours : et l'on l'appelle les bains chaulx, comme à Coderetz, à Limous, à Dart, à Balbruc, à Neric, à Bourbonnensy et ailleurs... Et m'esbahis grandement d'un tas de fous philosophes et médecins, qui per-

dent temps à disputer dond vient la chaleur de ces dites
eaux..... Car la résolution est aisée, et n'en fault enquester
davantage, que lesdits bains sont chaulx parce qu'ils sont
issus par une chaulde pisse du bon Pantagruel. » Vers la
même époque la même maladie était si connue en Angleterre, où on l'appelait *arsure*, que des précautions spéciales
étaient édictées contre elle, et que, sous le roi Henri VIII,
les prêtres catholiques furent accusés d'être les principaux agents de sa dissémination dans le royaume : belle
réputation qu'avaient là des ministres de Dieu chargés de
prêcher la continence ! Espérons que c'était pure calomnie
de la part de leurs concurrents en négoce religieux.

Ainsi gonorrhée, pisse chaulde, arsure, sont une seule
et même chose, la blennorrhagie, que les anciens prenaient à tort pour un écoulement de semence ou pour une
ulcération du canal, mais qu'ils avaient du moins le mérite
de distinguer nettement des autres maladies vénériennes.
Cette distinction cessa à partir du xvie siècle, où, sous
l'influence de la formidable poussée syphilitique qui se
produisit, toutes furent englobées dans une même description, sous une même dénomination. Alors la blennorrhagie fut confondue avec la syphilis, aussi bien par
A. Paré, qui dit que la chaudepisse « se fait pour avoir
habité avec celle qui aurait dans les parties honteuses
quelque matière procédant de vérole, qui, s'insinuant
dans les parties génitales, les infecte, et quelquefois tout
le corps », que par ses contemporains et successeurs
immédiats, dont l'un, Gervais Uçay, s'exprime ainsi : « Je
suppose qu'une femme publique ait la vérole, et quand
même elle ne l'aurait pas, si elle a communication avec
plusieurs hommes, le mélange de tant de semences fait
une telle corruption dans le tuyau de la matrice, que
cela dégénère en véritable ferment vérolique... Si le conduit de la verge qui a esté introduite est assez ouvert, ce
ferment estant agité entrera dans ce conduit..... si bien
que la semence ainsi corrompue et fermentée sortira
involontairement par des irritations continuelles, et c'est
cet écoulement involontaire de semence qui fait le premier
degré de vérole particulière qu'on appelle chaudepisse, et

dans les suites gonorrhée. » La confusion, on le voit, est à son comble: non seulement la semence altérée reparaît, mais l'écoulement change de nom suivant sa période, et devient en tout cas un simple degré de la vérole.

Cependant la lumière commençait à se faire sur ce sujet vers le milieu du XVIIIe siècle, quand un incident singulier vint tout remettre en question. Hunter, chirurgien anglais, s'étant inoculé à lui-même du pus pris sur un homme qui paraissait atteint de la chaudepisse, eut un chancre et tous les accidents syphilitiques possibles. Le fait semblait péremptoire en faveur de l'identité des deux maladies. Mais peu de temps après, Hernandez, médecin de Toulon, répéta la même expérience sur plusieurs forçats, qui tous eurent la chaudepisse, dont aucun n'eut la vérole. Que conclure de ces résultats contradictoires ? C'est à Ricord que revint le mérite de débrouiller ce chaos. En s'appuyant sur plusieurs milliers d'inoculations, il démontra que le chancre syphilitique, au lieu de siéger à l'extérieur de la verge, peut occuper l'intérieur du canal, et qu'évidemment Hunter, non prévenu de ce fait, s'était inoculé le pus d'un chancre dissimulé dans l'urètre de son malade, ce qui lui avait naturellement communiqué la vérole ; tandis que lorsqu'on inocule du pus blennorrhagique seul, sans pus syphilitique, c'est toujours la blennorrhagie seule qui se communique, et jamais la syphilis.

En somme il est aujourd'hui archi-démontré que la blennorrhagie ou chaudepisse n'est pas un écoulement de sperme vicié et fermenté, comme l'ont dit Moïse et beaucoup d'anciens médecins ; ni une ulcération « descendant le long des nerfs du canal » comme l'enseignait Celse ; ni un degré de la vérole comme on l'a cru si longtemps. C'est une maladie absolument distincte, qui ne dérive pas de la syphilis, qui ne se transforme pas en vérole, qui a ses causes, ses symptômes et son traitement spéciaux, et qu'il serait dangereux de soigner comme cette affection.

Si la blennorrhagie a une antiquité vénérable et indiscutable, l'histoire et l'origine de la syphilis sont connues d'une façon beaucoup moins certaine. Ce n'est pas que les documents manquent à ce propos ; mais bien souvent ils

sont contradictoires, ont besoin d'interprétation, et naturellement, chacun les interprète à sa manière. Rien de
plus cocasse d'abord que la liste des synonymes employés
par les différents peuples pour désigner cette maladie :
syphilis, vérole, grosse vérole, gorre, grand gorre, mal
vénérien, mal français, napolitain, espagnol, mal des
Allemands, des Polonais, des Turcs, des chrétiens, des juifs,
mal du saint homme Job, de Saint-Roch, de Saint-Mène, de
Saint-Sement, de Sainte-Reine, etc., etc., sans oublier
quinte-et-quatorze, expression vulgaire, mais fort usitée.
Remarquez, je vous prie, la désinvolture avec laquelle
chacun renvoie la balle à son voisin : les Français l'appellent mal napolitain ou mal castillan, les Italiens et les
Espagnols mal français, mal gaulois ; les juifs et les otto-
mans la nomment mal des chrétiens, ceux-ci mal des
Turcs, etc. Il n'est pas jusqu'aux saints et aux saintes qui
ne soient incriminés, et parmi eux ce pauvre Job tient la
corde. Job qui, vous le savez,

> Râcle avec un tesson le pus des ulcères,

a-t-il eu la lèpre ou la syphilis lorsque le Très-Haut voulut
mettre à l'épreuve la résignation de son fidèle serviteur?
C'est bien difficile à dire : car il est constant que les deux
maladies ont été longtemps confondues, et que les accidents appelés *radezyge* en Norvège, *sibbens* en Écosse,
mal de Fiume ou *scherlievo* en Autriche, ne sont pas de
nature lépreuse comme on le croyait, mais bien de nature
syphilitique. Rien ne prouve non plus que David et Salo-
mon aient eu la vérole, ni que la syphilis ait compté
parmi les maux dont Dieu frappa les Hébreux en expiation de leurs péchés. Ainsi le Lévitique et l'histoire sainte
dans lesquels on a coutume de chercher des renseignements sur ce qui concerne les premiers hommes histori-
ques, ne fournissent rien de certain sur la question qui
nous occupe.

Les auteurs grecs et latins sont-ils plus explicites? Pas
beaucoup. On trouve bien dans leurs écrits quelques pas-
sages assez significatifs, comme ce discours où Dion
Chrysostome dit aux habitants de Tarse: « Une maladie

épidémique s'est emparée de vos nez, a frappé vos pieds et vos mains ; » ou ces mots d'Arétée de Cappadoce : « Chez quelques-uns la luette est détruite jusqu'à l'os palatin, et le gosier jusqu'à la racine de la langue et de l'épiglotte. » Il est certain que des lésions aussi étendues et aussi profondes sont généralement engendrées par la syphilis ; mais enfin il n'y a que des présomptions, il n'y a pas d'affirmation possible. Aussi ceux qui croient à l'origine moderne de la syphilis, à son absence dans l'antiquité, ont-ils beau jeu jusque-là. Reste à savoir s'ils expliquent son apparition de façon satisfaisante.

La fin du XVᵉ siècle vit se dérouler presque au même moment plusieurs événements importants à divers titres : découverte de l'Amérique par Christophe Colomb, incursions des Français en Italie pour la conquête du royaume de Naples, expulsion des Juifs hors de l'Espagne, apparition d'une formidable épidémie de syphilis. Y a-t-il corrélation entre ce dernier fait et les trois autres ? C'est ce qu'admettent ceux qui pensent que la syphilis a pour la première fois fait son apparition en Europe il y a environ trois siècles, sans toutefois s'entendre entre eux sur celui des trois événements qui a déterminé immédiatement son explosion.

L'opinion la plus répandue est celle d'après laquelle la syphilis nous vient d'Amérique. Les compagnons de Colomb l'auraient gagnée là-bas, l'auraient rapportée, et l'auraient communiquée à l'Espagne ; Gonzalve de Cordoue, envoyé en Italie au secours du roi de Naples, Ferdinand II, y aurait amené des troupes espagnoles déjà atteintes de la vérole, et qui auraient infecté le pays qu'elles venaient protéger contre les soldats de Charles VIII de France. Tout cela paraît très logiquement s'enchaîner ; mais il y a plusieurs impossibilités matérielles à ce que ce soit exact.

La première est que le nombre des marins revenus en Espagne avec l'illustre navigateur lors de son premier voyage ne dépassait pas 90 ; que ces hommes étaient épuisés par les fatigues de la traversée et peu propres aux plaisirs de l'amour, au moins la plupart d'entre eux et

4.

pendant un certain temps après leur débarquement; que, par suite, l'infection qu'ils auraient créée serait restée bien limitée, et n'aurait pas eu le temps de prendre une grande extension au moment, très rapproché de celui de leur retour en Espagne, où Gonzalve de Cordoue quittait ce pays avec ses troupes: car il ne faut pas perdre de vue, d'une part, que la syphilis est une maladie à incubation, c'est-à-dire ne se manifestant qu'au bout d'un certain temps après l'absorption du virus; d'autre part, que les communications étaient rares et difficiles à cette époque, ce qui retardait la propagation des épidémies. Du reste, il est remarquable que ceux qui ont accompagné Colomb et rendu compte de ses voyages ne signalent pas chez les Indiens qu'ils ont découvert une fréquence particulière des maladies vénériennes, bien qu'ils donnent sur leurs mœurs des renseignements très circonstanciés : ce n'est que plus tard, lorsqu'ils eurent le désir et le besoin d'excuser les abominables exactions dont ils se rendirent coupables envers les indigènes, que les Espagnols commencèrent à accuser ceux-ci de débauche et de maladies honteuses.

Quant à l'argument tiré de ce que le gaïac croît en Amérique, et que la bonne nature place le remède à côté du mal, il tombe à faux: car le gaïac ne guérit nullement la vérole, il y a beau jour qu'on ne s'en sert plus; et la guérirait-il que cela ne prouverait rien, le quinquina, par exemple, le souverain remède contre les fièvres, ne poussant lui aussi qu'en Amérique, bien que les fièvres existent partout.

Que la syphilis ait existé en Amérique avant l'arrivée des conquérants, c'est incontestable, au moins pour le Pérou et le Mexique. Car on a trouvé à Arica plusieurs crânes d'enfants, sur lesquels se voient des déformations qui ont été reconnues, comme des marques certaines de syphilis héréditaire, par Parrot, qui possédait sur ce sujet une compétence irrécusable. Mais cela ne démontre pas l'origine exclusivement américaine de la vérole, puisque nous le verrons bientôt, elle existait également en Europe et en Asie bien avant le xve siècle. Il est donc plus que douteux, il est faux que la syphilis ait eu l'Amérique pour seul berceau, et que sa dissémination subite en Europe résulte du retour des conquérants du Nouveau-Monde.

Les Juifs chassés d'Espagne sont-ils les auteurs de cette dissémination, et en particulier de l'importation de la syphilis en Italie? De tout temps les Juifs ont eu bon dos, c'est sur eux qu'on a fait peser la responsabilité des calamités publiques. A quatre siècles de distance on trouve une haine aussi violente, aussi générale, contre ce peuple cosmopolite, haine justifiée peut-être en partie par des mœurs particulières que les injustices des chrétiens n'ont pas peu contribué à créer, haine aveugle et stupide pour le reste. Les diatribes de M. Drumont ne sont ni plus courageuses ni mieux fondées que les accusations autrefois formulées par les membres de l'Inquisition, et les persécutions qui ont actuellement lieu en Russie ressemblent à s'y méprendre à celles qui firent tant de victimes au moyen âge: quand on veut se défaire de son chien, on dit qu'il est enragé.

Il est fort probable que ce brusque exode de huit cent mille hommes, pauvres, misérables, épuisés par la peur des supplices autant que par les privations, a dû engendrer des maladies épidémiques dans les pays où arrivaient ces exilés. Ces maladies étaient surtout celles que créent l'encombrement et les mauvaisons conditions d'hygiène, telles que le typhus, le scorbut, la variole; il semble bien qu'ils avaient aussi la lèpre. Mais rien ne prouve qu'ils avaient la syphilis, ou du moins que celle-ci régnait parmi eux avec une intensité plus grande que dans les pays où ils arrivaient, et où elle existait déjà, ainsi que nous allons le voir.

C'est pourtant sur ces deux arguments plus que douteux, importation de la syphilis par les troupes de Gonzalve de Cordoue ou par les Juifs chassés d'Espagne, que repose l'opinion d'après laquelle la syphilis aurait pénétré en France après cette désastreuse campagne d'Italie. Bien des gens en sont restés à ces vers de Voltaire:

Quand les Français à tête folle

> S'en allèrent dans l'Italie,
> Ils gagnèrent à l'étourdie
> Et Gênes et Naple et la vérole ;
> Puis ils furent chassés partout
> Et Gênes et Naple on leur ôta ;
> Mais ils ne perdirent pas tout,
> Car la vérole leur resta.

Ces vers sont très spirituels, fort bien tournés, comme comme tout ce qui émane de Voltaire ; mais ils ne prouvent absolument rien. Car les Français ne rentrèrent dans leur pays qu'après la signature de la paix (mars 1496), et juste à ce moment paraissait un arrêt du parlement de Paris qui débutait ainsi : « Aujourd'hui, sixième mars 1496, pour ce que en cette Ville de Paris y avait plusieurs malades de certaine maladie contagieuse, nommée la grosse vérole, qui *depuis deux ans* en çà a eu grand cours en ce royaume, tant de ceste Ville de Paris, que d'autres lieux, à l'occasion de quoy estoit à craindre que sur ce printemps elle multipliast, a esté advisé qu'il estoit expédient y pourvoir ». Cet arrêt, qui obligeait les vérolés à quitter Paris sous peine de la potence, montre clairement que la vérole existait en France dès 1494, par conséquent avant le retour des soldats envoyés en Italie. Du reste, Rabelais nous raconte que le bonhomme Grandgousier avait baillé son fils Gargantua à un grand docteur en théologie, nommé maistre Thulal Holoferne « pour l'endoctriner selon sa capacité », mais que ledit précepteur mourut avant d'avoir terminé l'instruction de son élève :

> Et fut l'an mil quatre cens vingt,
> De la vérole qui lui vint.

Si les Français souffraient et mouraient de la vérole en 1420, ils ne l'ont pas gagnée en Italie soixante-quinze ans plus tard. L'ont-ils au contraire importée dans le pays qu'ils devaient conquérir ? Pas davantage. Elle y existait avant leur arrivée, comme le montre une lettre écrite au début de l'année 1495, et dans laquelle se trouve ce passage : « Il est à craindre qu'une armée aussi considérable que celle des Français, traversant l'Italie, n'infecte plus qu'auparavant ce pays, qui n'est pas encore délivré de cette maladie pestilentielle. » Veut-on encore d'autres documents ? Les Chinois qui ont tout inventé, tout connu avant nous, imprimerie, poudre à canon, etc., ont eu la vérole dès les temps les plus reculés : cela résulte des recherches entreprises sur la médecine ancienne et moderne de ce peuple, recherches qui prouvent que, bien avant l'ère chrétienne, les habitants du Céleste Empire connaissaient toutes les manifestations de la syphilis, depuis le chancre jusqu'aux accidents tertiaires, et employaient le mercure pour les combattre.

Enfin, les progrès réalisés par l'anthropologie depuis une vingtaine d'années ont conduit dans notre propre pays à des découvertes fort curieuses. Dans des cavernes de la Lozère, de Saône-et-Loire et d'ailleurs, on a trouvé des squelettes d'enfants et d'adultes appartenant à la période préhistorique, sur lesquels on a constaté la présence de déformations spéciales, de saillies particulières, qui, examinées par les anthropologistes et les syphiligraphes les plus compétents, ont été reconnues comme étant manifestement de nature syphilitique. L'humanité aurait donc été, dès sa naissance, ou peu s'en faut, atteinte par la syphilis, dont l'origine moderne ne serait même plus discutable.

Que pouvons-nous conclure de tout cela? C'est que la syphilis a existé de temps immémorial en Europe comme en Asie et en Amérique ; que cette dernière contrée n'est pas plus le berceau de la vérole que toute autre partie du monde et n'a même pas été cause de la recrudescence qui s'est produite à la fin du xv° siècle ; que cette recrudescence a été surtout due aux grands déplacements d'hommes qui se sont faits à ce moment sur un même point par suite de la guerre et du fanatisme religieux. Ce sont là, en effet, les deux grands ennemis du genre humain, tant sous le rapport de l'extension des épidémies qu'à bien d'autres points de vue. C'est à eux, à l'encombrement et à la misère qu'ils engendrent, que nous devons le scorbut et le typhus qui déciment les camps et les armées en campagne, le choléra qui, de temps à autre, reçoit un regain de vigueur des pèlerinages musulmans, etc. Quoi d'étonnant à ce que la syphilis, qui depuis longtemps sommeillait en Europe, ait trouvé dans cette soudaine et compacte agglomération d'individus sur un espace circonscrit de la péninsule italique un milieu très favorable à sa dissémination ?

Quoi qu'il en soit, la vérole prit à la fin du xve siècle et au début du xvie une extension considérable, qui explique ou excuse la peur qu'elle inspira et les divagations qui eurent cours à son sujet. Parmi les causes qu'on lui attribua, celle qui revient avec le plus de persistance est la colère divine. Déjà, Dion Chrysostome avait dit à ses contemporains : « On dit qu'Aphrodite, pour punir les femmes de Lesbos, leur a envoyé une maladie des aisselles. Eh bien, c'est ainsi que la colère divine a détruit le nez du plus grand nombre d'entre vous. C'est le signe de l'impudicité honteuse poussée jusqu'au délire ». Plus tard, en 1583, on attribue la vérole à « l'indignation et la permission du Créateur, lequel, pour réfréner la trop lascive, pétulante et libidineuse volupté des hommes, avait permis que telle maladie régnât entre eux, en vengeance et punition de l'énorme péché de luxure ». Mais c'est surtout Fracastor qui se fit l'interprète de cette idée commune d'une vengeance céleste, Fracastor qui le premier donna à la vérole le nom de syphilis qu'elle à exclusivement gardé dans les écrits scientifiques. Voilà la traduction que le professeur Fournier donne du passage en question du poète véronais.

« Suivant une antique tradition, ici même, sur les bords de ce fleuve, un berger du nom de Syphile gardait les innombrables troupeaux du roi Alcithoüs. C'était l'époque du solstice, et Sirius dardait sur ces campagnes les feux de ses rayons. Une chaleur torride embrasait la terre... Syphile voit son bétail expirant. Saisi d'indignation, exaspéré par ses propres souffrances, il lance à Sirius un regard menaçant et interpelle ainsi le dieu : Quoi ! nous t'adorons comme le créateur et le père de toutes choses, nous te dressons des autels, nous t'offrons notre encens, nous t'immolons des victimes sans nombre, et voilà notre récompense, voilà le soin que tu prends des troupeaux de mon roi ! Ah ! c'est la jalousie sans doute qui te dévore ! Toi qui n'as au ciel, dit-on, qu'un seul taureau, qu'un seul bélier, avec un chien étique pour garder ce beau troupeau, tu n'as pu voir sans envie nos milliers de génisses, nos milliers de brebis à la blanche toison. Insensé que je suis ! Ce n'est pas à toi, c'est à Alcithoüs que je devrais rendre les honneurs divins. Si ce grand roi commande à tant de peuples, si tant de mers obéissent à ses lois, c'est qu'assurément sa puissance est supérieure à la tienne et à celle de tous les autres dieux. Lui, du moins saura veiller sur nos troupeaux, leur donner de frais abris leur fournir de verdoyants ombrages.

« Il dit et sans retard va dresser un autel sur la montagne voisine : puis il rend à Alcithoüs les honneurs divins.

« Bergers et laboureurs suivent tous bientôt cet exemple impie, et l'encens ne fume plus, le sang des victimes n'est plus versé, qu'en l'honneur du nouveau dieu.....

« Mais Sirius à qui rien n'échappe, Sirius qui d'un regard embrasse l'univers, n'a pu voir sans indignation de tels sacrilèges. Dans sa colère il charge ses rayons de venins pestilentiels et de miasmes virulents, qui vont infecter à la fois l'air, le sol et les eaux. Aussitôt sur cette terre criminelle surgit une peste inconnue. Syphile en est atteint le premier pour avoir le premier profané les saints autels. Une lèpre hideuse couvre son corps ; d'affreuses douleurs torturent ses membres et bannissent le sommeil de sa couche. Puis le mal terrible, connu depuis parmi nous sous le nom de *syphilis* en souvenir de l'infortuné Syphile, ne tarde pas à se répandre dans toute notre nation, sans épargner notre roi lui-même ! » La première syllabe du mot est tirée, suivant les uns, d'un adverbe grec signifiant avec, et, suivant les autres, d'un substantif également grec, qui désigne le cochon ; quant à la dernière partie, elle dérive du verbe grec aimer, de sorte que le terme de syphilis, dans l'esprit de son inventeur, s'appliquait à une maladie résultant de rapports sexuels ou d'amours obscènes.

A côté de la vengeance divine on trouve, parmi les causes supposées de la syphilis, l'influence des astres, et les conjonctions des planètes jouent un grand rôle dans les explications baroques des médecins de l'époque. L'un d'eux cependant, Gervais Uçay, proteste déjà avec esprit contre cet envahissement des astrologues dans le domaine de la médecine : « Il semble, s'écrie t-il, qu'ils aient cru que les astres allaient au bordel, qu'il se passe parmi eux quelques maquerelages : je ne scay pourquoy n'ont-ils pas dit qu'ils prenaient eux-mêmes la vérole. et qu'ensuite ils la communiquaient aux hommes par leurs influences Je ne scay quels seront les plus ridicules, ou les autheurs de cette opinion, ou moy-même m'avisant de la réfuter. »

L'origine de la syphilis a été attribuée par d'autres au commerce de l'homme avec les animaux, ce qui est fort injuste pour ces derniers, les animaux, comme nous le verrons, paraissant absolument réfractaires à la vérole. C'est en vain qu'au milieu de ces inepties s'élève la grande voix de Paracelse, proclamant que « le mal français naît seulement de Vénus ou se transmet par hérédité », phrase qui renferme la plus grande partie de la vérité. Ne sachant à quoi s'en prendre, on s'en prend à tout, et on incrimine jusqu'à l'air ambiant, jusqu'à l'haleine : témoin le cardinal Wolsey qui fut accusé, ayant la vérole, de l'avoir transmise à Henri VIII d'Angleterre, en parlant d'un peu trop près à l'oreille du roi, c'est du moins ce que rapporte l'historien Hume.

Cette frayeur, du reste, s'explique aisément lorsqu'on songe aux ravages exercés de tout temps par la vérole. Elle est longue, la liste des syphiliques célèbres : outre les cardinaux Wolsey et de Ségovie, outre le pape Alexandre VI (l'Eglise a partout le premier rang), je citerai François Ier, dont on connaît les malheurs avec la belle Ferronnière, et son rival politique, Charles-Quint; Charles IX, qui fut soigné par A. Paré, lequel prononça à propos de son royal client la phrase célèbre: « Je le soignai, Dieu le garit »; Henri III, qui a eu le mauvaise idée, en revenant de Pologne, de s'arrêter à Venise, juste le temps de gagner la maladie dans les bras d'une courtisane; le duc de

Mayenne, le gros chef de la Ligue ; Louis XV, qui est mort de la petite vérole au dire des historiens, de la grosse s'il faut en croire Fontenelle, qui trouvait lesdits historiens bien modestes, etc., etc. Et qu'est-ce que cette courte énumération auprès de la foule des inconnus dont l'histoire n'a pas gardé le nom, et qui pourtant furent aussi sévèrement frappés que ces illustres personnages ?

Ces vers de Barthélemy sont toujours de saison :

> Soit que ce mal impur, dès le berceau des âges,
> Ait sur le genre humain promené ses ravages,
> Et qu'il ait, sans relâche, asservi l'univers,
> Sous différente forme et sous des noms divers,
> Ou que, tel qu'un volcan qui brise son cratère,
> Il ait par intervalle éclaté sur la terre ;
> Soit qu'il ait pris son vol, depuis un temps moins long,
> De ce monde inconnu que devina Colomb,
> Et que, vengeant sur nous sa liberté mourante,
> L'Amérique ait conquis l'Europe conquérante ;
> Sans chercher, en fouillant les siècles ténébreux,
> S'il provient des Romains, des Grecs ou des Hébreux,
> S'il a franchi d'un bond les flots de l'Atlantique,
> S'il est de sang moderne ou d'origine antique,
> Sans juger, au hasard, sur des bruits incertains,
> S'il est fils des Français ou des Napolitains,
> Quel qu'il soit, en un mot, il faut le reconnaître,
> Tout fléchit aujourd'hui sous ce terrible maître ;
> La terre est son domaine, et, depuis trois cents ans
> Qu'il épanche sur nous ses horribles présents,
> De la zone torride aux deux zones polaires,
> Peuples des continents, archipels d'insulaires,
> Jusqu'en Océanie, en les brumeux climats
> Où Darville a montré la pointe de ses mâts,
> Invisible et présent, comme l'air qu'on respire,
> Ce grand empoisonneur tient tout sous son empire.
> Nulle digue qui puisse arrêter ce torrent,
> Il saisit, à la fois, le docte et l'ignorant,
> Le riche en son hôtel, le pauvre en sa cabane,
> L'impie et l'homme saint qu'abrite la soutane,
> Le vieillard, l'enfant même, atteint souvent d'un mal
> Dont il n'est pas lavé par le flot baptismal ;
> Et peut-être aujourd'hui, parmi l'espèce humaine,

Il n'est pas un seul homme, et dans l'homme une veine,
Où, quoique bien souvent encor non révélé,
Le virus destructeur ne soit inoculé.

Le poète a peut-être forcé la note, mais pas beaucoup, et on peut dire avec lui que la syphilis se retrouve dans les cinq parties du monde, dans toutes les classes de la société, avec quelques variantes pourtant. Ainsi l'Islande et les îles Féroë sont presque totalement épargnées, et on ne peut voir là une influence de la température, puisque la Suède, la Norvège et la Russie, qui dans leurs parties septentrionales ont la même moyenne thermométrique, sont très sérieusement atteintes ; il est probable que si les habitants de ces îles jouissent d'une immunité relative, ils la doivent à leurs mœurs patriarcales et à la rareté de leurs relations commerciales ou autres avec les étrangers. Parmi les nations de l'Europe centrale, j'ai le plaisir de vous apprendre que la France compte une proportion de syphilitiques moindre que la Grande-Bretagne ; par contre, il est fâcheux d'avouer que cette proportion est sensiblement plus élevée dans l'armée française que dans l'armée prussienne. En Asie, l'Indo-Chine surtout se distingue par la fréquence et la gravité des accidents syphilitiques dont souffrent ses habitants : avis à ceux qui, comme soldats ou comme négociants, vont au Tonkin. Les nègres du Centre de l'Afrique ne sont pas, comme on l'a dit, réfractaires à la vérole : mais elle est assez bénigne chez eux pour qu'ils ne se soignent pour ainsi dire pas, et ils ne s'en portent pas plus mal. En Océanie enfin la syphilis a pris des proportions fantastiques depuis l'émigration chinoise et européenne qui s'y est faite, et ses ravages y sont tels qu'on a cru pouvoir lui attribuer la dépopulation constatée dans plusieurs de ses îles.

Ainsi la syphilis règne en tout lieu. Quant à sa dissémination dans toutes les classes sociales, elle est aussi incontestable, vous pouvez en croire un médecin qui, comme tous ses confrères, connaît les dessous de la vie mondaine : depuis les têtes couronnées jusqu'au dernier des artisans, tout le monde est exposé à ses coups, et le

nombre de ceux qui sont frappés dépasse certainement
celui des individus épargnés. Est-il vrai, se demande
Barthélemy,

> Est-il vrai que le mal, autrefois si vorace,
> Avec moins de fureur sévit sur notre race?
> Que son terrible empire, usé dans son ressort,
> En devenant plus vaste, est devenu moins fort?
> . . . .
> Oui sans doute, le monstre assouvi de pâture
> Semble avoir adouci son atroce nature;
> Avec nous, d'âge en âge, il s'est civilisé.
> . . . .
> Les temps sont loin de nous où dans les cimetières
> S'engloutissaient d'un coup des peuplades entières,
> Où des infortunés, en proie à leurs tourments,
> Foudroyés par l'Église et par les parlements,
> Expulsés des cités, des temples, des hospices,
> Errants dans les forêts, au bord des précipices,
> Parias vagabonds, troupeaux expatriés,
> Couvraient les champs impurs de leurs os cariés.
> Non, ces temps ne sont plus; notre âge philanthrope
> Leur prodigue des soins qu'un mystère enveloppe.

On ne peut plus faire du syphilitique le tableau qu'en
traçait Sydenham au siècle dernier. « Le malade n'est plus
qu'un cadavre vivant dont la vue fait horreur, ses membres tombent pièce à pièce, et c'est ainsi qu'il termine
sa misérable vie. » Cette diminution de la gravité de la
vérole a trois causes. La première est que c'est maintenant une maladie acclimatée chez nous, qui ne sévit plus
épidémiquement: de même que certaines maladies tendent à disparaître du globe, comme la lèpre, la peste, de
même d'autres font moins de ravages dans les lieux où
elles règnent encore, la syphilis est du nombre de ces
dernières. De plus, les médecins ont appris à mieux connaître la syphilis dès son début: un aveu est souvent
difficile ou impossible à obtenir du malade, mais nous
pouvons nous en passer maintenant que nous possédons
des signes certains de la maladie, de sorte que le traitement approprié peut être appliqué plus tôt. C'est surtout

à Ricord et à ses élèves qu'on doit d'être arrivé à cette perfection diagnostique; ce sont eux qui ont décrit les trois périodes caractéristiques dont nous parlerons.

Enfin on connaît mieux la façon de traiter la maladie à chacune de ses périodes, et, malgré les préjugés ou les imprudences des sujets, on en guérit un bien plus grand nombre.

Le lecteur me pardonnera, j'espère, les détails dans lesquels je suis entré à propos de la blennorrhagie et de la syphilis, les plus fréquentes et les plus sérieuses des maladies vénériennes. Je passerai plus rapidement sur les autres, dont l'intérêt est beaucoup moindre.

Bien avant qu'éclatât la grande épidémie de syphilis du xvᵉ siècle, on connaissait le *chancre mou* ou *chancre simple*, ainsi que le bubon ou *poulain* qui l'accompagne toujours dans l'aine. Hippocrate, Celse, Galien, en parlent ; leurs successeurs les rapportent au « commerce de l'homme avec une femme sale », et les attribuent à un virus introduit par le coït.

Fracastor dit textuellement que « les ulcères par lesquels débute le mal français, semblables en apparence aux ulcérations des organes génitaux connues vulgairement sous le nom de chancres, et qui résultent des excès de coït, en diffèrent essentiellement par leur nature ». Mais bientôt le chancre mou eut le sort de la blennorrhagie, à tous deux on attribua une origine vérolique : c'était des modifications de la syphilis, et rien de plus. Cependant on était obligé de reconnaître que tantôt le chancre restait un accident local, disparaissait sans accidents généraux, tantôt était suivi d'infection générale et durable : mais on ne s'embarrassait pas pour si peu, et on attribuait cette différence à une dissemblance dans la force du virus ou dans la constitution du malade. L'erreur dura plus de trois siècles, puisqu'elle fut encore partagée par Ricord au début de ses expériences. Aujourd'hui elle a disparu, au moins dans le monde médical, et Ricord, une fois converti, ne fut pas des moins ardents à défendre la doctrine nouvelle. Celle-ci fut l'occasion d'un homérique tournoi entre ses partisans et ses adversaires, tournoi qui dura longtemps, fit couler des flots d'encre, et aboutit à cette conclusion qu'il y a une différence absolue entre le chancre simple ou mou et le chancre syphilitique ou induré : le premier est souvent multiple, produit le gonflement douloureux d'une seule glande de l'aine, et n'empoisonne pas l'économie ; le second est **un**ique, fait gonfler plusieurs glandes sans les rendre douloureuses, et détermine une infection générale. Nous retrouverons plus tard ces différences, qui sont capitales puisqu'elles entraînent une différence profonde dans le traitement. Constatons seulement ici combien une vérité, qui un beau jour semble évidente, a eu de peine à s'imposer, en médecine comme ailleurs, et reconnaissons que les anciens avaient vu plus juste que leurs successeurs immédiats.

Quant aux *végétations*, il en est d'elles comme de la blennorhagie : elles paraissent avoir été connues de tout temps. On sait qu'on nomme ainsi des excroissances charnues qui se développent sur les organes génitaux et à l'anus, et qu'on appelle encore *choux-fleurs* ou *crêtes de coq*. Les anciens, leur trouvant une ressemblance avec le fruit du figuier, les désignaient comme celui-ci sous le nom de *fics*. Or Martial, parlant d'une famille de son temps, dit que « l'épouse a des fics, ainsi que le mari, la fille, le gendre, et le petit-fils ; l'intendant, le métayer, le journalier, le laboureur, les jeunes, les vieux, tous ont des fics ; mais chose surprenante, le champ seul manque de figuiers ». Les végétations n'ont donc pas échappé aux anciens médecins ; mais comme le chancre mou elles ont été confondues avec la syphilis jusqu'en ces derniers temps. Pourtant elles ne sont pas plus liées à celle-ci qu'à la chaudepisse : une irritation quelconque peut les produire.

Au contraire l'*herpès génital* est de notion récente. Il a probablement existé depuis longtemps : mais les petites vésicules qui la constituent et qui disparaissent très vite en laissant une ulcération ont dû autrefois être confondues avec le chancre, puisqu'aujourd'hui encore les deux maladies ne peuvent être distinguées que par un œil très exercé, bien que leurs symptômes soient bien établis.

Si maintenant, arrivés au terme de cette incursion sur

le domaine de l'histoire médicale, nous cherchons à fixer
le point où la science est arrivée, voici ce que nous constatons. La chaudepisse et la syphilis dominent de beaucoup l'étude des maladies vénériennes, mais ont une gravité très inégale. La chaudepisse est surtout fâcheuse par
les douleurs qu'elle cause, les précautions qu'elle impose,
sa longue durée, la fréquence de ses récidives ; elle ne
menace pas directement l'existence, il faut pour que celle-
ci soit en danger que des complications graves surgissent,
ce qui est exceptionnel : la guérison est la règle. Avec la
vérole c'est tout le contraire : les douleurs du début
sont peu intenses, le malade se soigne mal ; se soigne-t-
il, il n'est pas absolument certain de la guérison ; au bout
de longues années, alors que tout semble fini, il a des
troubles qu'il ne rattache pas à la syphilis ; il n'attire pas
l'attention du médecin sur cet épisode ancien, et, si le
médecin ne pense pas à intervenir activement quand il en
est encore temps, la mort est possible. Voilà ce qu'il faut
éviter en s'y prenant dès le début de la maladie, et cela
ne peut se faire qu'en connaissant bien les signes propres
à la syphilis d'une part, d'autre part à la blennorrhagie et
aux autres maladies vénériennes, chancre mou, végétations, herpès génital, balanite. Telles sont les maladies
qui règnent aujourd'hui comme autrefois, qui ne sont probablement pas près de s'éteindre, et à la description desquelles nous allons donner tous nos soins.

LA BLENNORRHAGIE CHEZ L'HOMME
SES CAUSES, SES SYMPTÔMES

SOMMAIRE. — Contagion de la blennorrhagie. — Influence des rapports sexuels. — Autres modes de contagion. — Action des excitations génitales, de l'érection prolongée, de la succion, etc, —Action du sang des règles et des flueurs blanches. — Causes qui prédisposent à la blennorrhagie. — Le microbe de la blennorrhagie. — Début de la blennorrhagie. — Signes de la blennorrhagie. — Etat de la verge. — Sensations éprouvées par le malade. — Caractères de l'écoulement. — Erections nocturnes. — Durée de la blennorrhagie.

La blennorrhagie est une inflammation des organes génitaux, qui chez l'homme siège exclusivement dans le canal de l'urètre ; qui chez la femme occupe aussi l'urètre, mais de plus se manifeste à la vulve, dans le vagin et jusque sur le col de la matrice. Elle est essentiellement caractérisée par un écoulement d'abord incolore, puis blanchâtre, ensuite jaune verdâtre, qui se fait par ces organes ; et par la douleur dont ils sont le siège, surtout en urinant. Le terme scientifique de *blennorrhagie* rappelle l'écoulement liquide : il est barbare peut-être, mais vaut mieux que celui de *gonorrhée*, qui attribue à tort l'écoulement au sperme. Dans le public on l'appelle simplement *écoulement* ou *coulante*, ou encore *chaudepisse* à cause des douleurs cuisantes qui accompagnent la sortie de l'urine. Quant au mot d'*échauffement*, il n'est pas toujours employé dans le même sens : les uns l'appliquent à une blennorrhagie au début, ou légère, ou dans laquelle l'écoulement est nul ; les autres, à une blennorrhagie attrapée par irritation simple, sans que la femme avec laquelle on l'a attrapée en soit elle-même atteinte. Il n'a aucune signification précise, puisqu'on ne sait jamais au début ce que deviendra plus tard une blennorrhagie, que l'écoulement existe toujours, si minime que soit la quantité de liquide, et qu'enfin la cause ne modifie ni la marche, ni la gravité de la maladie. En somme, mieux vaut ne pas parler d'échauffement, expression vague et inutile.

Ainsi blennorrhagie, chaudepisse, écoulement, coulante : tels sont les termes plus ou moins relevés par lesquels on désigne une même inflammation des parties génitales. Quelles sont les causes de cette inflammation ?

Il est certain que dans l'immense majorité des cas la blennorrhagie naît de la blennorrhagie, c'est-à-dire que c'est le pus de l'écoulement qui, porté sur un individu sain, lui communique la maladie originelle. Est-il nécessaire de donner la preuve de cette proposition ? Quel est l'homme qui, dans sa jeunesse vagabonde, n'a pas eu l'occasion d'en vérifier l'exactitude ? Si peu expérimenté qu'il fût à cette période ingénue de son existence, il n'a pas hésité, la première fois que pareil malheur lui est arrivé, à en faire remonter l'origine à la jeune modiste ou à la fille de brasserie qui l'avait mené au bonheur. S'il a eu l'occasion d'interroger ensuite la jeune personne, elle a nié qu'elle fût impure, c'est tout naturel ; mais pour peu qu'il ait pu se renseigner dans son entourage, il n'a pas manqué d'apprendre que d'autres, avant ou après lui, avaient été frappés sur le même champ de bataille. Les observations médicales ne manquent pas, du reste, pour prouver la même chose, s'il en est besoin. Souvent l'amant malheureux amène sa maîtresse dans le cabinet du praticien, qui reconnaît sur elle le même écoulement, dont parfois elle ne se doutait nullement. De plus des expériences ont été faites à une époque où le doute existait sur la contagion de la chaudepisse. Le plus fréquemment, il faut le dire à l'honneur du corps médical, ce sont des étudiants ou des médecins qui, par amour de la science, ont recueilli du pus sur un malade blennorrhagien, et l'ont déposé à l'intérieur de leur urètre ou entre leur prépuce et le gland: eh bien, toujours ils ont eu la chaudepisse; quelques-uns même ont payé leur zèle de douleurs aussi vives que prolongées.

Ordinairement c'est pendant les rapports sexuels que la pénétration du virus se fait, ce qui ne surprendra personne, les surfaces malades et saines étant alors en contact immédiat pendant un certain temps. Il n'est pas nécessaire d'ailleurs que ce temps soit bien long : il est évident que les chances de contagion sont d'autant plus grandes que le contact est plus prolongé, mais une visite aussi courte que possible suffit. Bien mieux, le coït lui-même, l'introduction de la verge dans le vagin n'est pas indispensable : le simple frottement du gland contre les parties sexuelles extérieures de la femme, ou même contre la partie supérieure de ses cuisses, peut provoquer la blennorrhagie, parce qu'en ces divers points du pus peut avoir coulé. Avis aux libertins qui par crainte d'accident restent à la porte du temple : ils s'exposent presqu'autant que les braves qui y pénètrent. On peut même gagner la chaudepisse sans érection : celle-ci augmente les chances en rendant béant l'orifice du gland, ce qui facilite l'entrée du pus dans le canal; mais comme cet orifice n'est jamais clos, même pendant le repos complet de la verge, le liquide peut toujours s'y faufiler. Enfin pour que des accidents résultent de cette pénétration, les surfaces touchées par le pus n'ont pas besoin d'être entamées, comme cela existe par exemple pour la rage, où la bave de l'animal n'est nuisible que si celui-ci a mordu ou griffé : ici aucune plaie n'est nécessaire, le contact du virus avec des surfaces intactes est suffisant.

Ainsi, le plus simple rapprochement d'une partie saine non entamée, avec une partie atteinte de blennorrhagie peut engendrer celle-ci. Ce n'est pas tout encore : la maladie peut se développer en l'absence de tout rapport sexuel. Il n'est pas rare qu'une femme parfaitement honnête soit prise de douleurs en urinant, voie son linge taché, présente en un mot les signes de la chaudepisse,

5.

alors que ses mœurs, son âge, la mettent à l'abri de tout
soupçon. Où a-t-elle été contaminée? Dans un endroit
public où elle s'est assise, dans un *buen retiro*, tel que ceux
qu'une société pleine de sollicitude pour le beau sexe met
à la disposition de tous moyennant une modique rétribu-
tion. Une Vénus impure y avait séjourné avant elle, et
avait laissé quelques traces de son passage sur le trône
où la nouvelle venue les a malheureusement recueillies
dans l'endroit le plus secret de sa personne. On ne saurait donc trop prendre de précautions dans ces lieux
publics où, en plus de la blennorrhagie, et plus souvent
encore, on gagne de ces insectes parasites qui sur la tête
s'appellent des poux et prennent ailleurs un autre nom
vulgaire. Autre recommandation, également inspirée par
ce qui précède : il arrive parfois qu'entre amies intimes,
vivant ensemble, à un moment donné, on se sert en commun d'instruments à injection, de bidets, de linges, et
autres objets de toilette ; défiez-vous de tout cela, ne vous
livrez pas à ces échanges si vous n'êtes pas parfaitement
sûre de la pureté physique de votre amie, ce sont autant
de moyens d'attraper la chaudepisse d'une façon bien
innocente.

Il est encore un autre mode de contagion, qui semble
plus extraordinaire que les précédents, et qui pourtant
est indiscutable et explicable scientifiquement : c'est le
suivant. Une femme a des rapports avec un individu
malade; quelques moments après, elle reçoit un autre
visiteur, sain celui-là, mais dont le canal pleure bientôt à
chaudes larmes. Il s'en prend à son hôtesse; celle-ci proteste, assure qu'elle ne souffre pas, qu'elle n'a pas d'écoulement; finalement, pour en avoir le cœur net, on s'en va
trouver un médecin qui, après un examen minutieux de
la donzelle, déclare qu'elle est parfaitement saine, tandis
que son compagnon est en pleine chaudepisse. Que s'est-il
donc passé? C'est que le premier individu a laissé dans
le vagin une ou plusieurs gouttelettes de pus, que le
second s'est appropriées, tandis que l'intermédiaire, qui
naturellement ne peut guère être qu'une prostituée dans
le cas particulier, n'a rien eu grâce à l'espèce de tan-

nage que ses organes génitaux ont acquis par suite des
frottements répétés auxquels ils sont soumis. La chose
est plus fréquente qu'on ne le pense ; elle n'aurait pas eu
lieu si la femme en question avait fait entre les deux
visites reçues les ablutions abondantes qu'elle aurait dû
faire : de là le principe sur lequel nous aurons bien des
fois l'occasion de revenir, que la propreté est le premier
et le plus sûr des moyens préventifs contre la blennorrhagie et contre les maladies vénériennes en général.

Jusqu'ici nous avons vu la blennorrhagie engendrée par
le pus blennorrhagique, pris sur les parties sexuelles ou
sur un meuble, un instrument, etc. En est-il toujours
ainsi ? La chaudepisse ne peut-elle pas se développer autrement, sans contagion, spontanément ou par le contact
d'autres produits que le pus blennorrhagique lui-même ?
Ici nous touchons à un des points les plus délicats de
l'histoire des maladies vénériennes : la question n'intéresse pas seulement quelques individus, mais encore la
famille et la société tout entière. Car si un beau matin un
mari fidèle, sûr de lui, se voit atteint de blennorrhagie, il
ne manquera pas de suspecter la vertu de sa femme dans
le cas où il est imbu de cette idée qu'on n'a pas d'écoulement et de douleurs des organes génitaux sans que **la**
personne avec qui on a eu des rapports ait la blennorrhagie.
D'un autre côté lorsque des parents constatent les mêmes
symptômes sur leur petite fille, ils croient de suite qu'elle
a subi des attouchements obscènes, et qui plus est le contact d'un membre viril **malade** : de là plainte chez le commissaire de police, enquête, arrestation et parfois **con-**
damnation d'un individu soupçonné avec plus ou moins
de raison. On voit que ce n'est pas seulement l'amour-
propre de quelques personnalités isolés qui est alors en
jeu : la justice et la médecine légale ont à rechercher la
vérité dans les affaires de divorce et d'attentats aux
mœurs. Malheureusement la question est loin d'être résolue, les médecins eux-mêmes la discutent encore.

Les uns ont pour maxime « *Omnis blennorrhagia a blen-
norrhagiâ* », toute chaudepisse procède d'une autre chaudepisse. D'autres, parmi lesquels se placent Ricord et le

professeur Fournier, affirment que, pour une blennorrhagie qui résulte de la contagion, il en est trois au moins
où celle-ci ne joue aucun rôle. On voit que ces opinions
sont aussi opposées que possible. Où se trouve la vérité ?
A mon sens, elle est du côté des partisans de la seconde
doctrine : la blennorrhagie peut être contractée par un
homme dans ses rapports avec une femme qui ne l'a pas,
qui ne l'a jamais eue, qui est d'une scrupuleuse fidélité à
son mari ou à son amant ; elle résulte en pareil cas de
causes mécaniques, ou de la présence dans le vagin de
liquides irritants, mais non blennorrhagiques.

Par *causes mécaniques* j'entends d'abord les excès vénériens. Quel médecin n'a pas reçu les confidences de jeunes
mariés qui dans leurs premiers transports ont dépassé
les bornes de la sagesse, ont rattrapé le temps que leur
avait fait perdre une cour longue et énervante, et ont été
obligés d'interrompre leurs ébats parce que l'un ou l'autre,
sinon les deux, avait les douleurs et l'écoulement caractéristiques ? Que de jeunes gens, couchant avec une femme
pour la première fois, ont été pris au bout de quelques
jours de chaleur et de douleur qu'ils ont nommées un
échauffement, ce qui encore une fois n'est qu'une chaudepisse rudimentaire ! Et d'ailleurs les annales de la médecine
légale rapportent nombre de cas où des inculpés de viol,
arrêtés pour avoir violenté une femme parfaitement bien
portante et même vierge, ont pu être observés en prison,
et n'ont présenté les signes de la blennorrhagie qu'au bout
de quelques jours, le temps nécessaire à l'incubation de
cette maladie. Donc la chaudepisse peut résulter d'excès
vénériens entre individus sains.

Il en est de même pour l'érection prolongée, non suivie
de coït. J'ai gardé le souvenir d'un homme politique qui, il
y a quelques années, est venu me faire la confidence suivante. Quelques jours auparavant il s'était trouvé pendant
toute une journée en compagnie d'une femme mariée,
qu'il poursuivait depuis longtemps de ses assiduités. A
table, pendant la promenade dans le bois qui avait suivi
le repas, dans la soirée encore, il ne l'avait pas quittée,
sans pouvoir arriver à ses fins, mais non, m'a-t-il dit, sans

avoir eu des érections presque incessantes. Or, il avait tous les signes classiques de la chaudepisse, ce qu'il ne parvenait pas à s'expliquer, mais ce qui le contrariait fort : la peine sans le plaisir. Cette observation n'est pas la seule qu'on ait faite : les médecins impartiaux en ont publié de semblables, qui les ont conduits aux mêmes conclusions.

Et la masturbation, si fréquente malheureusement dans les collèges et dans les pensionnats des deux sexes, ne donne-t-elle pas lieu, au su de tout le monde, à des irritations de l'urètre chez les garçons, de la vulve et du vagin chez les jeunes filles, qui s'accompagnent d'écoulements purulents? Et le procédé dont la baronne d'Ange était la prêtresse, la succion pour l'appeler par son nom, ne peut-elle pas donner le même résultat, comme en témoignent plusieurs cas authentiques, entre autres celui, rapporté par le docteur Clerc, d'un sous-préfet de passage à Paris qui, ayant eu recours à cet artifice, par raffinement ou pour éviter toute contagion, eut la plus douloureuse chaudepisse qu'on puisse imaginer!

Voilà pour les causes mécaniques. L'action de certains liquides, normaux ou morbides, siégeant à la vulve, dans le vagin ou au col de l'utérus, sur le canal de l'homme qui s'y aventure, n'est pas moins évidente. Que le pus d'un abcès, que le liquide sanieux sécrété par un cancer de la matrice, puisse ou non engendrer la blennorrhagie, j'avoue que je l'ignore : le coït est si rarement pratiqué en pareil cas qu'il est difficile de se faire une opinion. Mais pour le sang des règles, pour les flueurs blanches, c'est autre chose : voilà deux sortes de liquides qui à coup sûr peuvent irriter et enflammer le canal, avec toutes les conséquences habituelles de cette inflammation.

L'action nuisible du sang menstruel est connue de longue date : car Moïse défendait tout rapport entre les époux pendant douze jours, comptés à partir du moment de l'apparition des règles, et cela sous peine de mort, et Mahomet a fait la même défense pour une période de seize jours, dont huit avant, et huit après la venue des règles. Il en est de même pour ce qu'on appelle les lochies, c'est-à-dire le liquide qui s'écoule du vagin pendant trois à quatre semaines après l'accouchement. Sans doute, nous ne prétendons plus avec les législateurs théocratiques que le coït doit être interdit dans ces moments-là parce que la femme est impure, ce qui est trop vague pour avoir un sens scientifique. Nous ne considérons pas davantage les liquides dont il s'agit comme ayant des propriétés spéciales. Mais le sang qui s'écoule pur au moment des règles, mélangé de mucosités après l'accouchement, s'il est inoffensif pour la peau, par exemple, est très irritant pour une partie aussi sensible que la muqueuse qui tapisse l'intérieur du canal.

C'est aussi comme irritant qu'agissent les flueurs blanches, cet écoulement anormal dont la source se trouve dans le vagin et dans l'utérus, et dont nous reparlerons à propos des maladies des organes féminins. Ce n'est pourtant pas l'avis de tous les médecins, et Alphonse Guérin en particulier, l'ancien chirurgien de l'Hôtel-Dieu de Paris, proteste contre l'influence qu'on attribue aux flueurs blanches, ou leucorrhée, sur le développement de la chaudepisse. « C'est par milliers, dit-il, que l'on compte les jeunes filles qui ont de la leucorrhée au moment où elles se marient. Combien y en a-t-il qui donnent la chaudepisse à leurs maris ? Si les flueurs blanches étaient contagieuses, les hommes seraient forcés de renoncer à se marier dans les grandes villes, où les conditions hygiéniques développent de la leucorrhée chez la plupart des jeunes filles. » Mais personne n'a jamais dit que les flueurs blanches donnaient *toujours* la blennorrhagie ; on a dit, et avec raison, qu'elles peuvent la donner, ce qui est bien différent. Quand elles produisent ce beau résultat, elles sont puissamment aidées par les excès de coït, les excès de boissons, les veilles prolongées, les fatigues exagérées ; et ces influences, qui agissent aussi bien dans tous les autres cas où la chaudepisse survient, ne se font pas habituellement sentir dans les ménages, on en conviendra. Mais quand elles existent en même temps que les flueurs blanches, elles prolongent le contact de celles-ci avec le membre viril, qui y trouve une occasion suffisante de s'enflammer. L'ingestion de boissons alcooliques ne produit-elle pas une dépression génitale qui accroît la durée des rapports sexuels ? N'en est-il pas de même pour les veilles et les fatigues ?

Du reste, n'a pas de chaudepisse qui veut. Alors même qu'elle pourrait être provoquée par l'existence bien constatée du pus blennorrhagique, l'un y échappe, l'autre l'attrape. On voit certains individus passer avec désinvolture de la brune à la blonde, faire tous les excès possibles, sans jamais avoir la moindre irritation du canal, tandis que d'autres sont pincés du premier coup et le sont de nouveau à chaque rapport sexuel. Il est vrai que bien souvent, dans ce dernier cas, c'est la même chaudepisse qui revient toujours au moindre écart de régime, quoique les malades se soient crus parfaitement guéris ; il est vrai que la blennorrhagie appelle la blennorrhagie ; que les chaudepisses se succèdent sur une même personne avec d'autant plus de facilité qu'elles ont été plus nombreuses antérieurement. Il n'en est pas moins certain que plusieurs causes individuelles favorisent le développement de la chaudepisse. Tel est le volume exagéré du membre viril qui, multipliant ses frottements contre les parties féminines, fait qu'il s'imprègne davantage du virus. Telle est la longueur anormale du prépuce, qui retient le pus blennorrhagique ou les liquides vaginaux en contact avec le gland. La large ouverture du méat urinaire les fait aussi pénétrer plus facilement à l'intérieur du canal. Les scrofuleux, les goutteux, les rhumatisants, les dartreux sont plus exposés que d'autres, ainsi que ceux qui, en raison de leur occupation ou du milieu dans lequel ils vivent, subissent habituellement l'influence du froid et de l'humidité. Enfin l'usage immodéré de la bière, du vin blanc, des asperges, du cresson, l'ingestion de cantharides et de certains médicaments, y prédisposent également parce qu'ils ont sur l'urètre une action excitante.

Telles sont les causes qui ont provoqué la blennorrhagie, non pas dans un cas isolé, mais dans des centaines de faits bien observés dont l'authenticité ne laisse aucun doute : il est indispensable de les avoir présentes à l'esprit, leur connaissance forme la base du traitement préventif. Ces causes, on le voit, sont très nombreuses, de nature variable, et on ne peut continuer à dire que la chaudepisse résulte toujours de rapports avec une personne atteinte de la même maladie. Sans doute on prête à rire en soutenant cette théorie, ses adversaires n'ont pas manqué de prétendre qu'elle avait été inventée pour tranquilliser l'esprit des maris jaloux. La plaisanterie est charmante, mais à condition de ne pas trop durer, surtout lorsque les faits la mettent en défaut ; du reste elle n'a que faire en un sujet aussi grave que celui-ci, qui je le répète, intéresse le bonheur, l'honneur et la liberté d'un grand nombre de personnes. Je sais bien que dans ces derniers temps, où la mode est aux microbes, on a cherché et trouvé celui de la blennorrhagie : c'est un être microscopique, de forme ovoïde, dont les dimensions n'excèdent pas 5 millièmes de millimètres, qui s'en va par deux ou par quatre individus, en présentant de légers mouvements. On le nomme *gonococcus*, et on le considère comme constant dans l'écoulement vraiment blennorrhagique, tandis qu'il manquerait dans celui qui résulte d'autre chose que de la contagion du virus. De plus on a dit que l'écoulement blennorrhagique véritable, contagieux, avait pour caractères de ne pas se déclarer immédiatement après l'action de la cause, mais seulement au bout de quelques jours, et d'avoir peu de tendance à la guérison ; tandis que l'écoulement purement inflammatoire, vulgaire, se manifesterait beaucoup plus vite et guérirait spontanément ou avec peu de soins. Mais ces deux propositions ne sont nullement démontrées, bien s'en faut : la présence même du microbe dans un cas, son absence dans l'autre, sont niées par des observateurs très compétents.

En résumé, et jusqu'à preuve du contraire, nous sommes en droit de conclure que jusqu'ici aucun caractère ne permet de distinguer à coup sûr les écoulements acquis par contagion des autres. Par conséquent lorsqu'un mari un amant de rencontre ou d'habitude, se voit atteint d'écoulement urétral et de douleurs, il a le devoir de se soigner, il a le droit de se plaindre de son malheureux sort, il n'a pas celui de s'en prendre aveuglément à sa compagne.

Passons maintenant à la seconde des questions qui font le sujet de ce chapitre. Quels sont les symptômes de la blennorrhagie? autrement dit, à quoi s'aperçoit-on qu'on a la chaudepisse? Beaucoup d'individus, quelques heures après un coït suspect, commencent à presser sur leur canal pour voir s'il n'en sortirait pas une goutte d'humeur. Cette manœuvre est dictée par une excellente intention : je ne vous la recommande pas cependant, car elle renferme une double erreur. En premier lieu rien n'est mauvais comme ces pressions exercées sur la verge, qu'elles irritent inutilement ; il n'est pas besoin d'elles pour découvrir l'écoulement ; s'il doit se produire, il se révélera bien de lui-même. En second lieu, ce n'est pas quelques heures après l'intervention de la cause que la chaudepisse prend naissance : il se passe presque toujours au moins deux jours, plus souvent trois et quatre, entre l'action de la cause et la manifestation de l'effet, et pendant ce temps rien, absolument rien, n'annonce l'éclosion prochaine du mal.

C'est que la blennorrhagie est ce qu'on appelle une maladie à incubation, comme la variole, la rage, etc. : ces maladies restent latentes pendant un certain temps avant les manifestations apparentes. Il est vrai qu'en général l'incubation, la période latente, est sensiblement plus longue dans la blennorrhagie par contagion que dans celles qui résultent d'une cause mécanique ou du contact d'un liquide irritant, et que dans ces dernières l'écoulement peut paraître au bout de quelques heures. Il est vrai aussi que la durée de cette période peut varier dans des limites assez étendues d'un individu à l'autre : celui-ci coule abondamment en moins d'un jour, celui-là attend cinq et six jours pour se livrer à ce petit exercice. En pareil cas, le premier est généralement un de ces éternels « candidats à la chaudepisse » qui ne sont jamais complètement guéris de leur blennorrhagie antérieure et sont toujours sous le coup d'une récidive; le second aurait peut-être échappé à la maladie si un excès de fatigue ou

de boisson n'était venu réveiller le chat qui ne demandait
qu'à dormir. Mais en toute chose il faut prendre une
moyenne, et on peut dire que si, trois jours après des
rapports sexuels, on ne sent ni ne voit rien apparaître
d'anormal du côté des organes génitaux, on peut être
tranquille au point de vue de la chaudepisse. Dans le
cas contraire, si on est pincé, c'est vers le troisième jour
qu'on s'en aperçoit.

Ce jour-là le malade éprouve dans le canal une sensation de chaleur particulière, si faible d'ailleurs au début
qu'elle attire à peine son attention. Puis cette sensation
fait place à un chatouillement qui n'a rien de désagréable,
mais qui donne envie de se gratter ou qui du moins incite
à porter la main à la verge, comme pour en chasser une
mouche absente. Ensuite vient un picotement qui se fait
surtout sentir dans la portion antérieure de l'organe,
immédiatement en arrière du gland, et qui n'est pas continu, mais bref, rapide comme l'éclair, revenant à intervalles variables. De là aux élancements et des élancements
aux douleurs véritables, il n'y a qu'un pas, et ce pas est
vite franchi malheureusement : de sorte qu'à la fin du
troisième jour, ou au commencement du quatrième, ce
n'est plus une simple démangeaison qu'on éprouve, c'est
une cuisson pénible, qui va en augmentant pendant les
heures suivantes.

Alors il n'est pas possible que le malade, si peu expérimenté ou si peu soucieux de sa santé qu'il soit, n'ait
pas la curiosité de regarder l'organe qui est le siège de
ses ennuis. Il trouve le gland semblable à une cerise
mûre, suivant une comparaison un peu vieillotte, mais
assez exacte : car l'extrémité de la verge est rouge, polie,
luisante ; de plus, elle est gonflée, comme transparente ;
les bords de son orifice sont enflammés, tuméfiés et comme
collés l'un à l'autre. Cet accolement est facilement vaincu
par le jet d'urine, qui à ce moment sort encore sans provoquer autre chose qu'une certaine cuisson au bout du
canal. Mais déjà une légère pression exercée sur celui-ci
avec les doigts fait sortir un liquide filant, incolore, transparent, qui suinte de l'intérieur.

Cette première période, dont les phénomènes sont en somme très supportables, dure environ quarante-huit heures. Au bout de ce temps la situation change, devient pénible, presque intolérable, par suite de l'aggravation progressive de tous les symptômes. C'est d'abord la tuméfaction du gland qui augmente, au point de faire doubler cet organe de volume, et qui, se propageant en arrière, amène le gonflement de la verge dans sa totalité. Le membre est alors dur dans toute son étendue, plus chaud qu'à l'état normal, sillonné de rubans verdâtres qui sont des veines gorgées de sang ; de place en place le doigt promené à la surface rencontre de petites saillies grosses comme des grains de mil ; bref il y a tous les caractères d'une vive inflammation. En même temps l'écoulement a augmenté de quantité et changé d'aspect. Il n'est plus besoin, pour constater son existence, de presser sur le gland : il apparaît spontanément, et avec qu'elle abondance ! De transparent et incolore qu'il était au début, il devient opaque comme du lait, s'épaissit de jour en jour, et passe successivement par les colorations blanche, jaune, verte. Incessamment versé à la surface du canal et chassé par les portions nouvellement sécrétées, il s'écoule sans interruption par le méat, la nuit comme le jour, dans l'intervalle des émissions d'urine comme au début de ces émissions, et vient faire sur la chemise ou sur le linge dont on a entouré le gland des taches de diverses teintes, qui donnent à la toile une raideur semblable à celle que lui procure l'empesage. Notons de suite que ce liquide, ce pus blennorrhagique, est essentiellement contagieux, et que s'il est transporté par les doigts, les instruments, les linges, au contact de l'œil, du nez, de l'anus, il peut provoquer sur ces points une inflammation purulente exactement semblable à la blennorrhagie : c'est là l'origine la plus fréquente de ces complications, qu'on peut éviter avec des soins de propreté.

Quelquefois l'écoulement est très peu abondant : on dit alors que la blennorrhagie est *sèche*, ou on la décore du nom d'*échauffement*. Cependant il est extrêmement rare que la sécheresse soit absolue ; le liquide a pu, dans les cas dont il s'agit, être si rare qu'il a échappé à l'observation du malade, mais il n'en existe pas moins, et du moment que sont réunis les symptômes qui précèdent et ceux dont il nous reste à parler, la blennorrhagie mérite bel et bien d'être soignée par les moyens habituels, quelle que soit la quantité du liquide qui s'écoule. Enfin, pour ne rien omettre à propos de l'écoulement, je dois avertir le lecteur qu'une petite quantité de sang est parfois mélangée à ce liquide, dans lequel une teinte rougeâtre se mêle alors à la coloration jaune verdâtre fondamentale. Cette forme mérite-t-elle le nom de *chaudepisse russe* qu'on lui a donné bien avant que la Moscovie fût à la mode, sous prétexte qu'elle est très fréquente chez nos amis de Cronstadt? Je l'ignore: toujours est-il qu'elle n'est pas plus grave que l'écoulement ordinaire et qu'il n'y a aucunement lieu de s'en alarmer.

Mais avoir un membre viril peu présentable, coulant comme la Seine, impossible à mener dans le monde, ce n'est encore qu'un désagrément minime. Les douleurs qu'il endure, voilà ce qui préoccupe bien autrement le malade. Or parmi ces douleurs les unes existent sans cause extérieure, à tout moment du jour; les autres ne reviennent qu'au moment où l'on urine. Les premières manquent assez souvent et consistent seulement dans des élancements pénibles; celles que provoque le passage de l'urine sont au contraire constantes et aussi intenses qu'il est possible de l'imaginer. Théophile en parlait par expérience lorsqu'il s'écriait :

> Je pisse le verre et le feu,
> Je ne crache que la colle ;
> Je n'ai presque pas un cheveu :
> Ah! ventrebleu, j'ai la v...
> J'ai la gravelle dans les reins,
> Je ne trouve plus que je f...
> Et la saincte Empoulle de Reims
> Tarirait plutôt que ma goutte.

Le poète confond vérole et chaudepisse, mais ses lamentations ne laissent aucun doute sur la nature du mal dont il était atteint : ce n'est pas la vérole qui fait pisser du verre et du feu, c'est la chaudepisse; et elle n'a pas volé le nom que lui a donné Rabelais. Supposez des lames de rasoir, des langues de feu, et tout ce que vous voudrez de plus cuisant; vous aurez à peine l'idée des tortures qu'endurent certains blennorrhagiens. Je dis « certains » parce que la douleur n'atteint pas toujours cet apogée ; mais constamment il y a, au moins pendant quelques jours, une terrible brûlure quand l'urine passe dans le canal enflammé. Aussi le malade redoute-t-il le moment où il faut évacuer « le superflu de la boisson » ; et le pire est que ce moment revient souvent parce que la vessie irritée multiplie les envies d'uriner, et qu'il dure longtemps parce que, le canal étant à moitié paralysé, l'urine ne s'en écoule plus que goutte à goutte. On voit alors le malheureux se pencher en avant ou prendre un point d'appui sur les objets voisins, parce que dans cette position il peut faciliter et régulariser la sortie du liquide et espère avoir ainsi un soulagement. Vain espoir! La souffrance n'en existe pas moins, et revient chaque fois qu'il faut satisfaire le même besoin. On se retient bien le plus longtemps possible, mais il faut toujours en arriver là, et, ce faisant, on n'a réussi qu'à prolonger la durée de la peine, puisque la quantité d'urine à rendre s'est accrue d'autant.

Un autre supplice, et non moins terrible, ce sont les érections qui se produisent, surtout la nuit. Chez les gens bien portants, le membre viril tend à entrer en érection pendant le séjour au lit, par suite de la chaleur qui y fait affluer le sang, souvent aussi par le fait de rêves lascifs qu'engendre la folle du logis. Dans le cours de la blennorraghie les érections sont encore plus fréquentes, parce que l'inflammation donne déjà au membre une certaine tuméfaction et y entretient une poussée de sang qui ne demande qu'à augmenter. Mais tandis qu'elles n'ont rien de désagréable à l'état normal, elles sont extrêmement douloureuses en cas de chaudepisse, les parties enflammées et très sensibles étant brusquement distendues au maximum : de là la sensation de déchirure ressentie par le malade dans ces moments. La douleur est assez forte pour réveiller celui-ci ; il rejette les couvertures, s'applique de l'eau froide ; l'érection cesse, tout rentre dans l'ordre, il se rendort. Mais au bout d'une heure, d'une demi-heure, c'est à recommencer, et le supplice se renouvelant trois, quatre, dix fois par nuit, le sommeil et le repos deviennent presque nuls, la santé générale s'en ressent, il n'en faut pas davantage pour compromettre sérieusement la santé si on n'intervient pas à temps. Le malade tarde-t-il à se réveiller, l'éjaculation suit l'érection : la douleur produite par l'émission du sperme, et plus forte encore que celle que provoque la sortie de l'urine, s'ajoute à la sensation de déchirement qui résulte de l'érection seule. Plus rarement les érections se produisent pendant le jour : il faut pour cela que des courses prolongées en **voiture** ou l'habitude de tenir les jambes constamment rapprochées de la verge fassent affluer le sang vers celle-ci ; d'où le précepte d'éviter ces causes d'érection pendant les blennorrhagies, de même qu'il est indiqué de se couvrir peu pendant la nuit et de prendre certains médicaments qui, comme le bromure de potassium, calment l'excitation génitale ; nous en reparlerons à propos du traitement.

Cette période, pendant laquelle la chaudepisse bat son plein, dure douze, quinze ou vingt jours. On y observe parfois, en plus des symptômes locaux qui précèdent, des troubles de la santé générale, ou des organes du voisinage, tels que fièvre légère, maux de tête, inappétence, embarras gastrique, malaise général, pesanteur dans les aines ou dans les bourses. Mais le plus souvent c'est le début de complications dont il sera question dans un prochain chapitre, et dans la chaudepisse régulière, non compliquée, tout se borne aux ennuis que nous venons de voir : c'est déjà bien joli !

Au bout de deux à trois semaines arrive la période de déclin, pendant laquelle tout s'amende. L'amélioration ne se fait pas brusquement, mais par progression, comme s'est faite l'aggravation, et suit la marche inverse de celle-ci. La rougeur et tous les signes extérieurs d'inflammation constatés au niveau du gland disparaissent peu à peu jusqu'à ce que le membre revienne à son état normal. L'écoulement redescend la gamme des couleurs : de verdâtre il devient jaunâtre, puis opalin, et incolore, en même temps que sa viscosité diminue. Les douleurs spontanées, en urinant, pendant les érections, s'atténuent parallèlement. Cependant il reste parfois dans le canal des sensations pénibles, des sortes de névralgies, alors que l'écoulement a depuis longtemps disparu ; ces douleurs n'ont rien d'inquiétant, et invitent seulement à une certaine régularité de conduite. Plus souvent c'est l'écoulement qui survit à la douleur, ce dont il faut être prévenu : car si on tenait seulement compte des souffrances, si on cessait de se soigner dès que celles-ci ont disparu et alors qu'un écoulement, un simple suintement, existe encore, on risquerait de voir sa blennorrhagie passer à l'état chronique, se transformer en goutte militaire, la plus désagréable des gouttes.

Nous avons pu fixer la durée de la période de début (deux jours) et de la période d'apogée (douze à vingt jours) ; il est presque impossible d'indiquer celle de la période de déclin, même d'une façon approximative. On dit que la durée totale de la chaudepisse est d'un mois habituellement : prenons cette estimation si vous voulez, mais seulement comme une moyenne dont la valeur n'a rien d'absolu. En effet, pour quelques heureux qui sont débarrassés en quinze jours ou trois semaines, combien de misérables qui ne sont pas guéris au bout de dix et douze mois ! Et je ne parle pas bien entendu de ceux qui ne se soignent pas, ou qui, avalant force drogues, faisant nombre d'injections, se croient en règle avec la Faculté et se livrent à tous les écarts de conduite imaginables. Je parle de ceux qui se traitent convenablement, aussi bien sous le rapport de l'hygiène que des médicaments, et je dis que parmi eux beaucoup voient traîner en longueur ce qui chez d'autres n'a vécu que quelques matins. A quoi doivent-ils ce fâcheux privilège ? Le plus souvent à une cause générale, à leur tempérament propre, et, de même que nous avons vu le scrofule, la goutte, le rhumatisme, les dartres, prédisposer à la chaudepisse, de même ces états particuliers de l'organisme contribuent puissamment à entretenir la maladie. De plus il est facile de constater que sur un même individu la seconde chaudepisse dure plus que la première, la troisième plus que la seconde, etc. Conclusions : si vous ne voulez pas que votre quatrième chaudepisse dure plusieurs mois, évitez d'attraper la première; si vous vous êtes laissé prendre, soignez ou faites soigner votre état général tout autant que votre état local; si les choses traînent en longueur, ne vous en prenez qu'à vous-même et non au traitement indiqué, et suivez celui-ci avec patience.

Enfin ne vous plaignez pas trop si votre chaudepisse est très aiguë, vous fait sérieusement souffrir: le traitement aura sur elle plus de prise que sur une de ces chaudepisses insidieuses, presque indolentes, qui, quoi qu'on fasse, se prolongent indéfiniment. Ce dernier cas se présente surtout sur les chevaux de retour, qui en ont déjà vu bien d'autres : car plus les chaudepisses se multiplient, plus elles sont indolentes et ont de tendance à la chronicité. Aussi lorsqu'un de ces vieux routiers se présente à moi, et m'annonce joyeusement qu'il coule beaucoup, mais souffre fort peu, je le félicite de son bonheur pour ne pas provoquer chez lui la tristesse à laquelle les blennorrhagiens sont trop enclins; mais tout bas je le plains, et je m'efforce de taper fort sur son mal pour en venir à bout.

Tels sont les signes de la blennorrhagie. Peut-on, en les connaissant, confondre celle-ci avec une autre maladie vénérienne ? J'en doute. Aucune ne cause d'aussi vives douleurs en urinant et pendant l'érection ; aucune ne donne lieu à un écoulement aussi abondant, aussi franchement purulent. Qu'y a-t-il de commun entre ces signes et les excroissances qui constituent les végétations ou l'ulcération qui caractérise le chancre? Aucun ; la confusion ne me semble pas possible. Cependant une difficulté se présente: le chancre, au lieu de siéger dans une partie découverte, peut occuper l'intérieur du canal, où l'ulcération se dérobe aux yeux et ne se révèle que par un écou-

lement. Mais alors le liquide est bien moins abondant que
dans la blennorrhagie, et, au lieu d'être semblable au
pus d'un abcès ou d'un clou, d'être épais et verdâtre, il
est fluide, non visqueux, à peine coloré; de plus les douleurs, au lieu de se faire sentir dans toute l'étendue du
canal, sont limitées exactement à un point, qui est celui
du chancre; enfin celui-ci est extrêmement rare, compa-
rativement à la chaudepisse. Je conviens cependant que
des doutes peuvent subsister; mais alors le médecin seul
peut les lever.

Avant de terminer ce chapitre, il faut que je vous fasse
une confession : c'est que j'ai poussé au noir le tableau de
la chaudepisse, et que, pour la bien faire connaître, j'ai
cru bon de prendre pour exemple un cas type. Mais entre
ce cas et ceux beaucoup plus bénins où l'écoulement et
les douleurs sont réduits au minimum, bien des intermédiaires existent, dans le détail desquels je ne puis entrer.
Gonflement de la verge et rougeur de son extrémité,
écoulement purulent et abondant, douleurs en urinant:
voilà les trois signes dont l'existence suffit à caractériser
la chaudepisse; quant à leur intensité, elle peut varier
dans de grandes limites. Mais en somme la blennorrhagie
n'est pas grave en elle-même; elle a seulement l'inconvénient d'astreindre à un régime très sévère, lequel ne parvient pas toujours à empêcher la persistance et les complications qui en font le seul danger.

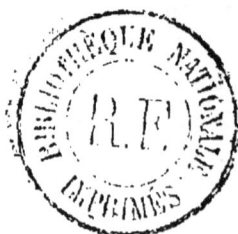

6

V

LA BLENNORRHAGIE CHEZ L'HOMME (*Suite*). — MOYENS DE LA PRÉ-
VENIR ET DE LA GUÉRIR

Recette pour attraper la chaudepisse. — Moyens de l'éviter. —
Précautions à prendre avant et pendant le coït. — Soins consécutifs. — Injections préservatrices. — Nécessité d'une propreté
minutieuse. — Utilité de la capote protectrice. — Traitement
de la blennorrhagie. — Injections abortives et caustiques. —
Tisanes rafraîchissantes. — Le copahu. — Le santal. — Le
cubèbe. — Conseils sur la façon de prendre les injections. —
Injections astringentes. — Conseils à suivre aux diverses périodes de la maladie. — Hygiène de la blennorrhagie.

« Voulez-vous, dit Ricord, attraper la chaudepisse ? En voici
les moyens. Prenez une femme lymphatique, pâle, blonde
plutôt que brune, aussi fortement leucorrhéique que vous
pourrez la rencontrer ; dînez de compagnie ; débutez par
des huîtres, et continuez par des asperges, buvez sec et
beaucoup, vins blancs, champagne, café, liqueurs, tout
cela est bon ; dansez à la suite de votre repas et faites
danser votre compagne ; échauffez-vous bien et ingérez
force bière dans la soirée ; la nuit même, conduisez-vous
vaillamment, deux ou trois rapports ne sont pas de trop, et
mieux vaut davantage ; n'oubliez pas le lendemain de
prendre un bain chaud et prolongé, ne négligez pas non
plus de faire une injection préservatrice. Ce programme
rempli consciencieusement, si vous n'avez pas la chaudepisse, c'est qu'un dieu vous protège ! »

Certes Ricord méritait bien la réputation d'esprit brillant, fantaisiste, un tantinet paradoxal, que lui ont faite

ses amis, ses élèves et ses clients. Vous n'imaginez pas
cependant que c'est par pure plaisanterie qu'il a donné
cette mirifique recette, digne de maître Alcofribas, abs-
tracteur de quinte essence. Si les moyens qu'il indique
aident à attraper la chaudepisse, il est clair que pour se
préserver de celle-ci la meilleure conduite consiste à fuir
les susdits moyens. Nous pouvons donc faire notre profit de
cette célèbre formule en en prenant le contre-pied. « Mais
avant de passer outre, » je ferai remarquer que Ricord
avait principalement en vue la chaudepisse qui se gagne
par contagion de la chaudepisse, dans une de ces rencontres qu'on peut faire au Moulin-Rouge ou aux Folies-Bergère. Or il professait lui-même que telle n'est pas l'origine exclusive de la blennorrhagie, qui peut fondre, hélas !
sur les couples les plus légitimement unis et les plus fidèles ;
et comme je me suis évertué à montrer dans le précédent
chapitre que Ricord et ceux qui partagent son avis ont parfaitement raison, c'est aux époux tout autant qu'aux
amants que s'adressent les recommandations suivantes.

Toute irritation des organes génitaux peut produire la
chaudepisse, avons-nous dit. Or de toutes les façons de
provoquer cette irritation la plus simple et la plus fréquente est évidemment l'excès de coït. Mais où commence
cet excès ? Voilà ce qu'il est difficile de préciser. Entre
mari et femme la chose est de peu d'importance : l'habitude assagit les époux, les caresses gagnent en prudence
ce qu'elles perdent en emportement, on fait les choses à la
papa, et, comme à chaque jour suffit sa peine, chacun
dort de son côté après s'être souhaité le bonsoir. Au contraire un homme en bonne fortune songe à prendre le
plus possible sur l'ennemi, et s'il paye il en veut pour son
argent ; il se conduit trop vaillamment et est puni de sa
bravoure. Ce n'est pas pour lui qu'a été inventé l'axiome
de droit : *Non bis in idem* ; il dépasse le bis, il répète la
chanson, refrain compris, tant que ses forces le lui permettent. Voilà la première faute à éviter, car de deux
choses l'une : ou la partie adverse est impure, et il tombe
sous le sens que la multiplication des contacts multiplie
les chances de contagion ; ou celle-ci n'est pas à craindre,

mais la répétition de l'acte suffit à créer une inflammation du canal qui aboutit au même résultat. Restez donc sur votre appétit, ne faites pas par pure bravade montre d'une vigueur dont vous serez le premier et souvent le seul à supporter les conséquences, et, si le premier couplet ne vous suffit pas, pour Dieu ne dépassez pas le second ; vous risqueriez trop de vous enrhumer.

Encore y a-t-il bien des façons de chanter la romance à Madame : les uns se plaisent aux vocalises sans fin, aux fioritures, aux points d'orgue répétés, aux suspensions prolongées ; les autres vont droit au but, ou du moins n'ajoutent rien de leur cru au morceau de musique tel qu'il a été écrit par le divin Créateur. Ce sont ces derniers qui ont raison. « L'amour prudent doit être alerte, » a dit un maître ès maladies vénériennes. Par là il entendait qu'il faut éviter les redites, et qu'on doit abréger son discours quand on craint de vérifier à ses dépens la justesse du proverbe : trop parler nuit. Or la volonté ne suffit pas toujours en cette affaire. Lorsqu'on a beaucoup bu, et des liquides gazeux, riches en alcool, celui-ci fait sentir l'action déprimante qu'il exerce sur les organes génitaux ; l'aplatissement génésique est le même quand on s'est fortement fatigué avant de se rapprocher de la personne aimée... ou payée ; l'ouvrage se fait mal, on est obligé de le limer, de le polir et de le repolir pour le mener à bonne fin. On obtient ainsi le même résultat que si on s'était remis plusieurs fois à la tâche : augmentation des risques de contagion ou d'irritation simple des parties en cause.

Comprenez-vous maintenant pourquoi Ricord recommande l'usage abondant des vins blancs et du champagne, des liqueurs et de la bière, à ceux qui veulent attraper la chaudepisse ? pourquoi il leur enjoint de danser et de s'agiter le plus possible ? C'est que ceux qui auront suivi ces prescriptions éprouveront, une fois au lit, une certaine difficulté à se tirer d'affaire à leur honneur, qu'ils traîneront là où il faut se hâter, et que par suite ils feront un séjour beaucoup trop long dans une caverne qui, pour n'être pas habitée par des brigands, n'en est pas moins dangereuse à occuper à cause de l'humidité dont ses

6.

parois sont souvent imprégnées. Je ne prétends pas bien entendu qu'il faille être à jeun pour être propre au coït, ni que celui-ci doive avoir la rapidité de la photographie instantanée; je conseille seulement de ne pas s'y livrer quand on a un plumet par trop prononcé, et de ne pas prolonger sa visite au delà du terme strictement indiqué par le code de la civilité puérile et honnête.

Avant de quitter le chapitre de ce qu'on peut boire ou manger, remarquons que l'illustre chirurgien du Midi (de l'hôpital de ce nom, pas du pays des félibres) parle des huîtres et des asperges comme de choses à ingurgiter par les amateurs de chaudepisse. C'est qu'en effet ce sont, comme les vins capiteux et les liqueurs alcooliques, des substances qui agissent directement sur les voies génito-urinaires, qui leur donnent une prédisposition à l'inflammation. J'y joindrai les écrevisses, le homard, les crevettes, le caviar, le gibier avancé et truffé, qui bien souvent entrent pour une large mesure dans le menu des repas qu'on grignote en cabinet particulier avant de terminer la petite fête de la façon que vous savez. Qu'on use modérément de ces aliments excitants, qui à tort ou à raison passent pour aphrodisiaques, je l'admets; mais en faire abus, s'en bourrer sous prétexte d'augmenter sa vigueur, c'est une hérésie: on dépasse le but, et on se prépare de tristes déboires.

Mais revenons à nos moutons, représentés ici par les rapports peu chastes qui nous occupent. Nous venons de voir qu'ils doivent avoir une durée limitée. S'ensuit-il qu'ils doivent être incomplets pour être inoffensifs, qu'on se met à l'abri du danger en ne leur donnant pas leur conclusion naturelle? Ce serait une grave erreur. Bien des gens s'imaginent que c'est au moment de la convulsion finale que la contagion s'exerce, et qu'en se privant de ce bonheur suprême, ils n'ont rien à redouter. C'est le contraire qui est vrai : le flot liquide qui à ce moment inonde le canal fait dans celui-ci, toute révérence gardée, l'office de la chasse d'eau dans l'égout, il balaie toutes les impuretés ou du moins il a des chances de les chasser. Il en est de même de l'urine qu'on peut rendre ensuite et qui agit dans le même sens. Donc, bien loin d'arrêter l'issue de la liqueur bienfaisante, donnez-lui libre cours avant de sortir du temple. Mais cela fait, sauvez-vous, quittez immédiatement la place sans égard pour les objurgations de la propriétaire qui trouverait charmant de vous y retenir, et précipitez-vous vers le petit vase que récèle la table de nuit pour lui confier tout ce que pourra expulser votre vessie.

Voilà donc un double lavage exécuté par des moyens naturels. Cela ne suffit pas : il vous faut maintenant procéder à un nettoyage aussi complet que possible, nettoyage indispensable, quelle que soit votre confiance en la pureté de l'ange qui vous a fait entrevoir le ciel, afin de vous débarrasser des souillures qui viennent dudit ange ou de vous-même. Le plus souvent une ablution suffit, pourvu qu'elle soit faite *larga manu*, dans les coins et recoins accessibles à la vue et au toucher. Vous aurez donc grand soin de mettre le gland à découvert jusqu'à sa base, en attirant au besoin le fourreau en arrière s'il est très long; puis vous tremperez non seulement le gland, mais la verge entière dans un vase contenant de l'eau, que vous renouvellerez deux et trois fois. L'eau simple, froide ou tiède, rend un service très suffisant; pourtant il n'y a que des avantages à y ajouter quelques gouttes de vinaigre, de vin, d'alcool, d'eau de Cologne, ou d'une de ces eaux parfumées qu'on trouve sur toutes les tables de toilette. Ces liquides sont tous plus ou moins antiseptiques, et par conséquent ils préviennent les fermentations qui pourraient se faire si une goutte de liquide organique restait entre le gland et le prépuce, ils tueraient les microbes s'il en existait.

Lorsque le lavage à grande eau a été soigneusement fait, il n'est vraiment pas besoin de le faire suivre d'injection préservatrice. Pourtant je ne comprends pas le discrédit dont elle est l'objet de la part de Ricord, qui la classe parmi les moyens susceptibles de donner la chaude-pisse. Si elle ne fait pas de bien, elle ne fait pas de mal, et comme elle donne une garantie de plus, je ne vois pas pourquoi on s'abstiendrait de ce moyen auxiliaire quand on a quelque raison de croire que la femme qu'on quitte n'a pas la pureté de l'hermine. Une petite seringue enfermée dans un étui, de l'eau pure ou additionnée d'un des liquides que je viens de citer pour les lavages extérieurs : voilà tout ce qu'il faut pour cette injection, et vraiment, ce n'est pas bien difficile à trouver. Vous me direz qu'on témoigne ainsi d'une défiance peu flatteuse pour celle qui en est l'objet, j'en conviens ; mais comme je ne conseille l'injection préventive qu'après des relations avec une de ces femmes pour lesquelles des ménagements de cette nature confineraient à la niaiserie, vous m'accorderez bien que le souci de la santé passe avant des scrupules aussi mal placés.

Si enfin on s'apercevait seulement après le coït que la femme qu'on vient de quitter est atteinte de quelque maladie des organes génitaux, si par exemple on découvrait sur son linge quelques taches de couleur suspecte, les soins précédents ne suffiraient plus. Ce n'est plus uniquement le jour même que les lavages et les injections devraient être faits, c'est pendant les deux ou trois jours suivants, et trois ou quatre fois par jour ; ce n'est plus avec de l'eau pure, mais avec de l'eau additionnée d'ammoniaque, dans la proportion d'une cuillerée à café par verre de liquide, ou avec une solution d'acide borique à 2 pour 100. Toutefois, il ne faudrait pas dépasser ces doses, de peur d'effet irritant.

Voilà pour le côté des hommes, voilà les précautions que Monsieur doit prendre lui-même et pour lui-même. Et Madame, qu'en fait-il ? que peut-il exiger d'elle ? Eh mon Dieu, la recommandation est la même : de la propreté, encore de la propreté ! « Vénus sortent de l'onde a rarement donné la chaudepisse, » a-t-on dit. L'onde ici, ce n'est pas le sein d'Amphitrite, c'est l'injecteur. Avant le sacrifice, Madame doit toujours, dans tous les cas, prendre une injection, avec de l'eau tiède ou froide, pure ou vinaigrée, aromatisée, etc. ; et, dans le cas où elle oublierait ce prélude obligatoire, il est du devoir de Monsieur de lui en faire doucement comprendre la nécessité. En vain objectera-t-elle qu'elle est bien sûre d'elle-même, sans reproche et sans souillure : les flueurs blanches tapies dans un petit coin feront des leurs si on n'a soin de les supprimer, au moins pendant le temps nécessaire. Tenez donc à l'injection préalable comme à une des meilleures garanties que vous ayez : car interroger la compagne d'une nuit sur son état local, c'est bien inutile, et pour cause ; tenter d'examiner son linge, c'est ridicule ; attendre pour se sauver qu'elle ait manifesté les douleurs que lui cause parfois l'introduction, et qui d'ailleurs manquent le plus souvent, c'est s'exposer à rééditer la retraite de Russie, alors qu'il n'est plus temps.

J'ai gardé pour la bonne bouche le moyen préservatif par excellence, la pellicule membraneuse à laquelle un médecin anglais, le docteur Condom, a donné son nom, et qui a déjà fait la fortune de plusieurs générations de Milan, gros et maigres. Cette enveloppe protectrice est faite, comme on sait, avec une partie de l'intestin du mouton, qui, bien dégraissée et convenablement préparée, a pris une minceur extrême jointe à une résistance suffisante ; sa forme s'adapte parfaitement à celle de la verge, qui se trouve ainsi pourvue d'une capote imperméable au pus blennorrhagique comme au flux de la leucorrhée. On lui fait plusieurs reproches, par exemple de pouvoir s'érailler et se déchirer, de façon à ne plus rien protéger du tout, ce qui est injuste quand on a un article de bonne qualité et non une camelote à bas prix. On prétend que c'est un moyen répugnant et immoral : répugnant c'est affaire de goût, et en tout cas la chaudepisse est encore bien plus dégoûtante ; immoral, oui, peut-être, si on est marié, le but des rapports sexuels dans le mariage devant être la procréation d'enfants ; mais en dehors du mariage qu'y a-t-il d'immoral à user d'un instrument qui conserve la santé ? On a été jusqu'à dire que l'objet pouvait lui-même être un véhicule de germes malsains s'il a antérieurement servi à des gens malades ! En vérité, je ne sais à quelle classe de la société s'adressaient ceux qui ont avancé cela ; pour moi, j'avoue n'avoir jamais connu de gens capables de se livrer, volontairement ou non, à de pareils échanges, et j'espère bien n'en jamais connaître ; aussi, quoi qu'on en puisse dire, je pense encore que, dans les cas où on croit pouvoir et devoir s'en servir, l'enveloppe de baudruche reste le meilleur moyen d'éviter la chaudepisse, après toutefois celui qu'à donné Ricord: « le seul préservatif certain des maladies vénériennes, c'est de ne pas s'y exposer ».

En somme, avant le coït, éviter de se fatiguer, de trop boire et d'abuser des mets excitants, et veiller à ce que sa partenaire prenne une injection sérieuse ; pendant le coït, faire vite, aller jusqu'au bout, déguerpir rapidement, ne pas récidiver plus d'une fois ; après le coït, procéder à des ablutions minutieuses : voilà ce que doit faire un homme sensé, désireux de rester sain et sauf, même dans les rapports les plus légitimes, dans ceux qu'il peut avoir avec la compagne que lui a octroyée M. le maire. A plus forte raison doit-il prendre les mêmes précautions dans les rencontres de hasard : il doit alors en accroître la rigueur; il peut même, et avec grand profit, prendre une injection préservatrice et faire usage de la baudruche protectrice que nous fournit l'intestin du mouton.

Mais hélas ! ce n'est pas d'hier que les médecins indiquent toutes ces précautions; et pourtant la chaudepisse existe toujours. L'un en est atteint parce qu'au moment voulu il a oublié les moyens préservateurs ou n'a pu les mettre en pratique: l'autre, parce qu'il est né sous une fâcheuse étoile et que sa constitution propre ou tout autre cause le rend apte à contracter la blennorrhagie envers et contre tous. Aussi devons-nous maintenant parler du traitement, et entrer à ce sujet dans tous les développements qu'il comporte. Il est d'ailleurs soumis aux mêmes règles, que la chaudepisse soit le résultat de la contagion ou d'une cause banale quelconque: car dans les deux cas la maladie est identique, a les mêmes symptômes, et par suite réclame les mêmes soins. Dès qu'un malade coule et souffre, il ne cherche pas la petite bête, le microbe, il demande du soulagement à ses maux: c'est ce que nous allons tâcher de lui donner.

Et d'abord y a-t-il moyen de faire avorter la chaudepisse, de l'arrêter net dès les premiers jours, sans chance de retour? Ce moyen est-il inoffensif, ou expose-t-il à des dangers ultérieurs, comme le rétrécissement de l'urètre? Oui, ce moyen existe : c'est l'injection caustique, dite abortive, préconisée par Ricord, vantée depuis par un certain nombre de praticiens, au premier rang desquels brille, par son enthousiasme raisonné, le Dr Diday, qui, récemment encore, le 8 mai 1891, faisait à ce sujet une conférence à l'hôpital Saint-Louis. Cette injection est faite à l'aide d'une seringue ordinaire, chargée d'une solution de nitrate d'argent à 5 ou 10 pour 100, dont on pousse 6 ou 7 centimètres cubes dans le canal.

Eh bien! malgré ces autorités, je déclare carrément que je ne suis nullement partisan du moyen proposé, et que les arguments de ses défenseurs ne m'ont nullement convaincu. D'abord, ils conviennent eux-mêmes que l'injection abortive ne doit être pratiquée que dans des cas exceptionnels, où une prompte guérison a pour le malade une importance de premier ordre. « Un époux, à fin de voyage, doit rentrer dans cinq jours, et veut à tout prix le pouvoir. Prenez comme il convient, c'est-à-dire seringue en main, ses intérêts et ceux de son ménage. Tel autre, à qui, par acquit de conscience, vous avez cru devoir faire la proposition, a marchandé avant de se rendre, exige de vous une promesse, craint les dangers de la répercussion parle d'attendre au lendemain : n'insistez pas, pesez les ennuis dont cette hésitation, en cas d'insuccès, vous menace, et renvoyez à la carafe d'orgeat ce dilettante de la chaudepisse. »

Il n'est guère d'usage, je crois, qu'un médecin, convaincu de l'innocuité et de l'efficacité d'un remède, en fasse ainsi la proposition « par acquit de conscience », sans insister davantage en cas de refus : il impose sa volonté parce qu'il sait agir dans l'intérêt de son malade, il ne prend pas des ménagements hors de saison.

Pourquoi ces hésitations à propos de l'injection abortive? C'est qu'elle est horriblement douloureuse, que sa réussite n'est rien moins que certaine, que par contre ses dangers sont réels. La souffrance est terrible, qu'on emploie une solution très concentrée laissée peu de temps en contact avec le canal, ou un liquide plus étendu, mais maintenu pendant plus longtemps à la surface des parties malades : je n'en veux pour preuves que les deux observations suivantes, citées par M. Diday lui-même.

Première observation. — « Trois jours après coït avec une femme notoirement légère (1er quadrille de notre corps de ballet), M. X... voit un écoulement. En étant à sa quatrième blennorrhagie, il s'y connaissait et ne la méconnut point. Trente heures se passèrent néanmoins, et l'acuité s'étant prononcée, il fait une injection au nitrate d'argent au dixième (qu'il n'obtint que sous formelles réserves du pharmacien qui la lui délivra). *Douleur atroce*; il est contraint de rendre l'injection au bout de huit à dix secondes. Inflammation consécutive relativement moderée. Sans autres remèdes, il a guéri. »

Seconde observation. — « Un étudiant en médecine en était à la période inflammatoire de sa première blennorrhagie. Un confrère lui ordonna trois injections par jour d'une solution de sublimé au dix millième. Quatre jour après il vient me voir, je le trouve sans écoulement.

— « Avez-vous bien fait vos injections ? lui dis-je.

— « Mes injections ! Je n'en ai pu faire qu'une. Et il m'a « fallu tout mon courage !

— « Mais combien de temps l'avez-vous gardée?

— « Comme on me l'avait dit, quarante-cinq minutes.

— Quatre ou cinq minutes, mon ami !

— « Ah! c'est donc cela ! Ce que c'est que de mal entendre ! Pas moins, me voilà guéri ! » Et il l'était.

Si encore la douleur atroce dont on convient était le prélude obligé d'une guérison certaine ! Mais non, bien souvent on souffre en pure perte, c'est-à-dire que l'écoulement, après s'être arrêté un jour ou deux, repart ensuite de plus belle. C'est si vrai que, si on ne nous énumère pas les cas où on a échoué, on a du moins la franchise de convenir que les échecs ne sont pas rares; on nous dit même que beaucoup d'insuccès sont inexplicables, et que, leurs causes étant inconnues, ils se reproduiront malgré tous les soins employés. Jolie perspective!

Quant aux rétrécissements de l'urètre qui trop souvent

ont suivi l'emploi des injections caustiques, on les attribue à la blennorrhagie elle-même, et on ne veut pas que le traitement barbare mis en œuvre ait contribué à les produire. Que la chaudepisse puisse laisser après elle une diminution de calibre du canal, c'est indiscutable, et nous en dirons un mot à propos des complications. Mais chacun sait que quand on s'est brûlé la gorge et le conduit qui lui fait suite, l'œsophage, en avalant un liquide bouillant ou du vitriol, on a bel et bien un rétrécissement de ce conduit, parce que celui-ci a été brûlé. Pourquoi une cause semblable, une cautérisation énergique, ne produirait-elle pas le même effet au niveau de l'urètre?

Enfin pour que l'abortion ou l'avortement, comme vous voudrez, de la chaudepisse, ait quelque chance de réussir, il faut que l'injection soit pratiquée dans les deux ou trois premiers jours de l'existence du mal, ce qui fait dire au docteur Diday : « Si vous ne tenez pas à garder la blennorrhagie trois mois ou trois ans, prenez-vous y de manière à la guérir en trois jours ». Et en cas d'échec il s'en prend au malade qui n'est venu que le troisième ou quatrième jour après le début. Ne faut-il pas plutôt s'en prendre à la méthode qui ne peut agir que dans un délai aussi court, alors que le patient doute encore de son mal?

Pour toutes ces raisons je ne vous conseille pas l'emploi des injections caustiques, au nitrate d'argent ou autres. Il y a heureusement d'autres moyens d'éviter que la chaudepisse dure trois mois ou trois ans. Si cependant vous êtes obligé d'y recourir, parce que vous vous trouvez dans une de ces situations où il faut guérir à tout prix, quitte à supporter plus tard les conséquences de sa hâte, je vous recommande par-dessus tout de ne pas procéder vous-même à cette petite opération : c'est surtout entre des mains inexpérimentées qu'elle peut être dangereuse, et, si courte qu'elle soit, elle demande un certain tour de main qu'un médecin seul possède ; aussi ne vous indiquerai-je même pas la façon de vous y prendre, et cela dans votre propre intérêt.

Puisqu'il est toujours imprudent et souvent inutile de chercher à faire avorter la chaudepisse, nous n'avons plus

7

qu'une chose à faire : la soigner de notre mieux quand elle existe. Ici ce n'est pas la rareté des procédés de traitement qui peut nous embarrasser, c'est bien plutôt leur extraordinaire multiplicité. Chacun propose le sien, qu'il déclare bien entendu supérieur à tous les autres, et il ne se passe pas d'année, de mois pourrait-on dire, sans qu'un nouvel antiblennorrhagique fasse son apparition. Aussi pour ne pas égarer mon lecteur, sans fil d'Ariane, dans ce nouveau labyrinthe, me bornerai-je à lui indiquer les moyens sérieux, ceux qui ont maintes fois fait leurs preuves. Je commencerai par les énumérer, par expliquer leur utilité et la manière de s'en servir; puis j'indiquerai les cas et les périodes où réussit tel ou tel d'entre eux, de façon à faire une sorte de guide dans lequel tout blennorrhagien trouvera facilement ce qui convient à son état.

On peut employer contre la chaudepisse deux sortes de remèdes : remèdes internes, remèdes externes. Il n'y a pas contradiction entre eux, au contraire; il est souvent avantageux de les utiliser simultanément, comme nous le verrons.

Parmi les remèdes internes, les plus simples, ceux que tout le monde peut employer dès le début, avec le moins de chances d'erreur, ce sont les boissons délayantes, émollientes et diurétiques. Telles sont les tisanes de chiendent, de queues de cerises, de racine de fraisier, d'orge, de graine de lin, de feuilles de guimauve. Ces tisanes doivent être préparées à chaud, par ébullition de préférence ; mais on les boit froides, dans l'intervalle des repas, ou dans le vin, en mangeant; et on les additionne de bicarbonate de soude ou de nitrate de potasse, dans la proportion de 2 à 5 grammes par litre de liquide. Elles agissent en augmentant la quantité des urines et diminuant leur concentration ; elles produisent une irrigation du canal qui chasse les matières irritantes engendrées à la surface de celui-ci; elles diminuent considérablement la cuisson et les douleurs qu'on éprouve en urinant. Mais ce triple effet n'est obtenu qu'à condition qu'on boive une assez forte quantité de ces tisanes : un à trois litres en vingt-quatre heures ne sont pas trop ; d'où la nécessité

d'en espacer les doses, d'en absorber un verre toutes les
deux ou trois heures, et d'en couper très abondamment le
vin des repas si on veut boire tout le nécessaire.

Puis viennent trois substances, dont l'heureux effet sur
la chaudepisse est reconnu par tout le monde : deux
d'entre elles, le copahu et le cubèbe, sont employées depuis de longues années ; la troisième, le santal, a reçu
plus récemment ses lettres de naturalisation dans le domaine de la thérapeutique, mais n'en est pas moins d'une
utilité indiscutable.

Le copahu est une sorte de baume qu'on obtient en
incisant les tiges et les rameaux de plusieurs plantes arbo-
rescentes du Brésil, du Mexique et des Antilles. C'est
un liquide épais, huileux, transparent, jaunâtre, d'odeur
forte, de saveur âcre, amère et très désagréable. Ingéré,
il agit principalement sur les voies urinaires, et est
charrié par l'urine, qu'il modifie ; il est donc amené par
elle au contact du canal de l'urètre, et c'est ainsi qu'il
devient utile dans la blennorrhagie. Ce fait que le copahu
n'agit qu'en étant véhiculé par l'urine nous explique deux
choses : le peu d'efficacité qu'il a chez la femme où, comme
nous le verrons, la blennhorrhagie siège ailleurs que
dans l'urètre ; l'odeur caractéristique qu'il donne à l'urine
et qui n'est rien moins qu'agréable. Cette odeur repoussante n'est pas le seul inconvénient du copahu. Si à petites doses (1 à 2 grammes), il ne nuit pas au tube digestif, s'il paraît même stimuler l'appétit, il arrive souvent
qu'à doses plus élevées, il détermine des coliques, de la
diarrhée, des renvois insupportables, quelquefois des
crampes d'estomac, des nausées et même des vomissements. De plus, l'haleine et la sueur prennent parfois une
odeur particulière, moins forte il est vrai que celle de
l'urine, mais constituant néanmoins un désagrément très
appréciable. Enfin, il n'est pas rare de voir paraître, chez
ceux qui absorbent du copahu, des taches roses ou rouges,
assez régulièrement circulaires, ordinairement plates, ne
formant pas de saillies, causant des démangeaisons plus
ou moins vives, siégeant surtout au niveau des poignets
et des mains, des genoux et des chevilles : il est très im-

portant de se rappeler la possibilité de cette éruption et de la rapporter à sa véritable cause, pour ne pas croire à l'invasion d'une fièvre éruptive, et ne pas en concevoir une inquiétude qui n'a pas de raison d'être.

Du reste, la gravité de ces inconvénients varie beaucoup avec les malades : parfois ils sont tellement intenses qu'on ne peut continuer l'usage du médicament; ailleurs ils sont si légers qu'ils passent inaperçus. Ils manquent même complètement dans un très grand nombre de cas, sauf l'odeur de l'urine qui se retrouve toujours. En tout cas, dès que les troubles digestifs et l'éruption existent, il faut diminuer les doses, au moins momentanément. Le meilleur moyen de les éviter est de débuter par des doses faibles, 2 grammes par jour, et d'arriver progressivement, en plusieurs jours, à la dose quotidienne de 6 grammes, qui ne doit jamais être dépassée : sans quoi on s'exposerait à éprouver des maux de reins pénibles, à voir les urines devenir sanguinolentes, double symptôme qui indique que la quantité qu'on prend du médicament est trop forte.

Sous quelle forme convient-il de prendre le copahu? Les capsules sont le meilleur mode d'administration qu'on ait trouvé jusqu'ici. Elles ne réalisent pas absolument l'idéal puisqu'elles imposent à l'estomac un petit travail consistant à dissoudre l'enveloppe, de façon à mettre en liberté le baume qui, passant dans le sang, arrive aux reins et est entraîné par l'urine; mais le gluten dont on les fait actuellement, et qui remplace la gélatine autrefois employée, est assez facile à digérer pour qu'on n'ait rien à dire : si des maux d'estomac et des coliques se produisent, c'est au copahu lui-même qu'ils sont dus, et non à la substance qui enrobe le baume. Chaque capsule contient ordinairement 40 centigrammes de copahu : si donc on se reporte aux doses indiquées plus haut, on voit qu'il faut débuter par 5 à 6 capsules par jour, et augmenter de 2 capsules tous les deux jours, de façon à arriver lentement à 14 ou 15, et s'en tenir là. Je me garderai bien de faire une réclame en faveur de telle ou telle marque, le choix est l'affaire du malade; mais je lui

recommanderai de les prendre 3 par 3, ou 4 par 4, au
début des repas de préférence, parce que l'estomac subit
moins fortement l'influence du médicament quand celui-
ci y arrive en même temps que les aliments, que lorsque
l'estomac est à jeun au moment de cette arrivée.

On a essayé de donner le copahu en pilules, en lavement, en potion, en opiat. Les pilules n'ont aucun avantage sur les capsules, et ont l'inconvénient de s'altérer
facilement au contact de l'air. Les lavements sont peu
actifs, l'intestin absorbant les médicaments beaucoup
moins bien que l'estomac, et évacuant avec les selles une
bonne partie des agents qu'on lui envoie. Les potions et
sirops ont un goût tellement atroce qu'on y a absolument
renoncé. Qui voudrait faire usage de l'horrible potion de
Chopart, qui, malgré le sirop de tolu et l'eau de menthe
poivrée, à l'aide desquels on avait espéré faire avaler le
copahu qui en forme la base, représente un véritable
tord-boyaux! Quant à l'opiat, nous en reparlerons à
propos du cubèbe, auquel le copahu est alors associé. En
somme, les capsules de gluten sont encore le meilleur
mode d'emploi du copahu.

Sous le nom de *santal* jaune ou citrin, on désigne communément une essence retirée par distillation du cœur
du bois d'un arbre exotique. Ceux qui ont préconisé le
santal prétendent qu'il a la même efficacité que le copahu
sans en avoir les inconvénients : cette double assertion
n'est exacte qu'en partie. Il est bien vrai que l'odeur
exhalée par l'haleine et l'urine est moins prononcée,
moins désagréable, mais elle existe néanmoins : la diarrhée
manque, mais les renvois sont habituels, et, pour peu
que les doses soient élevées, la soif est vive, l'estomac est
le siège d'une chaleur incommode, sinon d'une douleur
véritable; les maux de reins ne sont pas rares, quoique
moins intenses : l'éruption même ne fait pas toujours
défaut. En somme, on peut dire que les désagréments
inhérents à l'usage du copahu sont atténués avec le
santal, on ne peut dire qu'ils sont complètement absents.
Par contre, il me paraît certain que son action sur la
blennorrhagie est moins sûre, moins rapide. Ce n'en est

pas moins un excellent médicament, mais qui doit être réservé aux cas où les fonctions digestives sont naturellement médiocres, languissantes, où il y a de la tendance à la diarrhée, aux crampes d'estomac, où la blennhorrhagie présente une intensité moyenne. Dans le cas contraire, si la chaudepisse est assez aiguë pour qu'il y ait nécessité d'intervenir activement, si le tube digestif est en bon état, si le malade n'a pas de raisons particulières de redouter l'odeur communiquée à son urine et à son haleine, le copahu vaut mieux.

Le santal se donne toujours en capsules qui en renferment 20 à 24 centigrammes. La dose moyenne étant de 2 grammes, c'est 10 à 12 capsules qu'il faut avaler par jour, toujours avec la même prudence qu'avec le copahu.

Du santal on peut rapprocher le *baume de Gurjun*, recommandé surtout par les médecins anglais sous le nom de *wood-oil*. Assez analogue au copahu, brun, visqueux, aromatique, il s'obtient par incision de quelques arbres de l'Inde et de l'archipel indien. C'est un nouveau venu qui a eu la prétention de remplacer ses aînés, mais qui le leur cède certainement en efficacité contre la blennorrhagie. On a dit qu'il avait sur eux l'avantage de permettre au malade de ne rien changer à son régime alimentaire, solide ou liquide : c'est une erreur, rien ne dispense de suivre les règles d'hygiène dont nous parlerons plus loin, pas plus sous le rapport du régime qu'aux autres points de vue. Si pourtant le cœur vous en dit, essayez du baume de Gurjun ; mais quittez le rapidement si vous n'obtenez pas de changement dans votre état. Il se prend aussi en capsules, mais la dose doit atteindre 4 à 8 grammes au moins.

Le *cubèbe*, lui, est un vieux de la vieille, il y a plusieurs siècles qu'on l'emploie dans la blennorrhagie. Ce n'est pas un baume ni une essence, c'est une substance analogue au poivre, le fruit desséché d'un arbre de Java. Plus gros que le poivre noir et très âcre, il se rapproche beaucoup du copahu par ses effets : il produit souvent les troubles digestifs dont nous avons parlé, et qui parfois subsistent après la cessation du traitement de la blennorrhagie. Il agit sur celle-ci par le même procédé, en passant avec l'urine par le canal de l'urètre ; il donne une odeur forte à l'urine et à l'haleine ; il guérit la chaudepisse presque aussi bien que le copahu. Si celui-ci lui est en général préféré, c'est que le cubèbe ne peut être administré qu'aux individus dont le tube digestif est en parfait état. Du reste les deux substances sont souvent employées simultané-ment, dans la préparation qu'on nomme *opiat*, et qui est composée de parties égales de copahu, de poudre de cu-bèbe et de poudre de cachou. L'opiat se prend à la dose de 10 à 20 grammes par jour, en plusieurs fois ; on en avale avant les repas une ou plusieurs petites boulettes, à l'état de nature ou enveloppées dans du pain azyme, à l'aide d'une gorgée d'eau froide, que les 'gourmands peu-vent aromatiser et sucrer à leur guise. La poudre de cu-bèbe employée seule se prend aux mêmes doses, dans de l'eau, dans un pain à chanter, ou en capsules. Encore une fois, le grand inconvénient du cubèbe est de donner lieu à des renvois extrêmement désagréables, et à des troubles digestifs très prononcés et très tenaces ; aussi ne doit-on en faire usage que si on ne souffre habituellement ni de crampes d'estomac ni de coliques intestinales.

Comme le cubèbe, le *matico* est un poivre. Il se tire d'un arbre de la Bolivie et du Pérou, dont les feuilles, aromatiques et amères, fournissent la poudre connue sous le nom de matico. Il est fort peu employé et c'est justice; car dans la blennorrhagie il a une efficacité très infé-rieure à celle du cubèbe, du copahu et du santal.

Nous passons maintenant aux remèdes externes, dont le plus important, par la fréquence de son emploi et son efficacité, est l'injection dans le canal de l'urètre. Com-ment doivent être faites les injections? De quels liquides doivent-elles être composées? Telles sont les deux ques-tions que nous avons à nous poser.

Chacun se figure qu'il sait prendre une injection, qu'il n'y a qu'à pousser. Pourtant, si simple qu'elle soit, la manœuvre demande certaines précautions que voici : l'instrument le plus usité est la vulgaire seringue en verre, à piston de liège garni de fil ou d'étoupe, qu'on trouve chez tous les herboristes, et qui a un double inconvénient : elle est fort peu solide, la tige du piston risque de se casser entre les doigts ; elle est en général si mal faite, la proportion est si mal gardée entre le volume du piston et le calibre de l'instrument, que le plus souvent le vide ne s'y fait pas, que l'aspiration du liquide est très incomplète au moment où on veut remplir la seringue, et que, quand on veut chasser ce liquide dans le canal, une partie remonte en sens contraire, par-dessus le piston. Ces inconvénients sont évités, soit avec la seringue dite de Ricord, dont l'armature et le piston métalliques assurent le fonctionnement sans qu'on risque de casser l'instrument ; soit avec une poire en caoutchouc, à laquelle est adapté un tube de verre qu'on introduit dans l'urètre.

Ainsi que nous l'avons vu, l'inflammation blennorrhagique occupe principalement la partie antérieure du canal, c'est-à-dire l'intérieur du gland et la région qui lui succède immédiatement. Si donc à l'aide de la seringue on chassait le liquide sans précautions, il risquerait fort d'entraîner en arrière le pus qui siège dans les premières voies, et par conséquent d'y porter une humeur nuisible, dont le contact serait capable de déterminer une irritation nouvelle : on n'aurait pas guéri la chaudepisse existante, on en aurait simplement augmenté l'étendue. Cette éventualité est même la principale objection des rares adversaires des injections : elle peut pourtant être facilement prévenue. D'abord il faut s'arranger de façon à uriner le plus abondamment possible immédiatement avant la petite opération qu'on va faire : le flot d'urine chasse le pus que contient l'urètre, en empêche le recul, et de plus met le canal en état de subir plus efficacement l'action du liquide qu'on se propose de lui envoyer. Puis on introduit l'extrémité de la seringue dans l'orifice du gland, en ayant soin de ne pas appuyer sur les bords de cet orifice, et en laissant même un certain espace entre eux et le bec de la seringue : c'est ce qu'on appelle une injection à canal ouvert. Une petite quantité de liquide s'écoulera peut-être au dehors, ne vous en occupez pas ; il en restera toujours assez. De plus il faut appuyer modérément sur le piston de la seringue, il faut agir doucement, sans

violence. Il faut que le liquide agisse sur la partie antérieure du canal, puisque là se trouvent les surfaces
enflammées à modifier; il ne faut pas qu'il pénètre trop
loin en arrière, où sa présence est inutile, et où, nous
l'avons dit, il entraînerait une humeur nuisible. Ces deux
conditions sont réalisées par l'injection à canal ouvert,
pratiquée avec douceur; car dans ces conditions le pus ne
peut être porté en arrière, et le liquide agit là où il doit
agir.

La seringue retirée, on appuie un doigt sur le méat, on
relève la verge à angle droit seulement, de façon qu'elle
soit horizontale; et on attend environ deux minutes, temps
suffisant pour que l'action se produise. Alors, retirant le
doigt qui ferme l'orifice et remenant la verge à sa position
naturelle, on laisse écouler le liquide, dont l'expulsion est
favorisée par les contractions de la vessie que sa présence
dans le canal a sollicitées et contre lesquelles il faut lutter
pendant les deux minutes prescrites.

Quel doit être le liquide de l'injection? A diverses époques le lait de femme a joui d'une certaine vogue, surtout
le lait d'une femme nourrissant un enfant mâle; vous me
dispenserez, n'est-ce pas, d'insister sur ce que cette idée
avait de saugrenu. Nous avons déjà parlé de la solution de
nitrate d'argent et des substances caustiques en général, à
propos de la méthode qui se propose de faire avorter la
chaudepisse, mais pour proscrire cette méthode : je n'y
reviens pas. Les autres agents employés sont de préférence
le sulfate de zinc, le sulfate de fer, l'acétate de plomb, l'alun,
le tannin, le gros vin rouge, les roses rouges ou de Provins,
parmi les astringents; l'acide phénique, le permanganate de
potasse, le sublimé, la résorcine, parmi les antiseptiques;
l'eau degoudron, le bismuth, parmi les substances isolantes
et calmantes. Un mot sur la dose et le mode d'emploi de
chacune de ces substances.

Le *sulfate de zinc* s'emploie en solution dans l'eau ordinaire, dans la proportion de un demi-gramme à un gramme
pour 200 grammes d'eau : ne pas rester au-dessous ni aller
au-dessus de ces doses extrêmes, sous peine de ne rien
obtenir ou de produire une irritation. Au sulfate de zinc

7.

on ajoute souvent le sulfate de fer et le sulfate de cuivre en dissolvant un demi-gramme de chacun de ces trois sels dans 200 grammes d'eau : on a ainsi l'injection dite *des trois sulfates*, très efficace, mais qu'il ne faut employer, au moins pendant les premiers jours, que coupée de moitié d'eau; sans quoi, elle accroîtrait les douleurs et l'inflammation. L'*acétate de plomb* s'emploie à dose moindre : 10 à 20 centigrammes pour 100 grammes d'eau. Le *tannin* se dissout dans l'eau simple, ou mieux dans l'eau de rose et le gros vin rouge, qui en accroissent l'action astringente : il s'emploie dans les mêmes proportions que le sulfate de zinc, un demi-gramme à un gramme pour 200 grammes de liquide. Il en est de même pour l'*alun*.

On obtient une excellente injection en associant plusieurs de ces substances suivant la formule suivante du Dr Mauriac :

Eau de rose.	100 grammes.
Alun.	0 50 centigr.
Tannin.	0 50 —
Gros vin rouge.	20 à 50 grammes.

Tous les agents qui précèdent sont bons à employer. Le choix est subordonné à la susceptibilité du malade, à la façon dont il est impressionné par telle ou telle substance, un remède quelconque ne convenant pas à tout le monde. Il faudra donc savoir varier la composition des injections, passer de l'une à l'autre, non pas toutes les vingt-quatre heures, mais tous les trois ou quatre jours quand la première employée n'a pas donné de résultats satisfaisants. Il faudra surtout commencer par les solutions peu fortes, et n'en faire qu'une injection par jour, puis on augmentera progressivement la concentration du liquide, et on prendra 2 à 4 injections chaque jour. Si les douleurs sont vives on se trouvera bien d'ajouter au liquide choisi 10 à 15 gouttes de laudanum. En agissant avec cette prudence, on n'aura pas à redouter de rétrécissement de l'urètre, car il faut bien se garder de confondre les injections simplement astringentes dont il vient d'être question avec les injections caustiques, abortives.

L'acide phénique est un médicament dangereux en injections; le sublimé l'est encore plus. Le permanganate de potasse ne doit pas être employé à une dose plus forte que 5 centigrammes pour 100 grammes d'eau : encore est-il sage de commencer par 1 centigramme. La résorcine est plus facile à manier et donne d'excellents résultats : la dose est de 2 grammes pour 150 grammes d'eau.

Enfin l'eau de goudron et le bismuth en injections ne présentent aucun danger, mais sont utiles seulement à la dernière période, pour tarir un écoulement déjà diminué. On associe ordinairement les deux substances, et on ajoute du laudanum, suivant la formule suivante :

> Salicylate de bismuth. .   5 grammes.
> Eau de goudron.   125   ⸺
> Laudanum. . . . .   XII gouttes.

Après avoir énuméré les remèdes usités contre la chaude-pisse, il me faut indiquer brièvement les règles qui doivent présider à leur emploi suivant la phase de la maladie. Pendant la *première période* on se contente de boire en abondance des tisanes délayantes et diurétiques, et c'est tout : pas d'injections à ce moment, ni de copahu ; un grand bain tiède tous les jours ou tous les deux jours, seulement si l'inflammation est très aiguë, si le gland est très rouge, si la verge est tuméfiée. A cela se borne le traitement pendant les trois ou quatre premiers jours, ou plutôt tant que l'écoulement reste incolore, transparent.

Dès que celui-ci a pris un aspect louche et une couleur jaunâtre, que la *deuxième période* est commencée, on recourt aux injections astringentes, en particulier à celles qui sont à base de sulfate de zinc ou de tannin, auxquels on ajoute du laudanum pour calmer les douleurs, très vives pendant cette période : d'abord une injection par jour, puis deux, trois et quatre. On cesse alors les tisanes délayantes qui fatigueraient le canal, et on les remplace par une petite quantité de boissons un peu astringentes, telles que l'eau de goudron bue aux repas, la tisane d'uva ursi. Ce n'est pas au début même de cette période qu'il faut faire usage du copahu, mais seulement quand depuis quelques jours déjà on fait des injections, et que celles-ci ont commencé à modifier le canal. Donc on fera des injections seules pendant quatre jours, et après ce temps, c'est-à-dire huit jours environ après le début de la chaudepisse, on commencera à prendre du copahu, du cubèbe et du santal, aux doses et de la façon précédemment indiquées, sans pour cela cesser les injections, qui ne doivent pas être interrompues jusqu'à complète guérison.

Sous l'influence de ce double traitement, externe et interne, on voit l'écoulement diminuer d'abondance, le liquide revenir à l'aspect incolore du début : ce résultat est obtenu dix à quinze jours après qu'on a commencé les injections astringentes. Quand ce nouvel aspect du liquide montre que la chaudepisse a atteint sa *troisième et dernière période,* celle du déclin, on supprime les injections astringentes, et on les remplace par des injections isolantes, desséchantes, au bismuth par exemple. On n'en continuera pas moins l'usage du copahu, ou mieux du santal, mais en diminuant progressivement le nombre de capsules à prendre par jour.

Voilà les règles qui président au traitement de la chaudepisse. Il conduit normalement à la guérison en trois à cinq semaines, suivant les individus, mais à une condition expresse : c'est qu'une hygiène sévère soit en même temps observée ; sans cela, tous les remèdes du monde sont impuissants. L'hygiène du blennorrhagien tient dans ces deux lignes d'Ambroise Paré : Il faut, dit-il, « que les malades tiennent bonne manière de vivre, et évitent toute chose qui échauffe le sang ». Le repos complet, à la chambre sinon au lit, serait une excellente chose qui avancerait la guérison : mais il est presque impossible à obtenir d'individus qui ne se considèrent pas comme malades pour si peu. Au moins doivent-ils, et ceci est indispensable, éviter toute fatigue exagérée, tout exercice actif : les longues marches, la danse, l'équitation, les courses en voiture mal suspendue, la station debout pro-

longée, sont mauvaises, en ce qu'elles impriment aux
organes génitaux des secousses vives, ou les laissent pen-
dantes, ce qui les dispose à l'inflammation. Aussi est-il
toujours nécessaire, dès qu'on sort du lit, de bien soutenir les organes à l'aide d'un suspensoir bien adapté aux
bourses, ou d'un caleçon de bain qui tient la verge rele-
vée; il est même bon de continuer ces précautions au lit,
elles aident puissamment à éviter les complications du
côté du testicule et de la vessie.

Les mets épicés et excitants, le cresson, les asperges,
les huîtres, le gibier, le vinaigre, le poivre, la moutarde,
etc., doivent être exclus du régime alimentaire. Les lé-
gumes frais, herbacés, épinards, chicorée cuite, haricots
verts, etc., doivent tenir une large place dans les menus ;
pourtant la viande ne doit pas en être bannie, bien s'en
faut, elle entretient les forces qui se perdent si rapidement
dans cette maladie ; on devra faire alterner les viandes
rouges et blanches, mais on se gardera des viandes noires, de la charcuterie, des fromages trop faits.

Les vins blancs, les vins gazeux, les vins alcooliques, la
bière, et tous les liquides fermentés ou distillés quelconques, seront proscrits, depuis l'anisette ou le curaçao
jusqu'au rhum et à la fine champagne, en passant par les
apéritifs de toute sorte : tout cela est absolument interdit
aux blennorrhagiens. Ils feront seulement usage de vin
rouge aux repas ; encore ne doit-il jamais être pur, mais
coupé soit d'une des tisanes que nous avons indiquées,
soit d'eau simple (et non d'eau de seltz) ou d'eau de goudron, d'eau de Contréxeville ou de Vittel, ou, si les disges-
tions sont rendues difficiles par le copahu, d'eau de Vals
(Saint-Jean) ou de Vichy (source des Célestins). Le café
noir leur est permis s'ils en ont l'habitude, pourvu qu'ils
n'en boivent qu'une tasse par jour, qu'il soit médiocrement
fort, et surtout qu'il ne soit suivi d'aucune goutte d'alcool.
Pour régulariser les digestions et éviter les efforts parfois
douloureux qui se produisent au moment des selles, il est
indiqué de faire usage des purgatifs doux, assez souvent répétés : on prendra donc deux fois par semaine,
le matin à jeun, une petite quantité d'huile de ricin ou

un grand verre d'eau de Montmirail ou de Birmenstorf.

Quant au tabac, son influence sur la chaudepisse a été fortement exagérée. Sans doute il n'est pas bon de fumer du matin au soir; mais à qui convient un pareil excès? Pas même à l'homme en parfaite santé. On peut donc, quand on a la blennorrhagie, continuer à fumer modérément, sans abus : l'écoulement et les douleurs n'en seront aucunement augmentés.

Les excès de coït sont à éviter, il est à peine besoin de le dire. Mais ce qu'il est plus nécessaire de faire connaître, c'est que l'usage même est mauvais, et non seulement pendant la période de l'écoulement, mais encore pendant quelque temps après que celui-ci paraît tari. Bien des chaudepisses qu'on croit nouvelles sont simplement d'anciennes chaudepisses réchauffées, qu'on a cru guéries, qui sommeillaient simplement, et qui se sont réveillées au premier coït, ou bien à la suite d'une fatigue ou d'un excès de boisson. Il faut donc s'abstenir de tout rapport sexuel, de tout rapprochement, si court, si rare qu'il soit, pendant deux mois au moins à partir du début du mal, c'est-à-dire pendant trois à quatre semaines après la cessation apparente de celui-ci.

L'abstinence de coït est à la portée de tout le monde, il n'y a qu'à vouloir. Il n'en est pas de même des érections nocturnes, si douloureuses, involontaires, dont il est beaucoup plus difficile de se garer. Pour les prévenir, il faut fuir les excitations psychiques venant des lectures, des conversations, des pensées érotiques; ne pas trop se couvrir au lit et ne pas faire usage de lit de plumes; éviter de rester couché sur le dos; ne pas séjourner trop longtemps au lit; uriner toutes les fois qu'on se réveille : car la chaleur et l'accumulation de l'urine dans la vessie sont les deux principales causes qui provoquent les érections. On a aussi essayé, pour prévenir celles-ci, du camphre répandu dans les vêtements de jour, dans la chemise de nuit, dans les draps, ou même pris à l'intérieur, sous prétexte que c'est un calmant des organes génitaux. Mais, il faut l'avouer, c'est là un piètre moyen, bien infidèle, et le meilleur médicament qu'on puisse alors employer, comme sédatif génésique, c'est le bromure de potassium ou de sodium, pris en poudre délayée dans l'eau, en cachet ou en potion à dose de 2 grammes au moins ; le premier gramme s'avale au début du repas du soir, le second au moment de se coucher.

En plus des érections, d'autres symptômes peuvent en s'exagérant devenir très pénibles, sans cependant mériter le nom de complications, et nécessitent alors des soins spéciaux. Telles sont l'inflammation plus vive qu'à l'ordinaire, et les douleurs arrivées à un degré intolérable : en pareil cas, il est nécessaire de garder un repos absolu, au lit ; d'appliquer des compresses imbibées d'eau froide ou glacée sur le bas-ventre, la verge et le périnée ; de prendre chaque jour un grand bain tiède ou deux bains de siège ; de prendre à l'intérieur quelques gouttes de laudanum, par la bouche ou en lavement.

Enfin je ne saurais trop insister, à propos d'hygiène, sur l'absolue nécessité qu'il y a pour le malade à suivre les règles de la plus minutieuse propreté, dans son intérêt et dans celui des personnes qu'il fréquente : dans son propre intérêt, car la moindre goutte de pus blennorrhagique portée au contact de l'œil, du nez, de l'anus, communique la même maladie à ces organes ; dans l'intérêt commun, car le transport peut s'opérer de la même façon du malade à l'homme sain. Se laver très soigneusement les mains chaque fois qu'on a touché les organes génitaux, jeter ou faire immédiatement laver les linges et objets qui les ont touchés : voilà qui est absolument indispensable, ainsi qu'on le comprendra mieux quand on aura connaissance des complications de la chaudepisse, dont nous allons maintenant nous occuper.

VI

LA BLENNORRHAGIE CHEZ L'HOMME (*suite*). — SES COMPLICATIONS

SOMMAIRE. — La chaudepisse cordée. — Inflammation de la
vessie (cystite). — Inflammation de la prostate. — Orchite ou
chaudepisse tombée dans les bourses. — Blennorrhagie de
l'anus. — Histoire d'Oreste et Pylade. — Blennorrhagie anale.
— Ophtalmie blennorhagique purulente. — Rhumatisme blennorrhagique.

La chaudepisse n'est jamais une partie de plaisir. Elle
s'accompagne d'une inondation qui fait penser au fameux
« Que d'eau! que d'eau! » d'un illustre guerrier, et de
douleurs fortement cuisantes ; elle condamne à une hygiène
dont l'austérité n'est guère inférieure à celle des trappistes ;
elle force à avaler des drogues répugnantes et à faire des
injections assommantes. Pourtant quand elle évolue bien,
que le patient est d'une bonne santé générale et se soigne
convenablement, il n'y a que demi-mal : quatre semaines
de traitement assidu, quatre semaines de prudence, et on
est guéri.

Il en va tout autrement quand la chaudepisse se com-
plique de troubles nouveaux, étrangers à sa marche habituelle. Sans doute la vie n'est pas pour cela en danger, à
moins d'un concours de circonstances vraiment exceptionnelles ; mais comme la durée de la maladie s'en trouve singulièrement allongée, que des soins nouveaux et très
sérieux deviennent indispensables, que le fonctionnement d'un ou plusieurs organes peut être passagèrement

ou irrémédiablement compromis, il est du plus haut intérêt de connaître les causes, les symptômes, le traitement
de ces complications, afin de les éviter si c'est possible,
et de les traiter au plus tôt s'il y a lieu.

Les unes siègent dans la verge elle-même (chaudepisse
cordée), ou dans un organe très voisin, tel que la prostate,
la vessie, le testicule (prostatite, cystite, orchite); les
autres résultent du transport du pus blennorrhagique sur
des surfaces où il provoque une inflammation semblable
à celle de l'urètre, à l'anus, à l'œil, dans le nez (blennorrhagie anale, oculaire, nasale); parfois enfin ce sont des
lésions des jointures qui se déclarent, et on a un véritable rhumatisme blennorrhagique.

Le nom de *chaudepisse cordée* est un peu vulgaire, mais
exprime très bien l'aspect de l'accident auquel il s'applique. Il consiste, en effet, en ce que la verge s'incurve
en forme d'arc, dont la concavité regarde en bas, et dont
les deux extrémités sont reliées l'une à l'autre par une
ligne droite, représentant la corde de l'arc et constituée
par le canal de l'urètre. Quelquefois la déformation porte
exclusivement sur l'extrémité antérieure de l'organe, le
gland seul est arqué; mais dans la véritable chaudepisse
cordée la verge tout entière est incurvée, et c'est ce qui a
lieu le plus souvent. Cette complication dépend de ce que
les tissus qui entrent dans la constitution du membre
viril n'ont pas une extensibilité indéfinie. Il est composé
en grande partie par un réseau de lacunes, d'alvéoles,
dont l'ensemble forme ce qu'on nomme les corps caverneux, et qui sont solidement fixées en arrière aux os du
pubis. Le sang affluant dans ces lacunes sous l'influence
de l'inflammation, les corps caverneux se distendent,
s'allongent, mais en avant seulement, puisqu'ils sont
inextensibles en arrière; de plus, ils sont gênés dans leur
développement et comme bridés par le canal de l'urètre
qui, rendu rigide par l'inflammation, ne peut les suivre
dans leur extension : il en résulte que le canal est débordé
par les tissus gorgés de sang qui le surmontent, qui
dépassent son extrémité antérieure en s'incurvant, et
au-dessous desquels l'urètre forme une vraie corde.

On conçoit que le canal ainsi distendu au maximum devient extrêmement douloureux, et que le malade demande à être débarrassé coûte que coûte des souffrances intolérables qu'il endure. De là, la pratique barbare, malheureusement trop répandue dans le monde extra-médical, qui consiste à *rompre la corde*, c'est-à-dire à appuyer la verge sur un plan résistant, une table par exemple, et à asséner un vigoureux coup de poing sur la partie la plus bombée. Sans doute un soulagement momentané peut suivre cette manœuvre, qui fait disparaître la rigidité de l'organe et en même temps la sensation de déchirement qu'elle cause. Mais c'est au prix des conséquences ultérieures les plus dangereuses. Car c'est le canal de l'urètre dont on a produit la rupture, puisque c'est lui qui était le plus rigide, et on ne brise pas impunément un conduit aussi important. D'abord une hémorragie immédiate peut avoir lieu, et l'écoulement sanguin peut être assez abondant, durer assez longtemps, malgré les soins les plus empressés, pour qu'une anémie grave en résulte et mette les jours en péril. Puis la cicatrisation des bords de la rupture ne peut se faire sans que le tissu cicatriciel rétrécisse le canal de l'urètre, et ce rétrécissement, après avoir causé la rétention d'urine et d'autres accidents plus ou moins graves, nécessite une opération dont le résultat est problématique.

Donc ne rompez jamais la corde. La chaudepisse cordée est en somme assez rare, et survient principalement chez les blennorhagiens qui, au mépris de toute prudence, continuent les rapports sexuels, ou au moins recherchent les excitations génésiques, physiques et psychiques.

Vous l'éviterez presque à coup sûr en fuyant les excitations et tout contact susceptible de provoquer l'érection. Si cependant vous êtes pris, couchez-vous et gardez le lit; appliquez sur la verge des compresses imbibées d'eau blanche et renouvelées toutes les cinq minutes; placez sur le bas-ventre une vessie de caoutchouc remplie de morceaux de glace; abstenez-vous de tout aliment excitant, de toute boisson alcoolique. Par ces moyens la corde diminuera, les douleurs s'atténueront. La souffrance per-

siste-t-elle, appelez votre médecin, qui sans doute vous
fera appliquer des sangsues et vous prescrira des narcoti-
ques, mais ne faites rien par vous-même au delà des applications froides et du repos, toute autre conduite serait
d'une imprudence dont vous vous repentiriez tôt ou tard.

La chaudepisse cordée, quand elle existe, apparaît au
moment où le mal est le plus aigu, dès les premiers jours.
Au contraire, l'inflammation de la prostate et celle de la
vessie ne se manifestent guère avant la fin de la deuxième
semaine ou dans le courant de la troisième, et cela se
comprend facilement puisqu'elles résultent de la propagation de l'inflammation du canal aux parties plus profondes des voies urinaires, propagation qui ne peut se
faire qu'au bout d'un certain temps. La première se nomme
prostatite, la seconde *cystite*. Elles ont des causes et des
symptômes assez analogues, elles réclament un traitement assez semblable, pour que nous puissions les comprendre dans une même description, bien que souvent
elles se montrent isolément.

Nous avons vu dans notre premier chapitre que la prostate est un organe glandulaire situé à la partie la plus
reculée du canal de l'urètre, et tout le monde sait que la
vessie est le réservoir urinaire d'où part ce canal. Il est
donc tout naturel que si la chaudepisse ne s'éteint pas sur
place, dans le point qu'elle occupe au début, c'est-à-dire
immédiatement en arrière du gland, elle gagne de proche
en proche les parties situées plus profondément, et finit
par atteindre soit la prostate, soit la vessie. Mais comme
cette extension du mal est loin d'être obligatoire, que la
plupart des blennorrhagiens y échappent, il faut bien
admettre que, quand elle existe, c'est que des causes addi-
tionnelles la favorisent. Ces causes se trouvent d'abord
dans les excès de tout genre auxquels on peut se livrer:
excès vénériens, coït, masturbation, abus de boissons
alcooliques, fatigues exagérées, marches prolongées, équitation, courses en bicyclette, etc. Puis viennent les injections prises dans de mauvaises conditions, en appliquant
hermétiquement les bords de l'orifice du gland sur le bec
de la seringue et en poussant le liquide avec trop de force:

car alors l'humeur qui se trouve sur les parois de la partie antérieure du canal est entraînée dans la partie postérieure et l'enflamme. Si le liquide de l'injection est trop concentré, caustique, si on fait un usage immodéré du copahu, du cubèbe ou du santal, on arrive au même résultat parce qu'alors on dépasse le but : au lieu de modérer l'inflammation, on irrite le canal dans toute son étendue. Enfin certaines causes personnelles au sujet ou inhérentes au milieu où il vit prédisposent à la prostatite et à la cystite : la première est surtout fréquente chez les individus relativement âgés, ayant dépassé la trentaine ; la seconde atteint principalement les rhumatisants et se montre de préférence par le froid et l'humidité.

Les deux maladies ont pour signes communs des envies fréquentes d'uriner, et des douleurs plus ou moins vives réveillées par cet acte ou revenant sans cause apparente. C'est principalement dans la *cystite* que les besoins sont nombreux : ils reviennent à tout moment du jour et de la nuit, et sont tellement impérieux que le malade est obligé de les satisfaire sur l'heure, où qu'il se trouve, serait-ce devant le pape. Dans la journée il doit à chaque instant quitter ses occupations, toutes les demi-heures, tous les quarts d'heure ; la nuit il est réveillé dix fois, vingt fois. Il n'a que le temps de se précipiter dans l'urinoir le plus voisin ou de se jeter à bas du lit. Il lui semble qu'il va rendre un flot d'urine inépuisable, tant la sensation qui le pousse est intense, et cependant chaque fois quelques gouttes seulement s'échappent : car il ne fabrique pas plus d'urine qu'un autre, mais sa vessie est si impressionnable qu'elle grossit tout démesurément, et qu'elle confond la contenance d'un verre à liqueur avec celle d'un litre. Si encore le malade en était quitte pour ces dérangements incessants ! Mais de plus il souffre, le malheureux. Ces quelques gouttes ne sortent pas en une fois ; la plus grande partie s'échappe tout d'un coup, en causant une douleur cuisante dans toute l'étendue du canal, principalement aux deux extrémités, au fond et à l'orifice ; puis se font sentir des épreintes, des contractions à vide, assez vives pour forcer le patient à se cramponner à un meuble voisin. Il sent pourtant que sa vessie n'est pas entièrement vidée ; il tâche de la vider complètement, non seulement pour mettre fin à l'épreuve, mais aussi parce qu'il espère en retarder le retour. Alors au prix de nouveaux efforts, plus pénibles encore que les précédents, il parvient à se débarrasser du liquide qui reste, et qui tombe, non plus en jet, mais goutte à goutte. S'il peut examiner son urine dans le vase, il la voit trouble, il n'a pas de peine à deviner qu'elle renferme du pus ; parfois même son aspect rouge annonce qu'elle contient du sang. A la douleur physique se joint l'angoisse morale, le malheureux se croit perdu ou très gravement atteint. Heureusement il n'en est rien : cet état purulent ou sanguinolent de l'urine n'a rien d'inquiétant quand il est passager, il fait partie du cortège de la maladie et disparaît avec elle. Dans l'intervalle des moments où on urine, le bas-ventre reste douloureux ou au moins sensible à la pression. De plus, bien souvent cette souffrance continue s'étend à distance : elle se fait sentir dans toute la verge, dans les testicules, les cuisses, les reins.

Dans la *prostatite* les envies d'uriner sont peut-être moins fréquentes, mais la difficulté que le malade éprouve à les satisfaire est tout aussi prononcée. Il est obligé de se livrer à des contorsions bizarres pour donner cours au jet d'urine, qui est petit, grêle, sans force, et qui se fait par saccades, avec des moments d'arrêt plus ou moins répétés. Aussi met-il à uriner un temps beaucoup plus long qu'à l'état normal, tout comme s'il était atteint de rétrécissement. En outre il éprouve du côté de l'anus des sensations pénibles, d'intensité variable : tantôt c'est une simple pesanteur qu'il ressent dans le rectum, et qui ne se manifeste qu'au moment où il va à la selle ; tantôt c'est une douleur véritable, avec élancement, qui se fait sentir pendant la défécation, et qui persiste longtemps après. Parfois même les souffrances sont si vives que le malade ne peut rester assis ; il est obligé de se tenir sur un côté, comme s'il avait un clou à la fesse. De même que dans la cystite, les douleurs peuvent s'étendre au loin, soit en haut vers les reins, soit plutôt du côté du périnée, des testicules, des cuisses.

Dans les deux maladies, un état général assez sérieux
se manifeste. Il consiste dans un mouvement de fièvre qui
débute parfois par un frisson, et qui s'accompagne de
soif, d'inappétence, de troubles digestifs, de malaise. De
l'agitation, de l'insomnie, peuvent exister ; cependant il
est plus fréquent de voir paraître un abattement extrême.
Cystite et prostatite sont surtout fâcheuses en ce qu'elles
ont une grande tendance à passer à l'état chronique
quand elles ne sont pas traitées convenablement dès le
début ; de plus, chez les individus affaiblis, un abcès peut
se produire dans la prostate ou dans la vessie, et aboutir
à une gangrène de ces organes, dont l'issue est fatale. Toutefois, de pareils cas sont très rares, et généralement c'est
la guérison qui survient, soit d'une façon rapide, en
quelques jours, si des soins convenables sont appliqués, soit au bout de plusieurs semaines dans le cas contraire.

La sagesse exige qu'on renonce complètement à la vie
active dès que se montrent les douleurs et troubles divers
que nous venons de voir, et qu'on fasse passer le souci de
sa santé avant toute préoccupation d'affaires ou de plaisir.
On gardera donc le lit, ou au moins la chambre, mais
d'une façon sérieuse, en restant étendu sur une chaise
longue ou dans un fauteuil ; on évitera toute fatigue, on
s'abstiendra de vin pur, de liqueurs, de mets épicés, d'excitations génésiques : bref on fuira toutes les causes qui
ont provoqué le mal. On prendra chaque jour deux bains
de siège chauds, ou mieux un grand bain, maintenu à 36°
environ, et dans lequel on restera une bonne demi-heure.
On appliquera sur le bas-ventre des cataplasmes de farine
de lin, qu'on arrosera avec 25 à 30 gouttes de laudanum
et qu'on renouvellera toutes les deux heures : ils doivent
être entretenus tièdes et non très chauds, car c'est moins
l'élévation de température qu'on recherche que l'effet calmant obtenu par l'humidité des cataplasmes et le laudanum dont on les couvre. Chaque fois qu'on les changera, on fera sur le bas-ventre une friction légère avec un
morceau de flanelle imbibé d'huile de camomille camphrée ou de baume tranquille. Si les douleurs sont vives

du côté de l'anus, on introduira dans le rectum un petit sac de baudruche contenant des fragments de glace qu'on y laissera sans interruption. On boira modérément, afin de ne pas provoquer des besoins d'uriner qui fatiguent les voies urinaires : ces besoins sont déjà bien assez fréquents. On évitera la constipation, qui augmenterait les douleurs au moment d'aller à la selle : pour cela, une petite dose d'huile de ricin, ou un **verre** d'eau laxative, répété tous les deux ou trois jours, est nécessaire. Enfin on continuera à soigner l'écoulement, qui parfois cesse pendant vingt-quatre ou trente-six heures quand la vessie ou la prostate s'enflamme, et reprend ensuite de plus belle : mais on se bornera aux remèdes internes, du santal de préférence, et on en diminuera la dose, qui ne dépassera pas 6 capsules par jour ; quant aux injections, on les supprimera complètement jusqu'à ce que les douleurs vives aient disparu.

Au lieu d'atteindre la prostate et la vessie, l'inflammation blennorrhagique peut, en se propageant à la partie profonde du canal, gagner les conduits éjaculateurs, qui s'ouvrent dans ce canal où ils amènent le sperme ; et comme ces conduits communiquent eux-mêmes avec le testicule, ceux-ci peuvent de proche en proche être atteints par l'inflammation. C'est même, après la cystite, la plus fréquente des complications de la blennorrhagie : on lui donne vulgairement le nom très expressif de *chaudepisse tombée dans les bourses* ; en médecine on l'appelle *orchite*, ce qui veut dire inflammation du testicule, ou plutôt *épididymite* parce qu'en réalité c'est moins souvent le testicule lui-même qui est enflammé que le tube creux qui en part et qu'on nomme épididyme. Du reste, les trois termes sont synonymes.

Les causes de cette complication sont à peu de chose près les mêmes que pour les précédentes, et je n'ai guère à répéter que ce que j'ai dit à propos de la cystite et de la prostatite : fautes d'hygiène consistant en excès vénériens ou alcooliques, fautes de traitement consistant en injections mal **faites** ou en usage immodéré de remèdes internes, tout se retrouve. Remarquons toutefois qu'ici le principal rôle paraît dévolu aux secousses et chocs auxquels est exposé le testicule, bien plus découvert que la vessie ou la prostate : les courses à pied ou à cheval, les froissements de l'organe dans les mouvements brusques qu'on fait en croisant les jambes, les coups qu'il reçoit et qui passent inaperçus dans l'état de santé, deviennent autant de causes d'inflammation, surtout chez les individus qui n'ont pas soin de porter un suspensoir dès les premiers jours de la blennorrhagie. Toutefois, il faut avouer que souvent la nature de la cause nous échappe complètement, et qu'on voit le testicule s'enflammer chez des blennorrhagiens qui depuis plusieurs jours gardaient le lit, de sorte que la propagation se fait alors spontanément. C'est principalement pour ces cas qu'on a inventé la théorie d'après laquelle le testicule s'enflammerait par suite de la rétention du sperme, c'est-à-dire par surabondance de ce liquide dans l'organe en question chez des individus voués à la continence par leur chaudepisse. Cette idée a cours dans le vulgaire, mais n'a jamais été soutenue par des arguments sérieux, et ne renferme pas, je crois, un grand fonds de vérité.

Quoi qu'il en soit des causes de la chaudepisse tombée dans les bourses, voici à quoi on reconnaît qu'elle existe. Vers la fin de la troisième semaine ou dans le courant de la quatrième, à dater du début de la blennorrhagie, rarement plus tôt, quelquefois plus tard, apparaissent brusquement la douleur et le gonflement de l'organe malade, avec de la fièvre le plus souvent. On éprouve d'abord dans les bourses une sensation de tiraillement qui répond dans l'aine et dans le bas des reins d'un côté : car presque toujours un seul testicule est pris au début, tantôt le droit, tantôt le gauche ; plus tard l'autre pourra s'enflammer, soit quand le premier est encore malade, soit quand il est déjà guéri ; mais d'abord il n'y a qu'un organe atteint. Celui-ci commence à se gonfler au niveau de sa partie inférieure, qui devient dure, grosse comme une amande, très sensible à la pression. Bientôt, et dans un très court espace de temps, le gonflement augmente ; les bourses deviennent rouges, chaudes, luisantes, et prennent un volume considérable, double de celui qu'elles ont de l'autre côté.

Alors le tiraillement du début s'est transformé en douleur : à l'état normal le testicule a une sensibilité très grande, qui fait qu'on ne peut appuyer sur certains de ses points sans provoquer une sensation spéciale, assez pénible ; mais cette sensation n'approche pas de la souffrance extrême que le moindre attouchement détermine quand le testicule est enflammé, et qui est telle que le malade refuse obstinement de se laisser explorer. De plus des douleurs se font sentir en dehors de toute pression : elles reviennent par élancements, sans motifs, ou même sont continues, mais présentent de temps à autre des recrudescences violentes. Elles se propagent à la verge, à l'anus, au périnée, à la cuisse, mais toujours du même côté que le testicule malade. Elles prennent chez les sujets nerveux une intensité extraordinaire : j'ai soigné un étudiant en pharmacie atteint d'orchite blennorrhagique, qui, au moment où les douleurs le prenaient, tombait dans de véritables attaques de nerfs, poussait des cris comme une hystérique ou une femme en couches, et ne pouvait être calmé que par des piqûres de morphine. Ces douleurs sont exaspérées par le moindre mouvement ; elles sont parfois assez fortes pour ôter tout sommeil.

Presque toujours il y a de la fièvre, le pouls est rapide, fort ; la chaleur du corps est exagérée ; le malade a soif, manque d'appétit, est constipé. Habituellement tout se borne là et la fièvre ne dure que quatre ou cinq jours ; mais elle peut se prolonger bien plus longtemps, se compliquer de hoquet, de vomissements, d'agitation, de maux de tête, d'un état de faiblesse et d'anémie promptement très accusé.

Lorsque dans le cours d'une blennorrhagie on voit apparaître le gonflement et la rougeur des bourses, les douleurs localisées au même point et étendues de là aux parties voisines, l'hésitation n'est pas possible : c'est le début d'une orchite.

Les moyens de traitement ont beaucoup varié : la mode n'existe-t-elle pas en médecine comme en toute autre chose ? On a appliqué des sangsues, soit dans l'aine, soit sur les bourses elles-mêmes ; mais on s'est s'aperçu que cette méthode ne donnait pas grand soulagement, et devait être réservée à certains cas où la rougeur et le gonflement étaient extrêmes, où le malade pouvait, sans danger d'anémie, perdre une certaine quantité de sang, ce qui n'est pas fréquent dans les grandes villes où la blennorrhagie et ses complications pullulent. On a enveloppé les bourses d'une couche de collodion, qui, exerçant sur elles une compression lente et continue, devait les faire diminuer de volume : on y a renoncé parce que la cuirasse de collodion craquait par places et que la peau passait par les ouvertures qui l'étranglaient, de sorte que la souffrance était plutôt accrue que diminuée. On a essayé des vésicatoires, des applications de glace, etc.

Eh bien, à tous ces moyens, voici celui que je préfère : cataplasmes de farine de lin arrosés de laudanum, appliqués sur les bourses qu'on maintient relevées à l'aide d'un carton rembourré d'ouate ; grands bains tièdes et prolongés chaque jour ; purgatifs doux tous les deux jours. J'affirme que ce traitement réussit aussi bien que toute autre méthode. Quoi qu'on fasse, l'orchite ne se guérit pas en quarante-huit heures, elle dure toujours au moins sept à huit jours : or, c'est justement le temps que je demande pour en venir à bout par le procédé que j'indique, et qui a au moins le mérite de la simplicité. Sans doute il exige le repos absolu au lit ; mais tous les autres modes de traitement sont dans le même cas. Et d'ailleurs, est-ce un inconvénient que d'imposer au malade un repos qui lui est absolument nécessaire ?

Il n'y a pas de semaine où ne se passe dans mon cabinet la petite scène suivante. Un jeune homme vient m'exhiber ses pièces, il est atteint d'orchite. Je lui déclare qu'il doit rester couché, et je développe mes raisons. Comme il est au début de son accident, il ne peut admettre que si peu de chose l'oblige à garder le lit ; si je n'ai pas le bonheur de le convaincre, il continue ses occupations, ses fatigues et ses plaisirs, et je le vois revenir au bout de peu de jours, bien plus malade, et décidé à être

sage; mais comme il a perdu du temps, la guérison se fait
bien plus attendre que chez celui qui dès le premier jour
est resté au repos. Couchez-vous donc dès que vous voyez
poindre l'orchite; si la chose vous est absolument impossible avant un ou deux jours, ne négligez pas pendant ce
temps de porter constamment le suspensoir que vous avez
dû prendre dès le début de la blennorhagie, et que vous
devez reprendre si vous avez eu l'imprudence de le quitter : c'est peut-être le meilleur moyen d'empêcher la chaudepisse de tomber dans les bourses.

L'orchite n'a, du reste, aucune gravité; elle présente
seulement deux inconvénients possibles. Une première
atteinte expose à des récidives, qui se font au moment
même où l'on se croit guéri : les bourses ont désenflé, les
douleurs ont disparu; mais à la première sortie, et même
alors qu'on garde encore le repos, l'autre testicule se
prend, ou le premier atteint s'enflamme de nouveau, et
cela peut se reproduire plusieurs fois avant la guérison
définitive. En second lieu, l'inflammation prolongée des
voies par lesquelles passe le sperme peut faire que ce
liquide n'est plus sécrété, que le testicule s'atrophie :
il en résulte une diminution de la vigueur génitale et
une stérilité complète si les deux testicules sont pris
successivement.

Passons maintenant aux complications de la blennorrhagie qui, au lieu de se faire par propagation de l'inflammation, résultent du contact du pus accidentellement
transporté sur un autre point que le canal de l'urètre où
il a pris naissance. Tel est d'abord la *blennorrhagie anale*,
qui a une double origine. Tantôt elle dépend de ce que
l'humeur fournie par le canal chez l'homme, par la vulve
chez la femme, tombe en arrière jusqu'à l'anus, qu'elle
souille et enflamme : évidemment cela ne se produit que
chez les personnes fort peu soucieuses de leur santé,
étrangères aux lois les plus élémentaires de la propreté.
Tantôt elle résulte de l'introduction d'un membre viril
malade dans un anus encore sain, ou simplement d'un
contact, d'un frottement extérieur des deux organes. Ces
dernières pratiques sont parfois l'origine de modes de

contagion inattendus, comme en témoigne l'observation suivante que rapporte le docteur Jullien, et dont il garantit l'authenticité : la scène se passe à Lyon, et a eu pour principaux acteurs deux internes des hôpitaux de cette ville.

« Deux amis, Oreste et Pylade, voulurent un jour rendre hommage à la même divinité. Mais Oreste, qui devait commencer la cérémonie, se savait impur et pour rien au monde n'eût voulu souiller le sanctuaire dont Pylade devait s'approcher après lui. Pour ne trahir ni son secret, ni son amitié, il fit offrande à Vénus... Callipyge. Or, il arriva que Pylade, possesseur *in petto* du prétendu secret, et qui ne pouvait s'attendre à tant de délicatesse de la part de son ami, crut prudent de déserter le rite accoutumé et sacrifia sur l'autel même qu'Oreste venait de profaner. Il expia douloureusement cette défiance. Oreste était depuis longtemps consolé, que Pylade versait encore d'abondantes larmes. » Cette anecdote prouve qu'on peut aussi bien prendre que donner la chaudepisse... par derrière, et que, comme dans les pièces de Monsieur d'Ennery, le vice est toujours puni. Ainsi soit-il!

Que la blennorrhagie anale soit engendrée par l'une ou par l'autre des deux causes que nous venons de voir, elle est plus fréquente chez la femme que chez l'homme, et cela s'explique facilement. Car, d'un côté, le pus qui s'écoule de la vulve n'a pas beaucoup de chemin à parcourir pour arriver à l'anus, tandis que chez l'homme, la distance est plus grande entre celui-ci et la verge, et les bourses forment entre ces deux organes une barrière, non infranchissable, mais appréciable. D'un autre côté, il est certain que la pédérastie, le coït anal, s'exerce plus souvent sur la femme que sur l'homme : aussi les exemples de blennorrhagie de l'anus sont-ils assez rares chez ce dernier.

Les symptômes ressemblent par beaucoup de points à ceux de la chaudepisse proprement dite : ce sont toujours des picotements, des démangeaisons, une cuisson, des douleurs, un écoulement purulent. Le siège seul diffère: c'est à l'anus que les sensations existent; c'est en allant à la selle, et non en urinant, que les douleurs se font sentir. De plus, l'écoulement est, dès le début, remarquable par son abondance et son épaisseur. Quant au traitement, il ne saurait être question de diurétiques, de copahu, de santal ou de cubèbe, puisque nous avons vu que ces substances n'agissent qu'en modifiant les surfaces parcourues par l'urine, avec laquelle elles sont charriées. Il faut donc se borner au traitement externe : le meilleur est l'emploi de la poudre de tanin et de salol, mélangée au double de poudre d'amidon, dont on couvre largement la partie malade plusieurs fois par jour ; il faut avoir soin, chaque fois qu'on renouvelle l'application, d'enlever la précédente couche de poudre par une lotion d'eau chaude, additionnée d'eau de Cologne ou d'alcool.

La *blennorrhagie nasale* paraît pouvoir se développer chez des personnes qui se sont servies d'objets appartenant à des blennorrhagiens, et souillés de pus. C'est ce qui a été constaté en 1857, chez une dame observée par un médecin d'Edimbourg du nom d'Edwards. Il s'agissait d'une veuve, âgée de 61 ans, dont le nez était tuméfié, rouge, luisant, très douloureux, et laissait écouler un liquide aussi fétide qu'abondant : or, quelque temps auparavant, elle avait eu la visite de son fils, qui, atteint de blennorrhagie, avait appliqué autour de ses bourses, en guise de suspensoir, son mouchoir de poche, et l'avait laissé chez sa mère; celle-ci s'était mouchée dans ledit mouchoir pendant plusieurs jours, et, en moins d'une semaine, avait constaté sur elle-même les signes précédents qui indiquaient clairement l'existence d'une blennorrhagie nasale. Il existe dans la science plusieurs observations où la contagion a été aussi manifeste. Toutefois, c'est un accident extrêmement rare, sur lequel je n'insisterai pas davantage : il me suffit d'en avoir signalé la possibilité, pour montrer que des parties très éloignées de l'urètre peuvent être contaminées, et pour inculquer une fois de plus dans l'esprit de mes lecteurs la nécessité d'une extrême propreté en cas de chaudepisse.

La *blennorrhagie de l'œil*, ou *ophtalmie blennorrhagique* est beaucoup plus fréquente et infiniment plus **grave**.

Voici quelques exemples des modes divers suivant lesquels la maladie se développe : je les emprunte au docteur Jullien.

« Un malade atteint de blennorrhagie se heurte contre un obstacle qui le blesse au sourcil gauche. Sur le conseil d'un de ses amis *il se lave les yeux avec son urine*. La nuit même qui suit cette opération, des douleurs très violentes se déclarent dans l'œil, une ophtalmie purulente apparaît, et finalement ne cède qu'à une thérapeutique très énergique, et après avoir menacé l'œil d'une destruction complète (Jarjavay).

« Un jeune homme qui souffrait d'une blennorrhagie urétrale *se lave par mégarde le visage avec de l'eau dont il s'est servi deux heures auparavent pour lotionner sa verge;* les deux conjonctives deviennent aussitôt le siège d'une inflammation des plus intenses, et ce n'est qu'au prix des plus grands efforts et de la thérapeutique la plus active que l'on parvient à préserver ses yeux d'une destruction totale (Langlebert).

« Un blennorrhagien avait un œil d'émail. Un soir *il ôta cet œil et le mit dans un verre d'eau qui lui avait servi à laver sa verge*. Tout à coup il est pris d'une inflammation très intense du moignon, toute la membrane qui tapisse le reste du globe se met à sécréter un liquide jaune verdâtre, dont l'écoulement est accompagné de douleurs affreuses, et la purulence suit son cours (Bullerier).

« *Un malade s'essuie la face avec des linges qui ont servi à la toilette d'un gonorrhéique*, et sur lesquels on constate des taches de muco-pus; il est presque aussitôt atteint d'une conjonctivite des plus graves (Florent Cunier).

Est-ce assez clair? Ces cas, auxquels on pourrait joindre des centaines d'autres semblables, ne montrent-ils pas avec la dernière évidence que le pus de la blennorrhagie transporté sur l'œil l'enflamme par contagion directe? Et ce n'est pas seulement l'humeur de la chaudepisse aiguë dont le contact détermine l'ophtalmie; celle de la blennorrhagie chronique, de la goutte militaire, qu'on a trop de tendance à croire inoffensive, a la même action. Bien mieux le liquide de la leucorrhée peut avoir les mêmes conséquences lorsqu'il arrive à la surface du globe oculaire, et il n'y a plus de doutes aujourd'hui sur l'origine des maux d'yeux dont sont souvent atteints les nouveau-nés issus de mères ayant des flueurs blanches : nouvelle preuve que la chaudepisse est toujours une seule et même maladie, qu'elle soit engendrée par le pus blennorrhagique ou par tout autre liquide irritant, puisque ses effets éloignés sont toujours identiques.

Quelle que soit la cause qui lui a donné naissance, l'ophtalmie blennorrhagique ou purulente se manifeste d'abord par un énorme gonflement de la paupière supérieure, qui recouvre complètement le globe de l'œil, et est si fortement serrée contre la paupière inférieure, qu'on a toutes les peines du monde à la relever pour mettre ce globe à découvert. Il se fait un larmoiement continuel et très abondant. Ce n'est pas, comme d'habitude, un liquide incolore et transparent qui s'écoule, ce sont des larmes jaunes ou jaune verdâtre, parce qu'elles sont mélangées de pus. Celui-ci tombe en partie sur les joues et sur le nez, qu'il irrite et excorie; une autre partie est retenue entre les paupières fermées, et est projetée à distance comme par l'effet d'un ressort quand on écarte de force ces voiles membraneux, manœuvre qui permet de voir la conjonctive rouge, violacée, gonflée, luisante, baignée de pus, formant un bourrelet d'aspect effrayant. Des douleurs très vives, insupportables, se font sentir dans l'orbite, et s'étendent aux parties voisines, au front, aux tempes, aux joues. L'intérieur de l'œil s'altère de plus en plus : la cornée se trouble, devient opaque; la vision est dès lors fortement compromise; il peut même arriver que le globe oculaire se vide complètement.

Presque toujours un seul œil est pris au début; mais presque toujours aussi l'autre œil ne tarde pas à se prendre. Quelquefois c'est la faute du malade, qui a l'imprudence de porter au contact du côté sain des linges ayant servi à essuyer le côté atteint d'opthalmie, ce qu'il faut éviter à tout prix : car le pus de l'œil est tout aussi contagieux que celui de l'urètre, et les personnes qui donnent des soins à un malade doivent prendre, contre la contagion, toutes les précautions imaginables, se laver très soigneusement les mains aussitôt après avoir fait un pansement, éviter de recevoir dans la figure le pus qui jaillit quand on écarte les paupières, etc. Mais bien souvent, quoi qu'on fasse, l'autre œil se prend quand même ; c'est en vain qu'on a hermétiquement fermé l'œil sain à l'aide d'un bandeau, on l'a vu suppurer à son tour, malgré toute la prudence dont on a fait preuve.

Les accidents ont une marche si rapide, qu'il n'est pas rare de les voir aboutir en quelques jours à la perte complète de l'œil. Aussi le traitement doit-il être très énergique. Au début, on entretiendra continuellement sur les parties malades des compresses imbibées d'eau, non pas froide, mais glacée, et qu'on ne laissera jamais se réchauffer ; plus tard, on cautérisera la face profonde des paupières avec un pinceau trempé dans une solution de nitrate d'argent ; pendant toute la durée de la maladie, on débarrassera très souvent l'œil du pus qui le baigne avec de l'eau boriquée lancée à l'aide de l'irrigateur. Mais l'ophtalmie est une affection si grave, que le concours du médecin est absolument indispensable, et que ce serait le comble de l'imprudence que de chercher à se soigner seul. Rappelez-vous seulement que c'est la plus sérieuse des complications blennorrhagiques, qu'il y va de le perte d'un ou des deux yeux : c'est assez dire que la moindre temporisation est une faute impardonnable ; et qu'au premier trouble qui se manifeste du côté des yeux, le blennorrhagien doit consulter l'homme de l'art, auquel il avouera immédiatement l'état fâcheux de son urètre.

Jusqu'ici il nous a été très facile d'expliquer le mécanisme suivant lequel prennent naissance les complications de la blennorrhagie que nous passions en revue : c'était tantôt par propagation de l'inflammation de proche en proche, tantôt par transport direct du pus d'une surface sur l'autre. Celle dont il nous reste à parler, la *douleur dans les jointures*, est d'une explication beaucoup plus laborieuse, si laborieuse que les médecins ne s'entendent guère à ce sujet. Mais ils sont d'accord sur le point capital : c'est qu'il est fréquent de voir apparaître dans le cours d'une chaudepisse des troubles du côté des articulations, ressemblant à s'y méprendre au rhumatisme articulaire vulgaire. La ressemblance paraîtra encore plus frappante si l'on songe que cet accident se montre surtout chez ceux dont le tempérament est rhumatismal, et se développe de préférence, comme le rhumatisme vrai, chez les individus qui sont exposés au froid humide.

C'est dans le courant de la deuxième semaine de la blennorrhagie qu'il apparaît, quelquefois pendant la première. Le genou est le plus souvent pris, dans plus du tiers des cas: puis viennent, par ordre de fréquence, le cou-de-pied, le poignet, les petites jointures des doigts et des orteils, le coude, l'épaule, la hanche. L'articulation malade devient rouge, chaude, et son volume augmente; des douleurs plus ou moins vives s'y font sentir, prononcées surtout dans les mouvements, mais persistant au repos. En même temps éclate une fièvre assez intense, avec soif, défaut d'appétit, malaise général, etc. Ce qui différencie surtout ces douleurs articulaires d'origine blennorrhagique du rhumatisme ordinaire, c'est le petit nombre des articulations qui sont prises et la lenteur avec laquelle la maladie évolue. Tandis que le rhumatisme vrai fait ordinairement le tour du corps, frappant successivement la plupart des jointures, ici une seule d'entre elles s'enflamme, deux au plus. D'autre part, au lieu de suivre une marche aiguë, rapide, les douleurs s'éternisent et laissent une raideur qui pendant longtemps rend les mouvements difficiles et pénibles.

Une autre différence consiste dans l'impuissance des médicaments internes qui, comme le salicylate de soude, réussissent si bien d'habitude contre le rhumatisme. Le repos complet de la jointure malade (séjour au lit ou bras en écharpe), les badigeonnages avec la teinture d'iode répétés chaque soir sur cette jointure, une bonne compression exercée sur elle avec une plaque de ouate serrée par une bande : tels sont les moyens qui réussissent le mieux, sans préjudice bien entendu du traitement ordinaire de la chaudepisse, qu'on suivra plus scrupuleusement que jamais. Mais comme il est toujours préférable de prévenir que de guérir, il est bon de se souvenir qu'on peut jusqu'à un certain point éviter l'apparition de ces douleurs, en tenant au chaud toutes les jointures, surtout celles qui y sont particulièrement exposées : donc dès le début de la blennorrhagie il est prudent de porter des genouillères de flanelle, et de ne s'exposer ni au froid ni à l'humidité, sans attendre pour prendre ces précautions que le rhumatisme blennorrhagique ait commencé à faire des siennes.

Enfin une dernière complication de la chaudepisse consiste dans le rétrécissement du canal de l'urètre que celle-ci laisse parfois après elle. Mais comme le rétrécissment est beaucoup plus rare à la suite de la blennorhagie aiguë que de la blennorrhagie chronique ou goutte militaire, c'est à propos de cette dernière, dans le prochain chapitre, que je me réserve d'en parler.

VII

LA GOUTTE MILITAIRE

SOMMAIRE. — La goutte militaire dans l'armée et dans le monde des pékins. —Comment elle survient. — Fautes d'hygiène qui la causent. — Ses symptômes. — Caractères de l'écoulement. — Suites de la goutte militaire.— Sa durée. — Rétrécissements de l'urètre.—Hygiène et traitement de la goutte militaire.

Tout le monde sait que la plupart des maladies aiguës peuvent devenir chroniques, s'éterniser sur le même individu, lorsqu'elles sont mal soignées ou que l'acabit du malade favorise cette persistance. Le rhumatisme articulaire se transforme en douleurs indéfinies, le simple rhume en bronchite chronique, etc. La chaudepisse n'échappe pas à cette règle générale. Trop souvent, après avoir diminué de violence, elle persiste sournoisement, ne donnant que des signes peu apparents de sa présence, mais restant toujours prête à subir tout d'un coup une aggravation qui la fait repasser à l'état aigu : *latet anguis in herba* ! C'est à cette forme lente, chronique, sempiternelle, qu'on donne en médecine le nom de *blennorrhée*, qui la distingue de la blennorrhagie aiguë telle que nous l'avons vue dans les précédents chapitres ; c'est elle qu'on nomme vulgairement la *goutte militaire*.

Ce dernier terme est exact en ce que la maladie dont il s'agit ne se manifeste guère que par une gouttelette d'humeur, suintant de temps à autre à l'orifice du canal ;

9

il est injuste,en ce qu'il peut laisser croire que ce suintement est le privilège de l'armée, qui ne mérite pas cette
réputation et qui sans aucun doute ne l'envie guère. Je
puis vous affirmer *de visu* que toutes les classes de la société paient leur tribut à la chaudepisse, que dans toutes
on fait les mêmes folies, on commet les mêmes imprudences, les mêmes solécismes de conduite, qui aboutissent
au même résultat : la persistance d'un mal qui,bien traité,
ne durerait pas plus d'un à deux mois. Cependant, je ne
fais aucune difficulté d'avouer que pour plusieurs raisons,
d'ailleurs indépendantes de sa volonté, mais inhérentes à
sa condition, le soldat y est plus exposé que tout autre.

D'abord il n'est pas riche, chacun sait ça, et son prêt
quotidien, même accumulé avec économie, et engraissé
des carottes tirées à la famille, ne lui permet pas d'être
très difficile sur l'état sanitaire de celles auxquelles il
offre... son cœur. Puis il hésite à se confier aux bons
soins du major, la chaudepisse étant mal vue au régiment
et, s'il se risque à entrer à l'hôpital, le régime auquel il
y est soumis l'engage à déguerpir au plus vite. Il n'attend
pas pour cela que son écoulement soit terminé ; il préfère
souffrir un peu pendant l'exercice et endurer des
fatigues qui,jointes à l'insuffisance de l'ordinaire dans un
moment où il aurait besoin d'une alimentation reconsti-
tuante, retardent ou empêchent sa guérison. Aussi la ca-
serne est-elle non le seul, mais le principal réceptacle des
blennorrhagies qui de là se répandent dans les popula-
tions urbaines, et d'étage en étage montent jusqu'aux
puissants de la terre. C'est pourtant dans ce milieu, chez
des hommes que les médecins militaires peuvent tenir en
observation jusqu'à épuisement complet de tout liquide
suspect, qu'on pourrait le plus sûrement tarir le flot. On
n'en fait rien ; on leur offre simplement des drogues dont
aucun civil ne voudrait, un rata répugnant pour des
gens qui manquent d'appétit, et parfois la salle de police
par dessus le marché. Aussi emploient-ils des ruses de
sauvages pour cacher leur écoulement qui, ne s'arrêtant
plus,mérite bien alors le nom de goutte militaire.

Au fond, les choses ne sont pas très différentes dans le

monde des pékins, de la magistrature et du clergé, des
patrons et des ouvriers, de ce qu'elles sont dans l'armée.
Voici ce qui se passe en général. Un monsieur a eu la
chaudepisse, la première de son existence : il a beaucoup
souffert, il n'a pas moins coulé. Très ennuyé de ce double
désagrément, il s'est soumis à une hygiène et à un trai-
ment très rigoureux : il a ignoré pendant un mois l'existence de l'amer Picon et de la fine Champagne, il a renoncé
aux caresses enivrantes des hétaïres contemporaines, il a
fui les lieux de fatigue et de plaisir, il a évité de se mon-
ter l'imagination et de s'exciter les sens, le sixième surtout ; bref il a vécu en anachorète. Par contre, les boissons
rafraîchissantes, la gomme et le sirop d'orgeat, les capsules de copahu, la seringue à injection et les solutions
de sulfate de zinc et de tanin ont pris dans sa vie la
place qu'y tenaient les liqueurs et les marchandes de
sourires. Aussi ne souffre-t-il plus, urine-t-il comme un
homme, a-t-il le cœur aussi léger que les bourses, peut-il
offrir à la blanchisseuse un linge exempt de toute souillure. Tout heureux de ce résultat, il retourne au café ou
au Cercle, dont l'avait éloigné la crainte de la tentation.
La première fois il n'y prend qu'un bock, oh ! un simple
bock, ou une larme de liqueur. Cela lui est bien dû,
n'est-ce pas, après un mois d'abstinence, et vraiment il
ne comprend pas l'exigence de ces médecins qui imposent
l'eau rougie et les sirops longtemps après que tout
malaise a disparu. Le lendemain il prend un peu plus de
bière ou d'alcool, et le surlendemain davantage encore. Il
agit de même avec la Chinchinette quelconque dont il peut
avoir l'habitude : il n'est pas de bois définitivement, et
puisqu'il est décidément guéri, aucune raison ne s'oppose
à ce qu'il revienne à ses premières amours. Guéri ! Il croit
l'être, le malheureux ! Il l'est si peu qu'au bout de trois
ou quatre jours de cette petite existence il voit, un beau
matin, à l'extrémité de son gland, la gouttelette perlée, la
fameuse gouttelette dont il aura maintenant bien de la
peine à se débarrasser. Est-ce une nouvelle chaudepisse
qu'il a attrapée ? Pas le moins du monde. C'est la première qui subsiste, et qui va passer à l'état chronique.

Elle était près de s'éteindre, elle ne donnait plus ni flamme ni fumée, au moins perceptibles : mais la reprise prématurée des boissons excitantes, des pratiques génitales, des fatigues de toute sorte, l'ont rallumée.

Un autre monsieur en est à sa seconde, à sa troisième chaudepisse. Celui-là souffre peu : car il est remarquable que le canal paraît s'habituer à ce genre d'exercice, et manifeste d'autant moins son mécontentement, est d'autant moins douloureux, que les épreuves antérieures ont été plus répétées ; d'où on pourrait conclure qu'en fait de chaudepisse le mieux, si on ne veut pas trop souffrir, serait de commencer par la quatrième. Ledit monsieur a été fort sage la première fois, aussi a-t-il parfaitement guéri. Mais maintenant « il la connait dans les coins », et puisqu'il ne souffre pour ainsi dire pas, il ne se soigne pas. Il coule, c'est vrai ; mais voilà une belle affaire ! Va-t-il pour si peu se livrer à des ingestions de médicaments et à des injections quotidiennement répétées ? Ma foi, non ! Il veut bien prendre quelques précautions d'hygiène, être relativement sobre et continent. Mais de remèdes internes et externes il n'en prendra pas, son écoulement s'arrêtera bien de lui-même. Et il attend un mois, deux mois, plusieurs mois, toujours plongé dans la même insouciance. Il a même la satisfaction de voir sa chemise moins tachée qu'au début : car de fait, le pus blennorrhagique, chez un individu bien portant d'ailleurs, finit par diminuer spontanément. Mais il y a un terme à tout, même aux bêtises, et il arrive un moment où notre imprudent, fatigué de toujours couler, se décide à se soigner. Seulement il est trop tard, la maladie a élu domicile dans son canal, il sera bien difficile de l'en déloger. Encore un homme à la mer, je veux dire voué à la goutte civile ou militaire !

Un troisième pêche par excès contraire. Sous prétexte de se débarrasser le plus vite possible de sa chaudepisse, il prend deux fois plus de médicaments que son médecin ne lui en prescrit, passe son temps à en avaler et à s'en injecter ; ou bien il prend concurremment tout ce qu'une pharmacie contient de remèdes à l'usage des chaudepissarts,

entasse les délayants sur les astringents, les tisanes diurétiques sur les capsules de copahu, les injections de sulfate de zinc sur les injections au bismuth, tout cela au
petit bonheur, sans s'inquiéter de la période de la maladie
à laquelle il est parvenu. Qu'arrive-t-il ? C'est qu'il fatigue étrangement son canal ; c'est que des moyens excellents quand ils sont pris isolément et à dose raisonnable,
en temps voulu, deviennent nuisibles lorsqu'on en fait un
usage immodéré et qu'on associe de vive force ceux qu'une
incompatibilité d'humeur devrait tenir séparés ; c'est en
un mot que la chaudepisse, au lieu de se guérir, est entretenue par ces procédés tout aussi bien que si on ne se soi-
gnait pas, et qu'enfin elle devient chronique.

Telles sont les causes de beaucoup les plus fréquentes de
la blennorrhée ou goutte militaire. Cependant, il faut en
convenir, celle-ci peut survenir chez des individus qui ont
suivi scrupuleusement les règles d'hygiène et de traitement
que nous connaissons. A quoi cela tient-il ? Faut-il s'en
prendre à l'impuissance de la médecine? Cela serait profondément injuste. Ce malade ne doit accuser que lui-même
ou plutôt la façon dont l'a bâti une Providence marâtre.
Tantôt c'est dans une mauvaise conformation locale qu'il
faut chercher l'origine de la persistance du mal : un prépuce trop long, un orifice trop étroit, font que l'urine et
le pus blennorrhagique ont de la peine à s'écouler au
dehors, qu'il en reste quelques gouttes capables d'irriter
l'urètre, que les injections pénètrent moins bien, toutes
causes qui entretiennent l'inflammation du canal, en retardent la guérison, la font passer à l'état chronique. Tantôt celui-ci résulte de la constitution générale de l'économie : il est certain que les inflammations persistent
bien plus longtemps chez les individus délicats, débilités,
que chez ceux qui sont vigoureux, fortement trempés ;
aussi l'inflammation blennorrhagique est-elle beaucoup
plus difficile à guérir chez les sujets faibles, scrofuleux,
tuberculeux, rhumatisants, vivant dans de mauvaises conditions hygiéniques. Mais ces cas sont infiniment plus
rares que les précédents, et le plus souvent, si jeunesse
savait ou voulait, elle échapperait à la goute militaire.

C'est surtout le matin, au réveil, qu'on en constate
l'existence. A proprement parler, ce n'est pas une véritable goutte, mais une sorte de grumeau épais, consistant,
ayant la forme ronde et la couleur blanc grisâtre d'une
perle fine ; ce n'est pas un produit liquide, mais une
matière molle, demi solide ou pâteuse. Cette matière diffère donc complètement par son aspect du pus de la blennorrhagie aiguë, lequel est fluide et jaune verdâtre. Aussi
ne s'écoule-t-elle pas spontanément au dehors ; elle reste
adhérente à l'extrémité du gland et tient collés les deux
bords de l'orifice. Elle est chassée par le premier jet
d'urine et pourrait passer inaperçue chez les individus qui
de leur nature sont peu observateurs. Mais lorsqu'on a
depuis un certain temps la chaudepisse, on a pris l'habitude d'interroger vingt fois par jour son canal, pour
juger des variations en plus ou en moins présentées par
l'écoulement. Il n'est pas un blennorrhagien qui ne se
livre avant d'uriner, et même dans les moments où le
besoin ne s'en fait nullement sentir, à ces pressions exercées d'avant en arrière sur toute l'étendue de la verge, et
ayant pour but de voir à quel point d'humidité en est
arrivé son petit marécage intérieur. Ces tractions incessantes sont, nous l'avons vu, beaucoup plus nuisibles
qu'utiles dans l'état aigu, où elles ont le grand inconvénient de fatiguer sans aucun profit un organe déjà
trop irrité. Mais ici du moins elles ont un avantage : c'est
de démontrer la persistance d'une goutte qui sans cela, je
le répète, pourrait rester ignorée.

Car cette goutte est le résultat d'une sécrétion morbide
qui se fait en très petite quantité et avec une certaine
lenteur dans la profondeur du canal. Il est donc naturel
qu'elle échappe à toute observation dans le courant de la
journée, où elle n'a pas le temps de se former, entre deux
vidages de vessie, en quantité suffisante pour perler à
l'extrémité de la verge, et où le pus qui a pris naissance
dans ces intervalles est immédiatement entraîné par la
première urine qui s'échappe. Pendant la nuit, au contraire, la matière sécrétée a grandement le temps de s'accumuler dans le canal en proportion appréciable, et de

venir former à l'extrémité de celui-ci l'espèce de concrétion qui ne disparaît qu'au moment de l'émission d'urine du matin. Ce qui précède fait aussi comprendre comment il se fait que le linge de celui qui est atteint de goutte militaire soit fort peu taché ou ne le soit pas du tout : pour que cette souillure existe, il faut que le liquide soit formé dans le canal avec une abondance et une fluidité telles qu'il s'échappe spontanément au dehors, comme cela a lieu dans la blennorrhagie chronique.

Il est cependant un moyen de savoir, à tout moment du jour, si la goutte militaire existe : c'est d'uriner dans deux verres à chaque séance. Dans le premier verre on n'évacue qu'une petite quantité de liquide : c'est évidemment celle-là qui renferme la matière grumeleuse, quand il y en a une, puisqu'elle a été balayée par le premier jet d'urine ; si donc on regarde le contenu de ce verre en le plaçant en pleine lumière, on voit un ou plusieurs filaments grisâtres suspendus dans le liquide. Examine-t-on, au contraire, le second verre, qui renferme la plus grande partie de l'urine émise, on n'y trouve absolument rien de semblable, toute la sécrétion ayant été chassée du premier coup.

Ainsi la goutte militaire demande à être cherchée, elle se révèle peu par elle-même. Elle ne donne lieu à aucun symptôme douloureux, ni en urinant, ni dans l'intervalle. À peine le passage de l'urine provoque-t-il une sensation inusitée, aussi légère que fugace, une sensation de contact plutôt que de souffrance ; encore cette sensation manque-t-elle chez beaucoup d'individus, de même que ces démangeaisons qui se font parfois sentir au niveau du gland. C'est bien peu de chose, et pourtant c'est tout. Quelle différence avec les brûlures et élancements de la chaudepisse ! Il est donc indispensable que celui qui a été atteint d'un écoulement aigu se surveille attentivement, et que, sans se livrer à des tiraillements perpétuels de la verge, qui ne lui donnent aucun renseignement précis, mais retardent la guérison du canal, il regarde attentivement son méat urinaire tous les matins, ou, s'il en a le loisir, qu'il examine son urine dans la journée par le procédé que j'ai indiqué. Il est nécessaire, en tout cas, qu'il ne se croie pas guéri dès qu'il ne souffre plus, et qu'il sache bien que, sans douleurs d'aucune sorte, sans écoulement appréciable, sans taches sur son linge, il peut encore être porteur d'une inflammation chronique qui a besoin d'être très sérieusement soignée.

Ce n'est pas que la goutte militaire ait par elle-même une grande gravité. La perte de liquide qu'elle occasionne est trop insignifiante pour nuire aux forces du malade. Elle n'entrave ni la digestion, ni l'appétit, ni le sommeil, ni aucune des grandes fonctions vitales. Mais si les conséquences directes sont de peu d'importance, il n'en est pas de même de ses suites éloignées, qui méritent d'être prises en sérieuse considération.

Et d'abord c'est un fait reconnu, bien qu'il soit difficile à expliquer, que toutes les maladies portant sur les organes génito-urinaires de l'homme exercent sur son esprit, pour peu qu'elles se prolongent, une influence déprimante qui le mène à l'hypocondrie, sinon au suicide. Le calcul de la vessie, la pierre, comme on l'appelle, n'abat pas seulement celui qui en est porteur par les douleurs qu'elle cause; elle détermine une tristesse profonde, hors de proportion avec ces douleurs et avec la gravité du mal. Le varicocèle, cet état variqueux des bourses qui n'occasionne pas autre chose qu'une lourdeur locale et des tiraillements dans l'aine, et qui n'offre aucun danger, plonge pourtant celui qui en est atteint dans une sombre mélancolie, qui parfois le pousse à se détruire. Il en est de même pour un grand nombre d'affections des mêmes régions, il en est de même pour la blennorrhée. Ricord disait que celle-ci avait sa place parmi les maladies mentales plus encore que parmi les maladies vénériennes. C'est qu'un chagrin profond s'empare du malheureux qui, chaque matin, pendant des mois, revoit la goutte dont il ne peut se débarrasser. En vain cherche-t-il à se raisonner, à se dire que le mal n'est pas grand; en vain cherche-t-il l'oubli dans les occupations du corps et de l'esprit, dans les affaires, les lectures, les discussions politiques ou autres: toujours son esprit est obsédé par le souvenir de ce grumeau qui le poursuit partout. Son médecin parvient-il à le convaincre que ses craintes sont chimériques, à lui donner l'espoir d'une guérison prochaine? Il n'est pas au bas de l'escalier du praticien que tous les raisonnements s'évanouissaient devant l'éternelle idée.

Si encore cette espèce de monomanie disparaissait avec la cause qui l'a engendrée! Mais non. Si le plus souvent les papillons noirs s'envolent aussitôt que la guérison est assurée, que plusieurs jours se sont passés sans retour de la goutte, il arrive quelquefois que celle-ci est absolument tarie sans que l'esprit soit débarrassé de sa tristesse : en a vu des individus rester mélancoliques, sombres, dans un état voisin de la démence, alors que la cause de cette hypocondrie était depuis longtemps disparue. Cela sans doute n'est pas ordinaire, mais ce qui est habituel, ce qui est déjà beaucoup trop, c'est la préoccupation incessante dont la goutte militaire est le point de départ, et qui entraîne souvent un amaigrissement, un affaiblissement général, dont on a ensuite beaucoup de peine à se remettre. La démence ne survient que chez des individus impressionnables, particulièrement faibles d'esprit ; mais les gens les plus instruits, les cerveaux les mieux équilibrés, n'échappent pas à une tristesse plus ou moins profonde, qu'ils ne peuvent vaincre, bien qu'ils se rendent compte qu'elle n'est pas justifiée.

En second lieu, la blennorrhée a une durée extrêmement longue, presque indéfinie. « En 1840, rapporte le docteur Jullien, Ricord observait un malade dont l'écoulement datait de la paix d'Amiens (1802); et Désormeaux, en 1863, traitait un ancien officier dont la goutte militaire n'avait pas cessé depuis une blennorrhagie contractée en Bohême vers 1813 ». C'est par mois que se compte cette durée chez les individus qui se soignent bien, c'est par années chez ceux qui ne se soignent pas. Pendant tout ce temps le canal reste dans un état anormal dont l'existence se révèle, au moindre écart de régime, par un réveil du mal, par une recrudescence de l'inflammation qui au premier signal repasse à l'état aigu. C'est ainsi que certains individus nous déclarent qu'en moins d'un an ils ont eu trois, quatre chaudepisses différentes, alors que c'est toujours la même qui, incomplètement guérie, passe par des phases de calme et d'agitation suivant la vie menée par son heureux propriétaire. Il en résulte que celui-ci n'a que le choix entre les deux alternatives suivantes : ou bien avoir sans cesse une conduite exemplaire, qui le retranche du nombre des vivants en le privant de toute espèce de plaisir; ou bien attendre pendant de longues années la guérison tant souhaitée. Dans les deux cas, la perspective n'est pas gaie!

Ce n'est pas tout, il faut encore compter avec les rétrécissements du canal que la goutte militaire laisse après elle. Dans la blennorrhagie aiguë la diminution de calibre est passagère et peu prononcée; rarement elle se prolonge au delà d'une semaine, correspondant au moment où l'inflammation est le plus prononcée; c'est un épisode de la maladie, une phase transitoire qui disparaît d'elle-même, sans soins particuliers. Il en est tout autrement dans la forme chronique. La diminution de calibre de l'urètre est alors si fréquente que les trois quarts des rétrécissements du canal peuvent être attribués à cette cause; elle y est si intense qu'elle se prolonge indéfiniment et ne disparaît souvent que par une opération.

On s'en aperçoit à ce que le jet de l'urine est diminué de volume et de force. Il est aussi grêle que celui d'un enfant; souvent il est en vrille, en tire-bouchon, ou divisé en deux petits jets secondaires, ou disposé en pomme d'arrosoir. L'urine contenue dans la vessie ne s'échappe pas complètement du premier coup ; on croit avoir tout rendu, on renferme l'oiseau dans sa cage, et immédiatement on se sent mouillé : ce sont les dernières gouttes qui sont restées dans le canal comme dans un vase inerte, et qui s'écoulent par leur propre poids. Si le rétrécissement est très prononcé, le jet n'a plus aucune force, on pisse sur ses bottes. Il peut même se faire qu'on ne pisse plus du tout; il y a rétention d'urine, état qui occasionne une souffrance insupportable : car la vessie étant pleine, le besoin se fait sentir, mais ne peut être satisfait. A chaque instant on se présente au vase ou à l'urinoir, mais rien ne vient, malgré les contractions les plus énergiques. Le mieux en pareil cas est de commencer par se coucher, par s'appliquer sur le ventre des cataplasmes bien chauds et laudanisés, et surtout par prendre un grand bain d'eau simple, un peu chaude, dans lequel on reste trois quarts d'heure ou une heure. Il est assez rare qu'on n'urine pas soit dans le bain, soit immédiatement au sortir de la baignoire. Si pourtant cela arrivait, si malgré l'immersion prolongée et répétée dans l'eau chaude on continuait à ne pas uriner, si cette situation persistait pendant plusieurs heures, il n'y aurait pas à hésiter: il faudrait envoyer chercher le médecin qui, la sonde en main, vous débarrasserait de votre gêne et vous ferait pousser un soupir de satisfaction comme jamais vous n'en avez poussé. C'est à désirer passer par là pour éprouver cette sensation de soulagement, qui cause immédiatement un plaisir inexprimable.

Mais du reste l'intervention chirurgicale est presque toujours nécessaire en cas de rétrécissement. Si celui-ci est à son début et assez peu prononcé, il peut-être guéri à l'aide de sondes de plus en plus grosses introduites dans le canal ; mais cette manœuvre ne doit pas être faite par le malade lui-même, qui risquerait trop de s'égarer en conduisant l'instrument dans une voie qui n'est pas libre, et d'en faire pénétrer l'extrémité dans les parois, qu'elle déchirerait. Si le rétrécissement est si avancé que les sondes ne peuvent pas plus pénétrer dans l'urètre que l'urine ne peut en sortir, l'action du chirurgien est encore plus nécessaire : car alors il faut recourir à une véritable opération, consistant à inciser la partie du canal qui est rétrécie. On ne peut, en effet, sans danger pour la santé et l'existence, garder indéfiniment un rétrécissement de l'urètre ; outre les souffrances qu'il occasionne, il expose à ce que l'urine, ne s'écoulant pas au dehors, empoisonne à la longue l'économie et amène tôt ou tard un dénouement fatal. Ainsi, dès qu'on s'aperçoit que le jet d'urine n'a pas sa force et sa direction habituelles, il faut s'occuper de cette modification, quelle qu'en soit l'origine, que

ce soit une blennorrhée ou toute autre cause : les conséquences éloignées qu'elle peut avoir sont assez sérieuses
pour qu'on se hâte de les prévenir par des soins pris en
temps utile.

Jusqu'ici les ennuis et les dangers que nous avons vus
dépendre de la goutte militaire et de ses suites n'intéres-
saient que celui qui en est atteint. Mais si égoïste que
soit un malade en général, il lui arrive bien quelquefois
de songer à son entourage, aux personnes avec lesquelles
il est en contact, et, s'il ne le fait pas, il est de mon devoir de l'y inviter. Aussi devons-nous nous poser la question soulevée à propos de toutes les maladies vénériennes.
Y a-t-il possibilité de contagion, la goutte militaire est-elle
contagieuse ? Hippocrate dit oui, Galien dit non : la vérité
est que la contagion a été observée dans certains cas,
qu'elle a manqué dans d'autres. Mais la prudence conseille
d'agir comme si la maladie pouvait toujours être propagée
par contact direct, et d'éviter non seulement les rapports
sexuels, mais encore l'attouchement des linges, instruments et objets quelconques qui, pouvant être souillés
par la sécrétion de l'urètre, seraient susceptibles de trans-
porter l'humeur virulente au niveau de l'œil, de l'anus,
etc., soit sur la même personne, soit sur un autre individu.

Du reste, l'abstention du coït est une condition essen-
tielle de guérison pour le malade lui-même, qui doit éviter également toutes les pratiques capables d'exciter ses
organes génitaux : masturbation, succion, etc. ; sous ce
rapport il doit être aussi raisonnable qu'à l'époque où sa
chaudepisse était le plus aiguë. Par contre, il doit être
beaucoup moins sévère au point de vue de son alimentation : certes l'abus des liqueurs, des vins blancs et gazeux,
des mets épicés, serait désastreux pour lui ; mais il est
indispensable qu'il prenne une nourriture tonique, recons-
tituante, pour remédier à l'affaiblissement général qui bien
souvent accompagne la goutte militaire. Un régime varié,
mais dans lequel la viande rouge tient une large place, du
vin rouge coupé d'eau, mais de bonne qualité, lui sont
aussi nécessaires que l'air sec et le soleil; les boissons

délayantes, rafraîchissantes, ne sont plus de mise pour lui. De même, les bains sulfureux, l'hydrothérapie, le séjour au bord de la mer, le massage, les frictions faites matin et soir sur tout le corps avec le gant de crin ou avec une flanelle imbibée d'alcool, ont la plus grande utilité : tout cela entretient ou relève les forces.

Le traitement général occupe, on le voit, un rang important dans la cure de la blennorrhée. Les remèdes proprement dits doivent pourtant être employés simultanément : cubèbe et copahu pris à doses aussi élevées et pendant un temps aussi prolongé que les voies digestives du malade ne s'y opposent pas ; injections astringentes aux trois sulfates, au tanin, au gros vin rouge, ou isolantes au bismuth et à l'eau de goudron. En somme ce sont les moyens usités dans la chaudepisse ordinaire mais employés d'une façon intensive, avec une patience angélique, et aidés par les soins donnés à l'état général.

La disposition rhumatismale étant souvent en cause chez ceux qui ont la goutte militaire, c'est ce vice originel qu'il faut traiter même lorsqu'il est encore latent, à plus forte raison quand il s'est déjà manifesté par une ou plusieurs attaques de douleurs articulaires. Dans ce but un médecin de Lyon, qui s'est acquis dans la pratique des maladies vénériennes une autorité très justifiée, le docteur Diday, recommande trois choses : bains très chauds et fréquemment renouvelés ; habitation d'un pays à température élevée ; cataplasmes longs et étroits qu'on applique sur les bourses et qu'on enroule autour de la verge, en les maintenant à l'aide d'un caleçon de bain un peu étroit. Enfin un séjour dans une station d'eaux minérales chaudes, comme celles d'Aix et des Pyrénées, n'est pas à dédaigner par ceux qui peuvent se déplacer : un changement de milieu et de climat suffit parfois à améliorer une blenorrhée rebelle et à en avancer la guérison.

VIII

LA BLENNORRHAGIE CHEZ LA FEMME

Sommaire. — Différences de la blennorrhagie chez l'homme et chez la femme. — Causes de la blennorrhagie chez la femme.— Vaginite blennorrhagique. — Urétrite. — Vulvite blennorhagique. — Blennorrhagie utérine. — Traitement de la blennorrhagie chez la femme. — Inefficacité des remèdes internes. — Utilité des remèdes externes. — Difficulté d'affirmer la blennorrhagie chez la femme.

L'homme, nous l'avons vu, a plusieurs façons d'attraper la chaudepisse: on peut cependant les ranger en deux grandes classes. Parfois il enflamme son canal en se livrant à une excitation génitale, par coït ou autrement, trop souvent répétée ou trop prolongée, ou en ayant des rapports avec une femme qui a ses règles ou qui est affectée de flueurs blanches : dans ce cas, qui est le plus rare, l'irritation est simple, vulgaire, semblable à celle qui atteindrait tout autre organe. Ordinairement il gagne la chaudepisse par contagion directe, il la prend malgré lui dans des parties féminines qui en avaient l'usufruit. Donc la femme peut avoir la chaudepisse: première vérité qui pourrait être rangée dans la catégorie de celles de Monsieur de la Palisse, si quatre-vingt-dix-neuf fois sur cent au moins ce sexe plein d'astuce ne niait pas effrontément le cadeau intempestif qu'il a fait, et s'il n'était pas souvent très difficile, impossible même de le prendre sur le fait, d'affirmer chez lui l'existence de la blennorrhagie, qui peut y être confondue avec toute autre espèce d'inflammation des organes génitaux.

Seconde vérité: la chaudepisse est sensiblement moins commune chez la femme que chez l'homme. Cela s'explique par deux raisons. La première est que l'homme n'a ni règles ni flueurs blanches; il ne présente, en dehors de la blennorrhagie, aucun de ces écoulements des parties sexuelles qui sont si fréquents chez la femme, et qui sont si irritants: il ne lui donne donc la chaudepisse que quand il l'a, tandis qu'elle la lui offre sans l'avoir, ce qui met en défaut le vieux proverbe d'après lequel la plus jolie fille du monde ne peut donner que ce qu'elle a. En second lieu l'homme qui a la chaudepisse souffre assez pendant un certain temps, surtout au moment de l'érection, pour redouter tout rapport sexuel, tandis que la femme, chez qui les douleurs sont infiniment moins fortes, est toujours apte à s'y livrer, surtout quand elle appartient à la catégorie des prostituées clandestines qui n'ont pas d'autre moyen d'existence: il faut bien que tout le monde vive, quoiqu'un misanthrope ait dit qu'il n'en voyait pas la nécessité.

Une autre différence plus remarquable, c'est que la chaudepisse de la femme, au lieu de se cantonner dans le canal de l'urètre, envahit presque toujours une ou plusieurs des parties voisines: vulve, vagin, matrice. Ce n'est même pas dans l'urètre qu'elle siège le plus souvent, c'est dans le vagin: on se rend facilement compte, d'ailleurs, de cette particularité, quand on considère que c'est cette sorte de couloir qui reçoit le membre viril pendant le coït, qui est en contact avec lui le plus longtemps, et qui par suite est le plus sujet à recevoir en dépôt la goutte de pus apportée par le noble visiteur. Quant à l'urètre, il est, comme chez l'homme, très sensible à l'action de cette humeur: mais étant situé assez haut, étant protégé par les parties voisines, il est moins exposé à la contagion; c'est cependant lui qui la subit le plus fréquemment après le vagin. Vient ensuite la vulve, qui, représentant la porte du sanctuaire et étant rapidement franchie, subit moins encore le contact malsain du gland. La matrice enfin est rarement atteinte, en raison de sa situation profonde : dans le coït ordinaire un membre viril de dimensions moyennes la touche à peine, tandis qu'il s'escrime ferme contre les parois vaginales.

Du reste, il ne faudrait pas croire que l'introduction complète de la verge est nécessaire pour donner la chaudepisse à la femme. Le même résultat s'obtient en s'amusant aux bagatelles de la porte. Que de libertins se sachant d'une pureté douteuse, et voulant éviter à la jeune fille qu'ils ont prise dans leurs filets les inconvénients d'une maladie communiquée aussi bien que les ennuis de la maternité, que de vieux décrépits incapables de pousser leur pointe à fond, se bornent à des frictions de leur membre contre les parties externes du tendron qu'ils ont choisi, sans se douter qu'ils lui laissent un souvenir trop durable de leur passage ! Que de vulves, que d'urètres féminins ainsi contaminés par des jeux qu'on ne peut croire innocents, mais qu'on regarde au moins comme inoffensifs ! Souvenez-vous en, jeunes filles et jeunes femmes qui vous livrez à ces simulacres d'amour sans connaître la pureté physique de votre partenaire : ils sont tout aussi dangereux pour vous que les rapports les plus complets, ils peuvent vous mener tout droit à la plus sérieuse des blennorrhagies.

Il est un dernier mode de contagion auquel la plus chaste et la plus pure des femmes est aussi bien exposée que toute autre : c'est celui qui s'exerce par les sièges, les objets de toilette intime, les linges, les mains, souillés par du pus blennorrhagique venant d'une personne de l'un ou de l'autre sexe. J'ai déjà mis ma lectrice en garde contre ce genre de transmission de la maladie, dont on ne saurait trop se défier : je la prie donc simplement de vouloir bien se reporter à notre quatrième chapitre, pour plus amples détails.

A quoi se reconnaît la blennorrhagie chez la femme ? A deux symptômes principaux, comme chez l'homme : à des sensations pénibles ou douleureuses d'une part, à un écoulement d'autre part. Mais ces deux symptômes varient d'intensité avec la partie qui est enflammée, et qui, bien que continue avec les parties sexuelles voisines, peut manifester son irritation à sa manière.

Commençons par la *vaginite*, la plus commune des manifestations de la chaudepisse féminine. Elle débute par une sensation de gonflement, de plénitude locale : il semble à la malade que les parties en cause sont plus volumineuses, plus lourdes que d'habitude, et en réalité elles sont dans un état de tension qui explique très bien la sensation éprouvée. A ce moment ces parties sont encore sèches, plus même peut-être qu'à l'état normal. Mais cette sécheresse ne dure guère. Au bout de quarante-huit heures au plus elle est remplacée par une humidité dont l'abondance va croissant de jour en jour. C'est d'abord un liquide incolore, transparent, limpide, assez rare, qui s'écoule du vagin ; puis il devient épais, trouble, crémeux, successivement jaune et verdâtre ; son odeur est spéciale et très désagréable ; sa quantité est telle qu'il forme sur les linges intimes de grandes taches vertes, plus foncées ordinairement que celles qui caractérisent la leucorrhée, et qui sont blanc grisâtre ou du moins n'atteignent pas la même intensité de coloration que celles dont il s'agit ici.

En même temps, ces sensations pénibles ont augmenté d'intensité. La gêne est quelquefois assez forte pour imprimer à la marche un embarras très prononcé. La malade a de la peine à s'asseoir, ne peut rester longtemps dans cette position, souffre en allant à la selle. Souvent il se forme dans l'aine une ou plusieurs grosseurs, sensibles à la pression, qui contribuent beaucoup à gêner la marche, et qui résultent de l'engorgement des glandes que chacun porte dans le pli de l'aine. L'endolorissement peut aussi s'étendre, mais plus rarement, du côté des cuisses, du bas-ventre, des reins. Mais ce n'est que dans les cas très aigus que les grandes douleurs apparaissent, que les cuissons, les brûlures locales se font sentir, exaspérées par le moindre mouvement des cuisses et surtout par l'introduction du membre viril. Dans les cas ordinaires tout se borne à la gêne désagréable dont nous avons parlé et à l'écoulement verdâtre que nous avons décrit.

C'est même là, dans le peu d'intensité des symptômes apparents, qu'est le danger de la blennorrhagie féminine, aussi bien **pour** l'homme que pour la femme. Celle-ci, souffrant peu ou pas, est portée à attribuer à de simples flueurs blanches le liquide qu'elle perd, si elle n'est pas prévenue que la couleur diffère dans les deux cas; elle ne se soigne pas, ou prend seulement des injections insignifiantes, et entretient ainsi une affection qui n'a que trop de tendance à séjourner indéfiniment dans la place qu'elle occupe. De plus elle se livre avec insouciance, et sans se croire coupable, au coït, qu'elle ne fait même pas toujours précéder des ablutions obligatoires : pourquoi s'en abstiendrait-elle, puisque le plus souvent il ne lui cause aucun mal, à peine une sensation de chaleur rapidement éteinte? Enfin, même non soigné, l'écoulement diminue d'abondance au bout de quelque temps, redevient incolore et transparent comme il était au début; parfois même il ne consiste plus qu'en une matière qui tache à peine le linge, qui n'est apparente que le matin au réveil : la sécrétion n'est plus produite que par un point circonscrit du fond du vagin, la goutte militaire de la femme est constituée, et va durer des mois, des années même, tout comme celle de l'homme, si elle n'est pas attentivement pourchassée par l'œil et la main d'un médecin expérimenté en ce genre de poursuite. Or cette goutte, cette blennorrhée féminine est contagieuse, tout autant que le liquide purulent de la période aiguë.

Voilà plus de raisons qu'il n'en faut pour expliquer la fréquence de la blennorrhagie qui désole le genre humain, et particulièrement le sexe masculin. Une femme qui est avertie qu'elle est malade par les douleurs qu'elle endure, et par le flot purulent qu'elle perd chaque jour, est assurément inexcusable lorsqu'elle accepte une cohabitation qu'elle sait forcément nuisible à celui qui partage son lit; mais celle qui n'a jamais souffert, ou qui depuis longtemps ne souffre plus et ne perd qu'une goutte insignifiante, mérite-t-elle vraiment qu'on lui jette la pierre? N'est-elle pas en droit d'arguer de son ignorance? En tout cas, vous voilà prévenus, mesdames et messieurs : toute femme qui après avoir eu un écoulement verdâtre plus ou moins abondant par le vagin, perd encore quelques gouttes de liquide, doit se faire visiter et soigner par un médecin, même si cette perte est insignifiante, car c'est un vieux reste de chaudepisse qu'elle pourra communiquer à ses amants de rencontre ou d'habitude ; tout homme qui sur le linge d'une femme trouve quelques taches suspectes, en aussi petite quantité que ce soit, doit dans son propre intérêt s'abstenir de toute relation sexuelle avec elle, et, dans l'intérêt de ceux qui pourront lui succéder, l'inviter à se soigner, l'y forcer même si c'est en son pouvoir.

L'urètre, avons-nous dit, est la partie des organes génito-urinaires que la blennorrhagie atteint le plus souvent après le vagin. Cette *urétrite* est plus difficile à reconnaître que la vaginite, ses symptômes étant très obscurs et passant souvent inaperçus de celle même qui en est atteinte. Celle-ci ressent seulement un chatouillement au niveau du méat urinaire, chatouillement qui se transforme parfois en cuisson vive au moment du passage de l'urine. Mais cette sensation est inconstante, et quelquefois peu prononcée quand elle existe, ce qui tient à ce que le canal de l'urètre féminin est beaucoup plus court et plus large que celui de l'homme, d'où il résulte que le passage de l'urine est rendu plus facile et que son contact avec les surfaces enflammées est abrégé. Aussi la femme souffre-t-elle assez rarement en urinant : la douleur qu'elle peut éprouver à ce moment est bien plutôt due à l'action irritante de l'urine sur la vulve enflammée qu'au passage de ce liquide dans le canal ; il y a alors de la vulvite en même temps que de l'urétrite.

L'écoulement n'est pas beaucoup plus caractéristique. Sa couleur est verdâtre comme celle de tous les liquides d'origine blennorrhagique ; mais sa quantité est si minime que bien souvent il ne sort pas spontanément. Quelquefois pourtant il forme une tache verte sur le linge, tache qui diffère de celles qui résultent de l'écoulement vaginal en ce qu'elle est unique et d'aspect assez exactement circulaire, correspondant à la forme du méat qui lui a donné issue. Fréquemment même cette tache n'existe pas : le pus sécrété par l'urètre est entraîné avec l'urine, mais ne s'accumule pas dans l'intervalle des moments où celle-ci est expulsée. De là il résulte que les malades se croient depuis longtemps débarrassés de leur urétrite, si toutefois elles se sont aperçues de son existence, alors que la guérison n'est nullement commencée et que le mal est encore susceptible d'être transmis par contagion.

Le médecin lui-même peut s'y tromper. Voici, à l'appui de ce que j'avance, un cas cité par le Dr Jullien, et emprunté à la pratique d'un ancien chirurgien des hôpitaux, A. Guérin. « Une femme contracte avec son mari une blennorrhagie, se soigne et se croit guérie. Elle devient veuve, et sauf quelques taches blanchâtres sur son linge, aux environs de la période menstruelle, ne s'aperçoit d'aucun écoulement. A trois ans de là, le lendemain de la cessation des règles, elle exerce le coït avec un homme marié, et lui donne une blennorrhagie caractéristique. Examinée deux jours après par Guérin, elle lui semble tellement exempte de lésions que ce praticien si expérimenté l'eût déclarée saine, s'il n'eût été instruit de la cause pour laquelle elle venait réclamer son avis. Ce ne fut qu'après avoir renouvelé l'examen à plusieurs reprises qu'en pressant sur le canal de l'urètre, à l'aide d'un doigt introduit dans le vagin, il vit une toute petite gouttelette de mucus blanc à l'entrée d'une des glandules placées au-dessus du méat ».

C'était là évidemment le reste de l'ancienne blennorrhagie; il y en avait assez pour que la maladie se transmît. Nouvelle preuve de la ténacité avec laquelle la blennorrhagie séjourne dans les organes féminins une fois qu'elle s'y est installée, de la sournoiserie avec laquelle elle s'y dissimule, de la nécessité de soigner avec persévérance les écoulements dont ces organes peuvent être le siège.

La *vulvite* est infiniment plus facile à reconnaître, en raison de la situation superficielle de l'organe enflammé et de l'étendue de la surface qu'il offre aux regards. La vulve est alors rouge et tuméfiée. La rougeur n'est pas uniforme, mais plus marquée en certains points, où la teinte est violacée, lie de vin, ce qui donne à l'ensemble un aspect marbré. Le gonflement est plus ou moins considérable, mais constant : il est parfois si prononcé, que les petites lèvres boursouflées empêchent d'apercevoir l'entrée du vagin. Ces modifications sautent aux yeux : il n'est pas besoin d'avoir fait la moindre étude d'anatomie pour se rendre compte que les parties n'ont pas un aspect normal. De plus, ces parties présentent souvent de petites écorchures, des ulcérations superficielles, qui résultent de l'action irritante et brûlante exercée sur elles par le liquide purulent qui les couvre.

L'écoulement passe par les mêmes phases qu'ailleurs. D'abord rare, incolore et transparent, il devient ensuite très abondant, louche, jaune verdâtre, d'odeur forte et désagréable : c'est du pus blennorrhagique, et ce liquide est fortement acide, ce qui explique l'irritation et les écorchures qu'il détermine au niveau des surfaces qu'il touche. Aussi ces surfaces sont-elles sensibles au moindre attouchement, et deviennent-elles le siège d'une vive brûlure au moment du passage de l'urine, qui en s'échappant les baigne toujours plus ou moins. Du reste les douleurs n'existent pas seulement dans les instants où l'on urine, mais aussi dans l'intervalle : toutefois elles sont alors moins vives, et ne consistent plus qu'en démangeaisons incommodes ou en une cuisson désagréable, qui sont exaspérées par les mouvements et la marche. Celle-ci est encore gênée par la présence dans l'aine de grosseurs plus ou moins volumineuses, très sensibles, qui, comme dans la vaginite, résultent d'un engorgement des glandes. Joignez à cela l'agitation, la fièvre, les douleurs dans les cuisses et le bas-ventre, qui se montrent souvent chez les femmes nerveuses, impressionnables ; ajoutez encore les démangeaisons qu'elles éprouvent, qui forcent les plus raisonnables à porter furieusement la main vers la vulve pour la gratter, et qui parfois laissent après la guérison l'habitude des plaisirs solitaires ou de la nymphomanie : et vous aurez le tableau complet de la vulvite blennorrhagique.

Elle a du reste le sort de la plupart des manifestations de la blennorrhagie. Bien soignée, elle guérit en deux ou trois semaines. Abandonnée à elle-même, sans traitement ni soins d'hygiène, elle tend à devenir chronique, à persister longtemps sans douleur, en donnant lieu à un suintement peu abondant, mais en restant éminemment contagieuse.

Reste la *blennorrhagie utérine*, autrement dit l'inflammation de la matrice engendrée par la blennorrhagie. Je n'en parle que pour signaler la possibilité de son existence, et sans entrer dans le moindre détail à son sujet. Car, d'une part, elle est fort rare, surtout si on la compare aux accidents dont nous venons de parler; d'autre part, elle n'a aucun signe qui puisse, pour tout autre que pour le médecin, la distinguer de la vaginite. Dans les deux cas l'écoulement est semblable, a la même abondance et la même coloration, forme sur le linge les mêmes taches; il s'écoule au dehors par une voie unique, ce qui fait qu'il est impossible de distinguer son point de départ, à moins de le prendre à sa source même, d'explorer l'intérieur des organes génitaux à l'aide du spéculum. Dans les deux cas les douleurs sont les mêmes comme nature et comme intensité, et ont le même siège; peut-être cependant s'étendent-elles davantage du côté des reins et du périnée dans la blennorrhagie utérine que dans la blennorrhagie vaginale : mais ce sont des nuances difficiles à apprécier, et, je le répète, les deux maladies se confondent le plus souvent. Et d'ailleurs, que nous importe? Ce n'est pas de théorie ni de subtilités diagnostiques qu'il s'agit ici, c'est de pratique à la portée de tous. Or, en cas de chaudepisse, les soins à prendre sont identiques, que l'inflammation porte sur la matrice ou sur le vagin, et c'est là seulement ce qui nous intéresse.

Passons donc maintenant au traitement de la blennorrhagie chez la femme. Nous poserons en commençant deux principes. Le premier, c'est que les précautions les plus minutieuses de propreté doivent être observées dans tous les cas, non seulement pour rendre possible la guérison, qui ne surviendra jamais si on ne favorise l'action des remèdes par des soins de tous les instants, mais encore pour éviter le transport du pus sur des surfaces encore saines, comme celles de l'anus, de l'œil, du nez, transport

qui serait, comme chez l'homme, l'origine de complications fâcheuses ou dangereuses. Il faut donc, d'un côté,
s'appliquer à nettoyer le plus souvent possible la partie
enflammée, à y empêcher le séjour de l'humeur virulente,
à l'aide d'eau simple, ou additionnée d'eau de Cologne,
d'eau phéniquée, d'eau boriquée, d'alcool camphré; d'un
autre côté, laver soigneusement tous les objets venus au
contact de cette partie, les mains, les éponges, les instruments, etc., et n'en porter aucun sur un autre point avant
de s'être assuré de sa pureté. Aussi vaut-il mieux, pour
ces lavages extérieurs, remplacer les linges et les éponges
par des tampons d'ouate hydrophile, substance qu'on
trouve maintenant partout, qui s'imprègne parfaitement
de tous les liquides, et dont le prix est assez bas pour
qu'on n'hésite pas à jeter chaque fois au feu ou dans le
seau de toilette le tampon qui a servi, alors qu'on regar-
derait à deux fois à sacrifier un morceau de toile ou une
éponge fine.

Notre second principe est que la femme atteinte de
blennorrhagie ne retire aucun profit de l'absorption du
cubèbe, du copahu, du santal et autres poivres ou baumes
qui ont tant d'efficacité dans la chaudepisse de l'homme.
La raison de ce fait, nous la connaissons déjà : c'est que
ces substances n'agissent que si elles sont charriées par
l'urine au contact des surfaces enflammées, qu'elles modifient au passage. Or, chacun sait que l'urine ne passe pas
par le vagin ni par la vulve, d'où il suit que ces organes
ne seraient pas touchés par les agents en question. Quant
à l'urètre, par lequel l'urine s'échappe, il est si large chez
la femme, il est disposé de telle sorte, que ses parois
seraient à peine touchées par les substances chargées
d'agir sur lui. Bref, les remèdes internes, antiblennorrha-
giques, sont d'une utilité nulle ou très discutable chez la
femme. C'est seulement aux remèdes externes qu'elle doit
recourir.

Parmi ceux-ci les grands bains tiennent la première
place : c'est un excellent moyen, qui rend de tels services
que certains praticiens bornent là leurs conseils quand
ils ont à traiter une blennorrhagie féminine. C'est peut-

être trop peu ; mais en tout cas les bains doivent toujours
être employés. Pour être utiles, il faut qu'ils soient chauds,
prolongés et répétés. Leur température sera à peu près
celle du corps, maintenue entre 36° et 38° : on ne doit ni
y éprouver la moindre sensation de froid, ni y avoir de
sueurs perlant au front. Leur durée sera de trois quarts
d'heure environ : mieux vaut dépasser cette limite que
rester en deçà. Ils seront pris tous les jours si c'est possible, ou au moins tous les deux jours. Leur composition
n'a rien de bien savant : l'eau simple suffit le plus souvent,
puisqu'on recherche avant tout l'action de l'humidité
chaude. Pourtant il n'y a que des avantages à y ajouter
un sachet de son ou une livre d'amidon, qui ont une action
plus calmante que l'eau pure. Mais gardez-vous des bains
alcalins qui, si les parties génitales externes sont enflammées et sensibles, peuvent être irritants pour elles ;
gardez-vous surtout des bains sulfureux, encore plus irritants que les précédents. Ce n'est qu'en cas de douleurs
vives qu'il est indiqué d'ajouter à l'eau du bain une infu-
sion concentrée de tilleul ou une décoction de pavot.

A défaut de grands bains on peut user des bains de
siège, composés de la même façon. Mais ils sont certainement inférieurs aux bains entiers parce qu'il est très
fatigant d'y séjourner pendant le temps prolongé qui est
nécessaire à l'action de l'eau chaude.

Un autre moyen très calmant, capable de contribuer à
diminuer l'inflammation, ce sont les cataplasmes émoll-
lients. Malheureusement ils ne sont guère commodes à
appliquer dans le fond du vagin ni sur l'urètre, et c'est à
la vulve enflammée qu'on les applique de préférence. Là
on les maintient en place assez facilement par le procédé
qui sert à fixer les linges à l'aide desquels se garnissent
les femmes qui ont leurs règles, c'est-à-dire au moyen
d'une ceinture de toile placée autour des reins, et de la
partie postérieure de laquelle part une serviette assez longue
pour venir en avant rejoindre la ceinture, après avoir
passé sur le périnée et en avant de la vulve. Ces cataplasmes
doivent autant que possible être préparés avec la farine de
riz : la farine de lin a l'inconvénient de fermenter au con-

tact des liquides sécrétés par les organes génitaux ;
l'amidon et la fécule de pomme de terre donnent des cataplasmes qui deviennent secs et durs au bout d'un temps
très court, tandis que ceux qu'on fait avec la farine de riz
restent longtemps mous, souples, et ne s'altèrent pas.
Mais exigez de la farine de riz, et ne vous laissez pas
donner en place de la poudre de riz, ce qui n'est pas du
tout la même chose ; il est très difficile de réussir de bons
cataplasmes avec la poudre.

Dans le vagin on remplace les cataplasmes par les injections. Ce n'est pas le moment d'indiquer la façon dont
une femme doit prendre ses injections vaginales : c'est
une question beaucoup plus délicate, beaucoup moins
banale qu'on pourrait le croire ; mais nous y reviendrons
quand nous aurons à parler des maladies des organes
génitaux propres au sexe féminin, autres que la blennorrhagie. Je me bornerai à dire que dans celle-ci, quand
elle est au début, le liquide des injections doit être composé de substances émollientes et calmantes. La haute
température de l'eau est la première condition de réussite : il faut toujours que ce liquide soit plus que tiède,
qu'il soit véritablement chaud au moment de l'emploi. De
plus on y aura préalablement fait bouillir, par litre, une
poignée de racine de guimauve fraiche ; plus une tête de
pavot coupée en quatre et débarrassée de ses graines ; la
décoction doit se prolonger pendant un quart d'heure au
moins. Si les douleurs sont vives, on fera bien d'y ajouter, après avoir séparé les substances végétales, vingt à
trente gouttes de laudanum. On peut sans inconvénient
répéter ces injections, laudanum compris, quatre fois par
jour ; on doit en tout cas les faire deux fois, le matin et
le soir, sans préjudice des lotions de propreté qui ne doivent pas être négligées dans l'intervalle.

Voilà pour la première période, la phase aiguë pen-
laquelle on ne peut avoir d'autre prétention que de calmer
les douleurs quand elles existent, de modérer en tout cas
l'inflammation. Celle-ci disparaît quelquefois promptement et définitivement par le seul emploi de ces moyens
adoucissants, grands bains d'une part, cataplasmes ou in-

jections émollientes d'autre part. Mais dans bien des cas
cela ne suffit pas : l'inflammation diminuerait, mais ne
cesserait pas complètement si on bornait là ses efforts.
Aussi pendant la seconde période, c'est-à-dire dès la fin
de la seconde semaine, faut-il passer aux moyens dits
astringents, qui modifient directement l'état des parties.

A la vulve, il suffit de passer plusieurs fois par jour un
pinceau ou un tampon de ouate trempé dans une solution
de tanin ou de sulfate de zinc dans l'eau, dans la proportion de dix grammes de la première substance, de cinq
grammes de la seconde, pour un litre de liquide. Il faut
avoir bien soin d'enlever d'abord, par un lavage à l'eau,
toute trace de pus, puir d'écarter les grandes et les petites
lèvres, et d'imbiber fortement toutes les surfaces avec la
solution, qu'on se gardera d'essuyer bien entendu. Cela
fait, on place entre les lèvres un tampon de ouate préalablement roulé dans la poudre de lycopode, de riz ou
d'amidon, et on laisse ce tampon d'une lotion à l'autre,
de façon à ce que les parties ne soient jamais en contact.

Dans le vagin, ce sont les mêmes liquides qu'on emploie, mais en injections. Il y a alors avantage à donner
pour véhicule au tanin, à l'alun ou au sulfate de zinc, les
décoctions de feuille de noyer, d'écorce de chêne ou de
rose de Provins, qui joignent leur action astringente à
celle des substances dissoutes. Le coaltar saponiné est aussi
un très bon remède, dans la vaginite comme dans la vulvite : mais il ne faut pas l'employer pur, tel que le vendent
les pharmaciens ; on commencera par en mettre une ou
deux grandes cuillerées par litre d'eau, quitte à élever
progressivement la dose si on n'en éprouve pas d'inconvénients.

Dans l'urètre enfin les mêmes liquides astringents peuvent aussi être employés en injections. On se sert alors
d'une seringue de petit calibre, telle que celle qui est en
usage dans le sexe masculin ; mais l'orifice de ce canal est
si haut placé chez la femme, si dissimulé par les replis
voisins, si difficile à découvrir par la malade elle-même,
qu'il vaut mieux confier au médecin le soin de pratiquer
les injections qui doivent y être faites.

Je devrais maintenant parler de l'hygiène de la femme atteinte de blennorrhagie. Mais qu'aurais-je à dire sur ce sujet qui ne soit calqué sur ce que nous avons vu convenir à l'homme dans les mêmes conditions? Prendre le plus de repos possible, éviter la marche et toute espèce de fatigue, s'abstenir de liqueurs et de mets épicés, fuir le coït et toutes les excitations vénériennes: toutes ces précautions sont nécessaires à un sexe aussi bien qu'à l'autre. Quant aux moyens que la femme peut employer pour éviter de gagner la chaudepisse, ils sont illusoires la plupart du temps. Examinera-t-elle le linge de l'homme auquel elle va se livrer? L'exhortera-t-elle à faire les ablutions dont elle lui donne l'exemple? Sans doute elle ferait bien d'agir ainsi; mais qui ne comprend les raisons qui la font hésiter? Se donne-t-elle? Elle a confiance en l'homme choisi, et ne songe guère à la contagion possible. Se vend-elle? Elle n'a pas le droit de se montrer trop difficile, et la crainte d'un refus plus ou moins poli, d'un lâchage instantané, fait qu'elle abandonne tout au hasard. Mais il est un point sur lequel j'insiste encore parce qu'il domine toute l'histoire de la blennorrhagie chez la femme : c'est que soignée à temps et convenablement, elle guérit vite et bien, tandis qu'abandonnée à elle-même, elle a une durée indéfinie et peut indéfiniment se transmettre par contact.

Avant de terminer ce chapitre, nous avons une dernière question à nous poser, ou plutôt deux questions qui sont connexes. La vulvite, la vaginite, l'urétrite, peuvent-elles avoir d'autres causes que la blennorrhagie? Est-il possible de distinguer celles qui ont cette origine de celles qui ont une autre cause? Eh bien, l'unanimité des médecins répond oui à la première question; la majorité répond non à la seconde.

Oui, ces maladies peuvent survenir en dehors de tout contact impur, au moins deux d'entre elles, l'inflammation de la vulve et du vagin. « Les petites filles, dit le docteur Gallard, même dès les premiers mois qui suivent leur naissance, tout comme plus tard, peuvent présenter une véritable inflammation vulvaire caractérisée par de la rougeur, de la tuméfaction douloureuse, avec une chaleur

insolite et une sécrétion muco-purulente souvent abondante. Cette inflammation, à laquelle on ne saurait dans
certains cas refuser un caractère véritablement catarrhal,
paraît se produire surtout aux moments où se font les
diverses poussées du travail de la dentition. » On voit que
la vulvite est de tout âge et non spéciale aux femmes
pubères qui font la fête. Quant à la vaginite, elle est
tout aussi souvent simple, produite par une irritation
quelconque des organes génitaux, un coup, une chute, etc.,
que virulente, blennorrhagique.

Or, à quoi reconnaît-on que l'inflammation est simple
dans un cas, ne l'est pas dans l'autre ? Rien n'établit cette
distinction d'une façon absolue. On dit bien que quand il
s'agit de blennorrhagie, le canal de l'urètre est ordinairement pris, est le siège de douleurs en urinant et d'un
écoulement verdâtre : mais le fait est loin d'être constant,
puisque, dans un relevé du professeur Fournier, sur
434 cas de blennorrhagie féminine observés à Lourcine,
l'urètre n'a été pris que 236 fois, a été épargné dans près
de la moitié des cas. On nous dit encore que le pus blennorrhagique se reconnaît à sa virulence, c'est-à-dire à la
propriété qu'il a de reproduire la chaudepisse quand il
est transporté sur un terrain sain ; c'est très joli, mais
qui consentira à se prêter à l'expérience, à déposer dans
son canal une goutte de ce pus pour voir s'il est ou non
capable de transmettre la blennorrhagie ? Et d'ailleurs,
nous avons vu précédemment que les écoulements se
faisant par les organes sexuels de la femme étaient aptes
à donner la chaudepisse à l'homme lorsqu'il se trouve
dans certaines conditions d'excitation générale ou génésique : alors, où est la preuve cherchée ? On affirme enfin
que la vaginite ou la vulvite est plus tenace, plus persistante, lorsqu'elle est de nature blennorrhagique, que dans
les autres cas : nous voilà donc obligés d'attendre des
jours et des semaines pour asseoir notre opinion !

Concluons plutôt que, sauf le cas où *habemus confitentem
reum*, où la malade avoue avoir eu des rapports avec un
individu notoirement atteint de chaudepisse, cas bien
exceptionnel, il est très difficile ou impossible d'affirmer

10.

qu'une femme a la blennorrhagie, et non une inflammation vulgaire. La chose est assurément de peu d'importance au point de vue du traitement, puisqu'il est sensiblement le même dans les deux cas. Il n'en est pas de
même en médecine légale, où il est du plus haut intérêt,
en cas de tentative de viol ou d'attentat à la pudeur, de
pouvoir dire si la victime est vraiment atteinte de blennorrhagie, puisque l'affirmative est une preuve d'un grand
poids contre l'inculpé, si celui-ci présente aussi un écoulement par l'urètre. Ce problème sera mieux à sa place dans
le chapitre consacré aux rapports que les maladies vénériennes ont avec la famille et la société, mais il m'a paru
nécessaire, après avoir énuméré les signes de la blennorrhagie chez la femme, d'indiquer de suite combien leur
valeur est peu certaine, et quels doutes leur constatation
laisse dans l'esprit de celui qui veut remonter à leur origine.

IX

LE CHANCRE MOU

SOMMAIRE. — Le chancre en général. — Causes du chancre mou. — Conditions qui y prédisposent. — Siège du chancre mou. — Sa fréquence. — Ses caractères. — Son évolution. — Signes qui le distinguent des autres maladies vénériennes. — Chancre phagédénique ou rongeant. — Cas de mort par phagédénisme. — Précautions à prendre pour éviter le chancre mou. — Traitement du chancre mou.

Il y a deux espèces de chancres : le chancre mou ou chancre simple, le chancre induré ou chancre syphilitique, qui présentent quelques analogies et de grandes différences. Avant de décrire l'un et l'autre, il est nécessaire de s'entendre sur la signification à donner au mot *chancre*, qui dans le langage vulgaire s'emploie à toute sauce et s'applique à une foule d'affections tout à fait disparates.

Ainsi dans les campagnes, et même à la ville, les bonnes femmes donnent volontiers le nom de chancre à toute affection siégeant dans la bouche des enfants et s'accompagnant d'un état général mauvais : pour elles, les aphtes et le muguet sont des chancres, bien qu'il n'y ait aucune espèce de rapport entre ces lésions et les maladies vénériennes. Chez les adultes, le même terme s'applique aux tumeurs ulcérées, et, comme les tumeurs présentant cette disposition sont presque toujours de nature cancéreuse, *chancre* et *cancer* sont devenus synonymes dans la langue courante, et bien à tort : car Vénus n'intervient pas plus dans la naissance du cancer que des aphtes ou du muguet. Il n'est pas jusqu'à la sylviculture qui ne se soit emparée du même mot : là le chancre est une maladie des plantes ligneuses, dans laquelle se forment des espèces d'ulcères qui détruisent le bois de proche en proche ; tout le monde a vu dans les jardins publics ces grands trous qui vont jusqu'au cœur des arbres et qu'on bouche à grand renfort de plaques de tôle.

Au milieu de ces acceptions diverses on trouve pourtant une idée commune, celle d'une solution de continuité tendant à s'étendre aux parties voisines et à les ronger. Cette notion est aussi le principal caractère du chancre vrai, que nous sommes ainsi amenés à définir : *une ulcération d'origine vénérienne*, cette origine suffisant à distinguer le chancre proprement dit du cancer et autres tumeurs ulcérées.

Mais, j'y pense, si cette définition a le mérite d'être courte, elle a peut-être l'inconvénient d'être insuffisante pour beaucoup de lecteurs, auxquels il est parfaitement permis d'être peu familiarisés avec le jargon médical. Le chancre est une ulcération, c'est très bien : mais qu'est-ce qu'une ulcération ? Vous répondez sans sourciller : c'est une plaie, et vous commettez ainsi une erreur très répandue. On se coupe, on se pique : voilà une plaie ; la cause agit instantanément et disparaît de même ; la perte de substance ne s'accroît pas au delà de ses limites premières ; la tendance à la guérison se manifeste de suite, si étendue que soit la plaie, si lente que doive être la cicatrisation. Au contraire on porte depuis un certain temps des varices à la jambe, et un beau jour il se produit au niveau de l'une d'elles une petite écorchure qui va en s'agrandissant de jour en jour : voilà un ulcère ; la cause a séjourné dans l'économie avant d'agir et y reste encore après avoir manifesté son action ; la guérison se fait attendre tant que cette cause subsiste. Eh bien c'est dans cette dernière catégorie que se place le chancre. La cause vient bien de l'extérieur, mais n'agit pas sur le champ, reste dans l'organisme pendant plusieurs jours avant de produire son effet ; de plus il tend d'abord à s'étendre, et détruit une certaine partie des tissus voisins avant que débute la période de réparation qui amènera la cicatrisation. Vous comprenez maintenant, j'espère, la différence qui sépare une plaie d'un ulcère ; et pourquoi le chancre est un ulcère et non une plaie.

Une autre erreur, très généralement commise, consiste à croire que toujours le chancre est un signe de vérole. C'est ainsi qu'on l'entend dans le public non médical, et la confusion s'est perpétuée dans beaucoup d'écrits médicaux jusqu'au milieu du XIXᵉ siècle : on retrouve là l'influence exercée sur les esprits par la grande épidémie de la fin du XVᵉ siècle, dont nous avons déjà parlé à plusieurs reprises, et qui a pendant bien longtemps fait rapporter toutes les maladies vénériennes à la syphilis seule. Il y a quarante ans à peine que, grâce aux travaux de Ricord et autres syphiligraphes français, la distinction a commencé à se faire, non sans résistance de la part des partisans entêtés des doctrines anciennes. Mais aujourd'hui, après d'**homériques** tournois dans lesquels le sang versé était remplacé par des flots d'encre et des avalanches d'esprit, il est absolument démontré, au moins pour les médecins, que les deux espèces de chancres diffèrent autant par leurs caractères que par leurs conséquences, et, sans entrer dans le détail de ces discussions qui n'intéresseraient que médiocrement le lecteur, nous pouvons en résumer les conclusions de la façon suivante. A côté du chancre syphilitique, infectant, induré, existe un chancre non syphilitique, simple, mou. Tous deux sont des ulcères contagieux, siégeant dans la grande majorité des cas sur les organes génitaux de l'homme ou de la femme. Mais le second ne produit jamais l'empoisonnement général de l'économie, qui est toujours le résultat de la présence du premier. De plus, celui-ci est toujours unique, tandis que le chancre **mou** va souvent par deux, trois, et davantage sur le même individu. Enfin tous deux s'accompagnent de bubons: seulement tandis que le bubon est unique et se termine souvent par un abcès dans le chancre mou, il est multiple et ne suppure pas dans le chancre syphilitique.

Tels sont en gros les principaux caractères qui distinguent les deux espèces de chancres; nous aurons bientôt l'occasion d'y revenir avec plus de développements. Mais d'abord voyons de plus près quels sont les causes et les symptômes du chancre mou, non syphilitique, le seul qui fasse le sujet de ce chapitre.

Pour ce qui est de la notion de cause, elle est des plus simples à retenir. Le chancre mou n'a pas plusieurs façons de prendre naissance, il n'en a qu'une : c'est la contagion du chancre lui-même. Tandis que la chaudepisse peut avoir sa source autre part que dans le pus blennorrhagique, par exemple dans des excitations génitales inconsidérées ou dans le liquide des règles ou des flueurs blanches, le chancre ne se propage que par le contact du pus qu'il fournit.

Mais pour que le pus produise son effet, il semble nécessaire qu'il trouve une porte ouverte par laquelle il puisse pénétrer, que les téguments sur lesquels il vient d'être déposé soient entamés. Ainsi on a pu frotter fortement la cuisse d'un individu sain, ne présentant aucune solution de continuité, avec le doigt imprégné de pus chancreux, sans déterminer sur lui l'apparition d'un chancre.

Toutefois, ne vous hâtez pas de vous réjouir, de croire que la transmission a lieu seulement quand les organes génitaux présentent une grande écorchure, et que, celle-ci manquant, on peut impunément avoir des rapports sexuels avec une personne atteinte de chancre. La porte d'entrée demandée peut être microscopique, échapper aux investigations, même les plus minutieuses. Il se passe ici la même chose que pour l'érysipèle de la face, qui semble le plus souvent s'être développé spontanément, sans être précédé de lésions quelconques, et que les médecins s'accordent pourtant à regarder comme ne pouvant exister, sans qu'un rhume de cerveau, une inflammation de l'œil, des lèvres, etc., lui ait préparé les voies. Or, il est assez rare que les organes génitaux soient complètement intacts: on les croit tels parce qu'ils ne sont le siège d'aucune sensation particulière, qu'on n'aperçoit rien d'anormal à leur niveau ; mais bien souvent, plus souvent qu'on ne le croit, ils sont le siège de petites excoriations, de minuscules boutons entr'ouverts, dont les dimensions sont si restreintes qu'on ne les voit pas plus qu'on ne les sent, et que la loupe seule permet d'en affirmer l'existence. C'est peu de chose sans doute, et c'est autant qu'il en faut pour servir de voie d'introduction au virus chancreux.

Alors, dira-t-on, tout le monde ou à peu près est exposé à contracter un chancre sans le savoir. Mais oui, parfaitement. Seulement, il est clair que la contagion sera d'autant plus facile et redoutable que les boutons ou les écorchures seront plus visibles, auront de plus larges dimensions : de là la nécessité de s'examiner attentivement avant le coït, et de s'abstenir de tout rapport si ses propres organes génitaux ne paraissent pas en parfait état. Cependant, cette précaution ne met pas à l'abri de tout danger : car la porte d'entrée du virus peut s'ouvrir pendant le coït lui-même, sous forme d'une petite déchirure se produisant au niveau des parties les plus délicates, comme le prépuce et son frein chez l'homme, la vulve et l'entrée du vagin chez la femme, surtout chez la femme vierge ou dont l'orifice vulvaire a une grande étroitesse. Le seul moyen de prévenir ces déchirures et leurs conséquences, c'est celui que nous avons déjà tant recommandé à d'autres points de vue : s'abstenir de mouvements brusques, violents, pendant le coït.

Une autre circonstance qui chez l'homme prédispose à la formation du chancre et favorise la contagion, c'est la longueur exagérée du prépuce. Car d'abord, les soins quotidiens de propreté sont plus difficiles à prendre, les investigations sont moins aisées à faire, d'où la fréquence de petites lésions d'irritation qui restent ignorées. Puis la matière virulente séjourne plus longtemps et a plus de chances de produire son action nuisible sous un prépuce dont les dimensions sont anormales. Aussi ceux qui présentent cette disposition doivent-ils se livrer à un examen encore plus minutieux et à des lavages plus abondants que toute autre personne.

Jusqu'ici nous avons supposé que le chancre mou résul-

tait d'une contagion immédiate, était directement engendré,
pendant le coït et une pratique vénérienne quelconque,
par le contact d'un individu malade avec ŗun sujet sain.
C'est, en effet, le cas le plus fréquent; mais d'autres peuvent encore se présenter. Ainsi on a vu, comme pour la
blennorrhagie, la contagion s'exercer d'une façon médiate,
un individu transmettant la maladie à un autre sans
l'avoir lui-même. Ricord cite plusieurs observations dans
lesquelles un homme, ayant eu des rapports avec une
femme atteinte de chancre, puis quelques heures après
avec sa femme légitime ou sa maîtresse habituelle, communiqua un chancre à celle-ci et n'en présenta pas de
traces sur sa propre personne. Presque toujours alors il
est noté que celui qui avait servi de véhicule au virus
chancreux avait le prépuce long et ne s'était pas livré,
après le premier coït, aux ablutions nécessaires : d'où on
peut conclure qu'il avait gardé à la surface du gland un peu
de pus qu'il s'est empressé de déposer sur l'autel où il
venait faire sa seconde offrande. Quant à expliquer pourquoi lui-même est resté indemne, c'est beaucoup plus difficile. Il faut admettre qu'une grâce d'état existe en faveur
de certains privilégiés, tout en renonçant à en donner la
raison. On a vu ces fortunés mortels ne rien attraper dans
leurs rapports avec une femme qui, le même jour, donnait
des chancres à un ou plusieurs malheureux; on a même
vu des expérimentateurs s'inoculer sous le prépuce du pus
pris sur un chancre des mieux caractérisés, sans que le
moindre accident en résultât pour eux. Mais ce sont là des
raretés, qui, encore une fois, sont inexplicables, et qu'on ne
peut prévoir à l'avance. Tout le monde est plus ou moins
disposé au chancre, voilà ce qu'il faut se dire, afin de
prendre ses précautions en conséquence.

Si le plus souvent le chancre se communique pendant
les rapports sexuels, la contagion peut aussi se faire d'autre façon, par les doigts, les objets, les linges de pansement, souillés de pus; alors la transmission s'opère quelquefois de manière bien inattendue. Ainsi le docteur
Desprès rapporte qu'une jeune femme de son service
d'hôpital communiqua des chancres à une autre malade,

en lui égratignant la figure avec ses ongles qu'elle avait volontairement imprégnés de pus chancreux dont ses organes génitaux étaient souillés. Un autre médecin raconte qu'un homme se donna à lui-même un chancre de 'amygdale en portant au fond de sa gorge, pour en extraire un petit morceau d'os qui s'y était fixé au cours d'un repas, ses doigts qu'il n'avait pas convenablement lavés après avoir touché les chancres du prépuce dont il était porteur. On voit qu'en fait de chancre mou, comme de blennorrhagie et de toute autre maladie vénérienne, on ne saurait trop se défier de soi-même et des autres, la contagion pouvant se faire dans les actes les plus innocents tout aussi bien que par les pratiques chères à Vénus.

Mais en somme c'est pendant les rapports sexuels, pendant le coït complet ou le frottement des organes génitaux les uns contre les autres que le chancre mou se transmet le plus souvent. Aussi n'y a-t-il rien de surprenant à ce que dans les deux sexes il siège de préférence sur ces organes, ou sur des points très voisins, comme nous l'enseigne la statistique. Sur un total de 4.035 chancres observés par les professeurs Ricord, Fournier, Le Fort, etc., on en compte 3.956 occupant la vulve, la verge ou l'anus, et seulement 99 disséminés sur d'autres points : soit 40 chancres génitaux pour 1 chancre extra-génital. Nous verrons que ce dernier est bien plus fréquent quand il s'agit de syphilis.

Chez l'homme, c'est au prépuce et au gland que le chancre mou domine, parce que là les liquides virulents s'accumulent et ont tout le temps d'agir si on ne se lave pas immédiatement ; le reste de la verge et les bourses sont bien plus rarement atteints. Chez la femme, c'est à la fourchette, c'est-à-dire à la partie tout à fait inférieure de la vulve, puis à l'entrée du vagin, qu'on constate le plus grand nombre de chancres mous, ce qui s'explique par la facilité avec laquelle ces parties sont écorchées pendant les pratiques vénériennes et par le séjour qu'y font les liquides nuisibles s'écoulant du vagin. Notons en passant que le chancre de l'anus, assez rare chez l'homme, est relativement commun dans le sexe féminin : toujours

11

la prédilection que l'homme présente pour la région fessière de la femme, et que nous avons déjà signalée à propos de la chaudepisse !

Le chancre mou a été aussi observé aux doigts, au ventre, à la poitrine, aux cuisses, etc. ; nous l'avons signalé tout à l'heure à la figure et jusque dans la gorge. Ces localisations dépendent de contacts étrangers aux rapports sexuels, et sont si exceptionnelles, si imprévues, qu'elles échappent à toute statistique. Mais il est digne de remarque que cette lésion est très rare à la tête, en particulier à la bouche, où comme nous le verrons le chancre syphilitique est assez fréquent : c'est que celui-ci est souvent si petit, si peu marqué, qu'il échappe aux regards de celui qui le porte et des étrangers, tandis que le chancre mou a des dimensions et un aspect qui du premier coup attirent l'attention ; le premier n'éloigne pas le baiser ni les autres manœuvres lascives qui se passent dans la bouche, tandis que le second est trop répugnant pour permettre de semblables pratiques aux amants les plus passionnés, aux prostituées du plus bas étage.

C'est dans cette dernière classe de femmes, parmi les prostituées clandestines, insoumises, que le chancre mou opère le plus de ravages : sur 549 observations du docteur Mauriac, on le trouve seulement chez 117 filles soumises, dont 59 en cartes et 58 en maisons. De là nous pouvons conclure que, tandis que la chaudepisse, étant produite par toutes sortes de causes, se rencontre dans toutes les classes de la société, le chancre mou, qui n'est engendré que par lui-même, se trouve surtout chez les femmes qui se livrent au premier venu et ne sont ni surveillées ni soignées en temps utile. Moralité : on peut se préserver plus facilement de ce chancre que de la blennorrhagie, à condition de n'être pas trop dégoûté sur la nature du flacon qui doit donner l'ivresse ; il suffit de s'adresser aux femmes que la police tolère et protège, bien que la morale, dit-on, réprouve leur trafic.

La profession des hommes atteints vient à l'appui de ce qui précède : car on a remarqué que parmi les ouvriers, qui forment la clientèle habituelle des hôpitaux, les plus

souvent affectés de **chancres** sont ceux qui, par le taux
de leur salaire, occupent le bas de l'échelle; c'est qu'ils
s'adonnent fort peu aux soins de l'hygiène et de la propreté, et que la modicité de leurs ressources les force à
s'en tenir aux femmes dont les faveurs sont au rabais.

Le chancre mou est plus fréquemment multiple que
solitaire. Sur **un** relevé de 700 cas, il n'y en avait qu'un
dans 160 cas, il y en avait plusieurs dans les 540 autres
cas. Le plus souvent il y en avait de 3 à 6; il n'est
pas rare d'en voir 6 à 10; 12 fois il y en a eu 20 ou
davantage. Tantôt cette multiplicité des chancres existe
d'emblée, ils naissent **tous** à la fois; tantôt elle se manifeste en un certain temps, c'est-à-dire qu'au début il n'y a
qu'un ou deux chancres, mais le pus qui s'en écoule se
répand sur les parties voisines, et, comme il est contagieux, il fait éclore la maladie sur ces parties si elles ont
excoriées. Ce n'est pas ainsi que procède le chancre syphilitique : il est et reste toujours unique, et son pus inoculé
en un autre point du corps de l'individu qui en est porteur ne le reproduit jamais.

L'apparition du chancre mou ne suit pas immédiatement
le contact qui lui donne naissance, quelle que soit d'ailleurs la nature de ce contact, que ce soit un acte vénérien quelconque ou le fait d'avoir touché un objet souillé.
Mais cette période intermédiaire est toujours plus courte
que celle qui s'observe en cas de chancre syphilitique :
dans la grande majorité des cas, elle dure 7 à 8 jours,
quelquefois moins, très rarement plus. Pendant ce temps,
rien, absolument rien, ne peut indiquer ce qui va se passer; c'est une période complètement latente.

Du troisième au huitième jour apparaît une petite plaque rouge, au centre de laquelle est un petit point blanc,
quelquefois soulevé par une gouttelette de liquide incolore ou jaunâtre, qui lui donne l'aspect d'une ampoule ou
cloche de volume extrêmement restreint. Si on enlève ce
point avec l'ongle ou la pointe d'un instrument, il se
reforme en moins d'une heure. En tout cas il s'étend en
surface et en profondeur, se mortifie, et tombe spontanément au bout de 3 à 5 jours, sans causer de douleur, mais

en laissant à découvert une petite ulcération. Alors le chancre est constitué et facile à reconnaître.

Sa forme est en général régulièrement arrondie : pourtant elle peut se modifier, devenir ovoïde, allongée, etc., ce qui dépend soit du tissu sur lequel siège l'ulcère, soit de la coïncidence en un même point de plusieurs ulcères qui se gênent mutuellement dans leur développement. Ses bords, entourés d'une auréole rouge, paraissent dentelés quand on les examine à la loupe ; à l'œil nu, on les voit taillés à pic, comme à l'emporte-pièce, et renversés en dehors, décollés des parties profondes. Son fond, d'abord rouge, puis grisâtre, est humide, fournit une grande quantité de pus qui, en apparence, ne diffère pas du pus ordinaire, mais qui est très contagieux, et dont le contact avec une partie dénudée reproduit un chancre : je ne saurais trop insister sur cette propriété du pus chancreux, qui commande la plus grande prudence et la propreté la plus méticuleuse. Enfin, la base de l'ulcère ne présente aucune dureté, contrairement au chancre syphilitique : elle est souple, elle a la mollesse que présentent les bords d'une plaie vulgaire, et c'est là un caractère distinctif de premier ordre. Toutefois, cette souplesse disparaît quand on irrite l'ulcère par des pansements mal faits ou par des cautérisations intempestives : alors ses bords peuvent s'indurer, de sorte que pour le médecin lui-même la distinction devient impossible. Si donc on se propose de consulter l'homme de l'art, il faut se garder de faire des pansements irritants qui empêcheraient celui-ci de poser son diagnostic avec certitude et le conduiraient peut-être à conseiller un traitement inopportun, au grand préjudice du malade.

Le chancre continue à s'étendre et à se creuser pendant trois à quatre semaines. Il peut durer beaucoup plus longtemps, surtout quand il n'est pas traité ; mais, même en l'absence de tout traitement, il finit par cesser de s'agrandir dans les cas ordinaires. Alors il commence à se séparer de la circonférence du centre : son fond s'élève, ses bords s'affaissent et marchent l'un vers l'autre, il tend à la cicatrisation ; mais tant qu'il reste une goutte de pus à sa surface, il est contagieux. Lorsqu'il est complètement fermé, il laisse presque toujours une cicatrice indélébile, qui elle aussi reste souple, ne s'indure pas : alors seulement toute chance de contagion a disparu.

Dans l'immense majorité des cas de chancre mou on voit apparaître, dans le courant de la seconde semaine, un bubon inflammatoire, très aigu, très douloureux, qui suppure très souvent, et dont le pus est aussi contagieux que celui du chancre lui-même : le contact de ce pus avec une surface dénudée du corps y fait surgir un chancre mou. Nous reparlerons des bubons en général, et de celui du chancre mou en particulier, dans le chapitre qui est consacré à ce genre de lésion. Rappelons seulement que c'est au gonflement des glandes ou ganglions lympha- tiques de l'aine qu'on donne spécialement ce nom de bubon ; pourtant quand le chancre siège ailleurs qu'aux organes génitaux ou dans leur voisinage, il donne encore lieu à un gonflement ganglionnaire qu'on peut de même appeler bubon, et qui alors se trouve en un point rappro- ché de celui qu'occupe le chancre : dans l'aisselle si celui-ci a succédé à une piqûre du doigt, sous la mâchoire quand le chancre siège aux lèvres ou dans la bouche, etc. Mais partout il présente les mêmes caractères : marche aiguë, douleurs vives, suppuration habituelle, propriétés virulentes du pus.

Maintenant que nous connaissons la façon dont le chancre mou se présente et évolue, nous pouvons appré- cier les différences qui le séparent des autres maladies vénériennes avec lesquelles il a été et peut être confondu. Considérons d'abord la chaudepisse.

Il semble au premier abord que la distinction des deux affections est tout ce qu'il y a de plus facile, et c'est la vérité dans les circonstances ordinaires. Quels sont leurs caractères communs ? La contagion par le coït et autres actes vénériens, d'une part ; la présence de bubons dans l'aine d'autre part : encore ceux-ci sont-ils loin d'être cons- tants dans la blennorrhagie. Mais à côté de ces analogies, que de caractères différents ! Dans la chaudepisse, écoule- ment abondant et venant de l'intérieur des organes génitaux, douleurs très vives en urinant, pas d'ulcération d'aucune sorte ; dans le chancre mou, pas d'écoulement fourni par la profondeur du canal de l'urètre ou du vagin, pas de douleurs en urinant, présence d'une ulcération siégeant au gland ou à la vulve, extérieure par consé-quent, et fournissant un pus dont la source est visible et tangible. C'est ainsi que les choses se passent dans les cas typiques, où la confusion est vraiment difficile.

Oui, mais le chancre peut occuper l'intérieur même du canal de l'urètre au lieu de siéger à la surface du gland : alors le pus qu'il fournit sort par l'urètre et le point d'où il vient est inaccessible à la vue ; alors il n'y a pas d'ulcé-ration à l'extérieur ; alors des douleurs se font sentir en urinant, au moment où l'urine passe sur l'ulcère situé dans la profondeur de l'urètre. Seulement ces douleurs, au lieu de répondre dans une étendue plus ou moins grande de la verge, sont rapportées par le malade à un point très limité, précisément celui qu'occupe le chancre, et ce point, quand on tâte la verge extérieurement, se reconnaît à la présence d'une tuméfaction circonscrite que les doigts peuvent sentir. Et puis surtout il ne faut pas trop s'arrêter aux exceptions, et vraiment le chancre situé à l'intérieur du canal est exceptionnel, puisqu'il ne se rencontre pas une fois sur mille. La règle est qu'il siège à l'extérieur, où il est facile à voir, à sentir, et à dis-tinguer de la chaudepisse.

La distinction est plus difficile à faire entre le chancre mou et le chancre syphilitique. Cependant le premier, dans la grande majorité des cas, apparaît dans les huit premiers jours qui suivent l'acte ayant donné lieu à la contagion ; le second apparaît au plus tôt à la fin de la troisième semaine. La base du premier est molle, a la consistance habituelle des plaies vulgaires ; celle du second est dure, résistante, coriace. Le chancre mou est profondément creusé ; son fond est inégal, hérissé de petites saillies, clair, rouge vif ou gris perle, et donne une grande quantité de pus ; ses bords sont droits, comme taillés à pic. Le chancre syphilitique reste superficiel, s'excave très légèrement ; son fond, uni, lisse, de couleur sombre, fournit très peu de pus, et se continue presque directement avec les bords, qui le dépassent à peine et le rejoignent en pente douce. Il n'y a dans le chancre mou qu'un seul bubon, mais très douloureux et presque toujours suppuré ; il y a dans le chancre syphilitique plusieurs bubons, mais indolents et ne se transformant pas en abcès.

Voilà les principaux caractères distinctifs : il y a encore quelques différences importantes à connaître. Le chancre mou, simple, reste toujours un accident local ; il peut se multiplier, donner lieu à un bubon à quelque distance : mais jamais il n'est suivi d'accidents généraux, il s'éteint sur place, il n'en est plus question lorsqu'il est cicatrisé. C'est le contraire pour le chancre induré, syphilitique, qui ne représente que la porte d'entrée du virus, dont la pénétration dans l'économie donne lieu à des troubles généraux plus ou moins graves : la disparition de ce chancre n'est nullement un indice de guérison. De plus, le pus du chancre mou inoculé à celui qui en est porteur ou à un individu sain ne reproduit jamais que le chancre mou et ne donne jamais la vérole ; mais il reproduit ce chancre indéfiniment, sans limites, tandis que le chancre syphilitique, toujours unique, ne peut être reproduit par inoculation du pus sur une autre partie du corps de celui qui en est atteint, la vérole ne récidivant jamais. Enfin la contagion et l'inoculation de produits syphilitiques ne donnent jamais le chancre mou ; celui-ci ne préserve pas de la vérole, qui ne met pas non plus à l'abri du chancre simple. Ainsi le docteur Lindman, expérimentant sur lui-même avec un courage et une persévérance rares, put s'inoculer successivement plus de 2.700 chancres mous sur divers points de son corps : puis s'étant inoculé le pus d'un chancre syphilitique, il vit celui-ci se développer avec tous ses caractères habituels, et eut la vérole.

Les différences entre les deux chancres sont donc nombreuses et paraissent aussi nettes que possible. Dans les cas bien tranchés la distinction sera facile à faire, si l'on tient compte non pas d'un seul des caractères que nous avons cherché à établir, mais de leur ensemble, depuis

l'époque d'apparition jusqu'aux conséquences tardives:
alors le premier venu peut apprécier son état et se soigner lui-même. Malheureusement la situation n'est pas
toujours aussi claire, un ou plusieurs des signes distinctifs
peuvent faire défaut, il y a même des chancres mixtes,
dont les signes se rapportent à la fois aux deux espèces
typiques. Il est tout naturel qu'en pareil cas des doutes
subsistent dans l'esprit, et, comme le médecin seul peut
mettre fin aux hésitations, c'est à lui qu'il faut s'adresser
avant de commencer un traitement qui, mal appliqué,
serait plus nuisible qu'utile.

De ce qui précède il résulte que la gravité des deux
chancres diffère considérablement. Autant l'un est un
accident sérieux, puisqu'on est rarement sûr, quand on en
a été atteint, d'être à l'abri d'accidents consécutifs, autant
l'autre est bénin puisqu'il ne laisse après lui aucun danger possible. On a même dit, et avec raison, que le
chancre mou est la moins grave des maladies vénériennes:
car sa durée est moins longue que celle de la chaudepisse,
et celle-ci est parfois suivie de rétrécissement de l'urètre,
d'atrophie du testicule, et autres accidents fâcheux qui
sont inconnus après le chancre mou.

Cependant quelques complications peuvent apparaître
au cours de ce dernier et traîner les choses en longueur.
La plus sérieuse de ces complications est connue sous le
nom de *phagédénisme*, traduction presque littérale d'un
mot grec qui signifie : faim dévorante. Le chancre phagédénique est celui qui manifeste un appétit exagéré pour
les tissus vivants, qui dévore les parties voisines du point
où il a pris naissance, qui s'étend bien au delà des limites
auxquelles il s'arrête habituellement: c'est en somme une
exagération plus ou moins prononcée de la tendance
naturelle qu'a le chancre mou, comme tout autre ulcère,
à gagner de proche en proche pendant un certain temps.
C'est surtout lorsqu'il siège sous le prépuce ou à l'intérieur du vagin que le chancre peut devenir phagédénique,
parce qu'il est alors plus difficile à soigner qu'en tout
autre point.

Au début du chancre, rien n'indique qu'il doit devenir

phagédénique : sa marche est régulière, son aspect est celui qu'il a d'habitude. Mais au bout de quelques jours une inflammation vive se déclare à son niveau : ses bords rougissent, se gonflent, se décollent des parties sous-jacentes, puis s'amincissent, sont livides, renversés en dehors, comme déchiquetés ; son fond devient blafard, mollasse, couenneux, donne une grande quantité de pus fétide ; souvent des hémorragies se produisent à sa surface. Au lieu de se limiter, il s'étend, s'étend sans cesse en surface beaucoup plus qu'en profondeur, envahit les parties voisines, les détruit, ronge successivement le fourreau, le gland, la verge, les bourses chez l'homme, les grandes lèvres, la vulve, l'entrée du vagin chez la femme, le périnée et une étendue plus ou moins considérable de la partie inférieure du ventre dans les deux sexes. Il se propage surtout dans un sens et tend à se cicatriser dans le sens contraire : mais la réparation est beaucoup plus lente que la marche envahissante, et rien ne peut donner l'idée des effroyables ravages qu'il exerce dans certains cas. En même temps il devient le siège de vives douleurs, de cuissons, de brûlures ; la fièvre se déclare, et avec elle apparaissent le manque d'appétit, la soif, le malaise général, l'agitation, l'insomnie.

La durée du chancre mou est alors illimité si le phagédénisme n'est pas l'objet de soins intelligents ; elle est encore très longue avec un traitement approprié, en raison des difficultés qu'on éprouve à circonscrire le mal : de là, l'affaiblissement, la tristesse, le dépérissement qui se manifestent et qui sont parfois assez prononcés pour amener la mort. C'est ce qui arriva chez cette jeune fille dont un médecin du xvie siècle, Fabrice de Hilden, rapporte la lamentable histoire en ces termes. « Ce n'est pas une chose rare que la maladie vénérienne se communique par le moyen des habits, comme je l'ai quelquefois remarqué, en voici un exemple. Une Damoiselle de Dusseldorp, s'étant trouvée dans une assemblée ou plusieurs gentilshommes célébroyent la feste des Roys, quelques ieunes hommes prirent des habits de filles, et au contraire les filles revêtirent les chausses et habits de ces ieunes hommes : il arriva un peu après que celle-ci sentit une douleur aux parties honteuses avec démangement, et incontinent il s'y éleva des pustules et ulcères malins sans oser le faire entendre à sa mère, iusqu'à-ce que les ulcères venants à augmenter avec la douleur, à pène pouvoit-elle marcher; ayant été finalement demandé, ie trouvai que les parties honteuses, une partie du col de la vessie et de la matrice étoyent rongées d'un ulcère très puant iusqu'au gros boyau, les deux sphincters étoyent rongés, à cause de quoy elle ne pouvoit retenir ni son urine, ni ses excréments: c'était une chose horrible à voir, car, outre l'ulcère, il y avoit des douleurs extrêmes, fièvre continue et ardente, veilles, nausée et dégoust : elle mourut en cette misère en peu de iours; or, comme avant sa mort ses parents étoyent en pène pour découvrir la cause de ce mal, et voulurent pressentir si quelqu'un l'avoit approchée de trop près, elle assura avec mille serments que iamais homme ne l'avoit touché, mais, après une recherche, on sçut que le ieune homme duquel elle avait pris le haut de chausse étoit vilainement entaché du mal vénérien. » Ce récit du bon vieux temps nous montre que les anciens auteurs n'ignoraient pas la possibilité de la contagion des maladies vénériennes par les linges et vêtements souillés, et que, s'ils confondaient le chancre mou avec la vérole, ils connaissaient du moins l'existence de ce chancre ainsi que le phagénisme qui peut le compliquer.

Toutefois, il est rare qu'une destruction aussi complète des parties génitales se produise, il est exceptionnel que la mort en soit la conséquence. Le phagédénisme lui-même n'est pas fréquent, et la plupart des chancres mous en sont exempts. Il semble que, pour qu'il apparaisse, des conditions locales ou générales doivent intervenir et favoriser son développement. Parmi les causes locales se placent le défaut de propreté et de soins, les pansements mal faits, avec l'onguent mercuriel, avec des corps gras rances, avec des substances irritantes ou caustiques employées d'une façon abusive ; parmi les conditions générales, les habitations malsaines, la mauvaise nourriture, l'alcoolisme, l'âge avancé, l'anémie, la scrofule, le scorbut, l'affaiblissement antérieur. Évitez ou combattez ces deux ordres de causes, et vous aurez bien des chances de voir se terminer votre chancre sans qu'à aucun moment il se soit compliqué de plagédénisme.

Ce qui vaudrait encore mieux, ce serait de n'avoir pas de chancre du tout : or, les moyens préventifs de cette maladie vénérienne sont à peu près les mêmes que ceux que nous avons vus pour la chaudepisse. Puisque l'existence d'une porte d'entrée est nécessaire ou favorable à l'introduction du virus par lequel se produit la contagion, il est prudent, avant le coït, de laver soigneusement les organes génitaux avec de l'eau légèrement vinaigrée : si celle-ci produit la moindre cuisson, c'est qu'il y a une écorchure, si petite qu'elle soit, et alors on s'abstiendra de tout rapport sexuel; dans le cas contraire, on peut y aller carrément. D'un autre côté, l'action nuisible du pus chancreux paraît due à la présence d'un microbe : or, plus ce liquide est étendu d'eau, moins le microbe est dangereux; la virulence de ce dernier est également atténuée par les liquides acides, alcalins, alcooliques; il redoute aussi la grande chaleur. Par conséquent les lavages locaux, qu'il ne faut jamais négliger après le coït, devront être faits, si on veut se mettre à l'abri du chancre, soit avec de l'eau aussi chaude qu'on pourra la supporter, soit avec de l'eau vinaigrée ou additionnée d'ammoniaque, ou avec du vin. Pendant le coït enfin, se munir d'une capote protectrice, faire vite, ne pas s'arrêter en chemin, aller jusqu'au bout, sont toujours les meilleures précautions à prendre.

Comme pour la chaudepisse, la méthode abortive a ses partisans, qui, à l'aide des caustiques, tels que le chlorure de zinc, la potasse, la pâte de Vienne, l'acide nitrique, le fer rouge, se proposent de détruire le chancre mou sur place, de le faire avorter, en vue surtout de prévenir ses complications, le bubon et le phagédénisme. Il est certain que cette méthode est ici moins dangereuse qu'en cas de blennorrhagie : elle est moins douloureuse d'abord; puis, comme on agit à découvert, on peut limiter l'action des caustiques, et on n'a pas à redouter de rétrécissement ultérieur. Pourtant je ne conseille pas au lecteur de l'employer lui-même, voici pourquoi. Elle ne peut être efficace qu'à condition d'être appliquée dès le début, à un moment où la nature du mal est encore incertaine, et dans le cas où il n'y a qu'un seul chancre : plus tard, la cautérisation est inutile ; quand il y a plusieurs chancres à détruire, elle est imprudente. Le plus souvent le chancre mou tend à la guérison, au bout d'un temps variable, spontanément, ou avec l'aide de pansements assez simples que nous allons voir dans un instant : au contraire des caustiques employés mal à propos retardent la guérison et favorisent la phagédénisme qu'on se propose d'éviter. Enfin la cautérisation laisse une cicatrice beaucoup plus apparente que celle du chancre lui-même, et dame, vous en conviendrez, il est bien des circonstances où on est peu flatté d'exposer aux regards des marques difformes, même en pareil endroit. Donc la méthode qui a pour but de faire avorter le chancre a des indications spéciales et exige une sûreté de main qui exige le concours du médecin.

Le chancre mou étant reconnu aux caractères que nous avons indiqués, et la cautérisation étant écartée, voici la conduite à tenir. Quatre à cinq fois par jour on lavera l'ulcère avec une décoction chaude de fleur de sureau, de racine de guimauve, de tête de pavot, d'écorce de chêne, de feuille de noyer, ou mieux encore avec du vin aromatique ou de l'alcool camphré, étendu d'un quart ou de moitié d'eau froide ; dans l'intervalle de ces lotions, on laissera une petite couche de poudre d'iodoforme à la surface du chancre. A chaque pansement, il faut avoir soin de le bien nettoyer, non en le frottant rudement, mais en laissant tomber le liquide choisi, goutte à goutte, sur l'ulcère, ou en trempant celui-ci dans un vase contenant le susdit liquide, jusqu'à ce que la précédente couche de poudre soit partie et que le fond de l'ulcère apparaisse rosé, bien débarrassé du pus qui le souillait : alors seulement, on verse doucement la poudre, qu'on recouvre avec un léger flocon de ouate, le tout est maintenu en place au moyen du caleçon de bain.

L'iodoforme a un inconvénient : c'est de répandre une

odeur forte et désagréable, qu'on dissimule bien incomplètement en l'additionnant de quelques gouttes d'essence
de menthe. Si on a quelque raison de redouter cette
odeur, on peut remplacer l'iodoforme, soit par la poudre
de salol, qui sent beaucoup moins mauvais, soit par l'acide
salicylique ou la résorcine, qui sont tout à fait inodores.
Quelle que soit la poudre dont on fait usage, il est prudent de ne pas l'employer pure au début, mais mélangée
avec moitié de poudre d'amidon : puis on diminue progressivement la proportion de celle-ci, qu'on finit par
supprimer complètement. Le camphre a aussi de bons
effets sur le chancre mou, inférieurs cependant à ceux des
substances précédentes. Quant à la solution de nitrate
d'argent, avec laquelle on a proposé de faire les pansements, elle a le désagrément de salir les doigts et le
linge.

Un point qu'il ne faut jamais oublier au moment des
lavages, c'est que le pus du chancre est éminemment contagieux, et pourra reproduire le mal sur toute partie du
corps au contact de laquelle il viendra, pour peu que cette
partie ne soit pas parfaitement intacte. Il faudra donc
toujours s'assurer, avant de procéder au pansement, de
l'état des doigts, des cuisses, des bourses, du bas-ventre,
ces régions étant spécialement exposées à recevoir une
goutte du pus chancreux, et, si elles présentent la plus
légère écorchure, il faudra les recouvrir d'une couche de
collodion ou de diachylon qui les mettra à l'abri du
virus.

En cas de phagédénisme, les pansements avec la poudre d'iodoforme ou la solution de nitrate d'argent sont
très indiqués : car alors la mauvaise odeur et les taches
noires des mains et du linge ne sont rien auprès de la
complication qu'il s'agit d'arrêter. Mais bien souvent ces
agents sont impuissants à entraver les progrès du mal ;
une cautérisation énergique, avec la teinture d'iode ou le
fer rouge, devient indispensable, et il appartient au médecin d'en juger l'opportunité, comme d'en faire l'application.

Dans tous les cas de chancre mou, et à toutes les pé-

riodes du chancre, depuis son apparition jusqu'à sa cicatrisation complète, un air pur et sec, une bonne nourriture, l'usage du fer et du quinquina, sont utiles : c'est à
l'aide de ce régime tonique qu'on évitera l'affaiblissement
de l'économie, qui trop souvent favorise puissamment le
développement du phagédénisme. A plus forte raison,
quand celui-ci existe déjà, la même hygiène est-elle
indispensable. Mais s'il est bon de faire un exercice suffisant au grand air, d'avoir des aliments substantiels, de
boire un peu de vin généreux, il faut bien se garder des
excès alcooliques, qui prédisposent à la complication en
question, des excès vénériens et des fatigues qui, en dépri-
mant l'organisme, conduisent au même résultat.

On voit, en somme, que le traitement du chancre mou
se compose de soins locaux et généraux également simples
à prendre, et que la grande difficulté consiste à s'assurer
de la nature du mal, à le distinguer du chancre syphilitique. Puissent les détails dans lesquels je suis entré aider
le lecteur à vaincre cette difficulté !

X

LA SYPHILIS. —SES CAUSES, LE CHANCRE SYPHILITIQUE

SOMMAIRE. — Les trois périodes de la syphilis. — Ses caractères généraux. — Ses causes. — Contagion par les rapports sexuels. — Autres modes de contagion. — Syphilis des nourrices et des nourrissons. — Syphilis par vaccination. — Syphilis par attouchements, syphilis professionnelle, etc. — Le syphilis chez les animaux. — Catégories de femmes qui donnent la syphilis. — Siège du chancre syphilitique. — Ses signes. — Période d'incubation. — Aspect du chancre. — Induration qui le caractérise. — Variétés d'aspect, suivant le siège. — Terminaison et durée. — Gravité de la syphilis suivant l'âge, le tempérament, etc.

Si le croup et la méningite sont l'effroi des mères et le fléau des jeunes enfants, si la goutte et le cancer sont la calamité des personnes avancées en âge, la syphilis est la terreur des jeunes gens. Non pas qu'on ne puisse en être atteint qu'aux environs de la vingtième année : l'enfant à la mamelle et le vieillard dans son fauteuil peuvent en être frappés; mais les débutants dans la vie y sont plus exposés par suite de leur inexpérience et des fredaines auxquelles ils se livrent.

Sainte terreur en vérité, si elle inspirait toujours une prudence suffisante! Mais il n'en est rien, on brave le danger, on recommence sans cesse les mêmes exploits, et, comme l'officier qui s'élance sous une pluie de balles pour gagner un bout de ruban ou un galon de plus, on marche à la conquête de le volupté sans s'inquiéter des embûches dressées par Vénus. Heureusement le péril n'est pas inévitable, et il faut se garder d'une trop grande peur aussi bien que d'une excessive témérité. Sans doute la syphilis est grave, mais seulement quand on ne la soigne pas : la reconnaître et la traiter à temps, voilà l'essentiel ; aussi vais-je essayer d'indiquer le plus clairement possible les signes par lesquels elle se révèle.

Je ne reviendrai pas sur son histoire, sur les idées que les anciens se sont faites à son sujet, sur l'origine céleste qu'ils lui ont attribuée, sur les noms qu'elle a portés : tout cela a été dit dans un précédent chapitre. Qu'elle nous soit venue ou non d'Amérique, qu'elle date du moyen âge ou de la naissance de l'homme, qu'elle ait été inventée par le Ciel pour punir les crimes de la terre ou pour tout autre motif, peu nous importe à présent. Parlons de choses sérieuses et voyons comment se comporte la vérole.

De toutes les affections vénériennes, la syphilis seule est une maladie générale, c'est-à-dire infectant l'économie entière. Comme la blennorrhagie, comme le chancre mou, comme les végétations, elle débute par un accident local, qui est le chancre syphilitique ou induré : mais contrairement à ce qui se passe dans ces maladies, qui restent localisées et n'empoisonnent pas l'organisme, le chancre syphilitique n'est que le commencement d'une série de troubles qui annoncent l'empoisonnement de toute l'économie. La syphilis débute toujours par un chancre, siégeant dans le point au niveau duquel l'humeur virulente a pénétré, par une des façons que nous verrons ; mais toujours aussi l'apparition du chancre est suivie, au bout d'un temps variable, par l'éclosion d'accidents portant sur différents points, éloignés du siège du chancre, et témoignant de l'infection générale. Ces accidents sont dits *secondaires*, par opposition au chancre, qui est dit accident *primitif* : ils consistent dans l'apparition de diverses éruptions à la peau, dans la chute des cheveux, dans la formation de plaques muqueuses, dans des manifestations douloureuses siégeant en diverses régions ; la syphilis est alors constitutionnelle ou confirmée.

Puis tout semble rentrer dans l'ordre, mais c'est un

calme trompeur! Après plusieurs mois ou plusieurs
années, de nouveaux troubles surgissent, et ceux-là ne
sont plus superficiels et fugaces comme les précédents ;
ils sont durables et portent sur des organes profonds,
indispensables à l'existence, tels que le foie, le cerveau, etc. ; aussi l'existence est-elle alors menacée. Ces
troubles sont les accidents *tertiaires*.

Ainsi un accident primitif, le chancre ; des accidents
secondaires, disparaissant sans laisser de traces ; des accidents tertiaires, persistants, très sérieux, pouvant être
suivis d'une déchéance complète de l'organisme ou de
mort : telles sont les phases par lesquelles passe la syphilis lorsqu'elle évolue régulièrement et complètement.
C'est à Ricord qu'on doit cette division, qui a la plus
grande importance au point de vue du traitement à suivre,
et qu'il n'était pas aisé d'établir au milieu des innombrables manifestations syphilitiques, dont les descriptions se
confondaient jusqu'à lui en un véritable chaos.

Mais, et c'est là ce qui diminue les dangers de la vérole,
l'accident primitif et les accidents secondaires sont seuls
constants : les accidents tertiaires, les plus graves, ne le
sont pas ; un individu bien soigné y échappe, ou, s'ils
apparaissent chez lui malgré un traitement convenable,
ils restent limités à quelques organes, d'où on arrive à
les déloger plus facilement que quand l'économie tout
entière est envahie, comme il arrive en l'absence de soins.
Il n'en est pas moins vrai que la syphilis a une marche
bien déterminée, à périodes assez tranchées. Du reste,
c'est là le propre de ce qu'on nomme les maladies infec-
tieuses ou virulentes, c'est-à-dire produites par une
humeur spéciale, contenant un agent animé, un microbe.
Par cette évolution, la syphilis se rapproche de la variole,
et il y a plus de logique qu'on pourrait le croire dans le
nom commun de vérole donné vulgairement aux deux
maladies, l'une étant la petite vérole et l'autre la grosse.
Gardez-vous toutefois de dire que votre jeune sœur a eu
« la vérole », en voulant dire qu'elle a eu la variole ou
petite vérole.

Un autre caractère qui rapproche la syphilis des mala-

dies virulentes, c'est qu'on ne peut l'avoir qu'une fois :
« elle ne se double pas ». Ce fait est prouvé par l'observation de nombreux malades, qui, ayant eu la syphilis,
ont pu se livrer impunément au coït avec une femme
atteinte de chancre ou de plaques muqueuses sans voir
la maladie reparaître sur eux. La preuve en est également
fournie par les expériences faites sur des anciens syphilitiques, auxquels on a pu inoculer des produits de syphilis, pus chancreux, liquides d'éruption suintante, etc.,
sans leur redonner la vérole. Certes on ne saurait trop
blâmer les médecins qui se sont livrés à ces expériences,
car personne n'a le droit d'exposer son semblable aux
dangers qu'on lui fait courir en risquant de lui communiquer la syphilis ; mais il est permis de tirer un enseignement de ces criminels essais, et la conclusion est que
cette maladie ne récidive pas sur un même sujet. Il existe
bien dans la science quelques observations qui tendraient
à prouver qu'un individu peut avoir deux fois la vérole :
mais ces faits sont trop exceptionnels pour infirmer la
règle, et du reste, en pareil cas, la nouvelle atteinte de
syphilis était si atténuée, que la maladie était à peine
reconnaissable. Il en est donc de la syphilis comme de la
variole, qu'on n'a ordinairement qu'une fois, et qui, si on
la rattrappe, a une gravité beaucoup moindre qu'à la première attaque. Un des grands dangers de la syphilis consiste dans sa durée vraiment illimitée. Il est presque
impossible d'affirmer jamais qu'elle est complètement
guérie : car des périodes de dix, vingt, trente ans, s'écoulent sans manifestations extérieures d'aucune sorte, puis
un beau jour un trouble nouveau apparaît, et tout est à
recommencer. Par contre, il arrive parfois que quelques
mois seulement se passent entre la guérison du chancre
et l'apparition des accidents de la troisième période :
cette forme présente une gravité particulière, et c'est à
juste titre qu'on lui a donné le nom de syphilis maligne.

Tels sont les caractères généraux de la syphilis. Etu-
dions-la maintenant en détail, et, suivant notre habitude,
commençons par parler de ses causes. Celles-ci se rédui-
sent à deux : l'hérédité, la contagion. L'hérédité, ou trans-

mission de la maladie à l'enfant par un de ses parents ou par les deux, est très fréquente : cette syphilis héréditaire, surtout intéressante par ses rapports avec la famille, avec le mariage, a des signes spéciaux; nous en parlerons ailleurs. Ici nous n'avons en vue que la syphilis gagnée après la naissance, dont la seule et unique cause est la contagion.

Cette cause, on le comprend, est à la fois celle de la syphilis et du chancre syphilitique, et tout ce qui se rapporte à l'une se rapporte également à l'autre. Car le chancre est toujours la première manifestation de la syphilis. Il n'y a pas de vérole d'emblée, c'est-à-dire dans laquelle l'empoisonnement général de l'économie aurait lieu sans qu'il y eût préalablement d'accident local primitif : jamais les plaques muqueuses ou une éruption quelconque n'apparaissent sans être précédées d'un chancre ; celui-ci, il est vrai, peut passer inaperçu du malade s'il est enfoui au fond du vagin, caché sous le prépuce, etc., il n'en a pas moins existé au début de la syphilis.

Seulement, il ne faut pas s'imaginer que le chancre seul puisse, par contagion, déterminer l'apparition du chancre et par conséquent de la syphilis sur un individu sain. Tout bouton humide, toute plaque suintante de la période secondaire peut avoir le même résultat. Les accidents secondaires sont donc tout aussi contagieux que le chancre lui-même. Ce fait, qui contribue à expliquer l'extrême fréquence de la syphilis, est aujourd'hui universellement admis; mais il n'était pas connu il y a quarante ans, ce qui a donné lieu à des erreurs regrettables, du genre de celle que rapporte loyalement le docteur Longbbort. « Vers le milieu de l'année 1853, une jeune femme vint me consulter ; elle avait des plaques opalines et des ulcérations légères sur les amygdales. En juin 1854, je trouvai sur ses grandes lèvres trois plaques muqueuses de la dimension d'une pièce de cinquante centimes. La malade m'ayant demandé si elle pouvait communiquer sa maladie : Non; lui répondis-je, vos boutons n'étant que des accidents secondaires ne sont pas contagieux. — Trois

semaines après cette dernière consultation, un jeune
homme entrait dans mon cabinet et me montrait sur son
prépuce un chancre infectant caractéristique, et me rappelant les assurances données par moi à la malade pré-
citée, m'accusait d'être la cause de son mal, car il jurait
n'avoir vu d'autre femme depuis plus de trois mois. »
Grâce aux travaux de nos devanciers, aucun médecin con-
temporain ne s'exposerait à de semblables reproches;
mais il est bon que le public extra-médical puisse lui-
même éviter le danger, en se rappelant que pendant toute
la durée des accidents secondaires, c'est-à-dire pendant six
à douze mois à dater de la guérison du chancre, un syphilitique peut encore communiquer le syphilis. Quant aux
accidents tertiaires, ils ne sont pas contagieux : mais
comme prudence est mère de sûreté, il faut toujours
redouter la contact direct d'un individu qu'on sait ou
qu'on soupçonne être syphilitique.

Ainsi, le principe contagieux de la vérole est contenu
dans le pus du chancre et dans les humeurs sécrétées par
les éruptions syphilitiques. Comment se transmet-il? De
mille façons, et c'est cette diversité des modes, suivant lesquels s'opère la contagion, qui explique que tous les âges,
toutes les classes de la société sont exposés à contracter
la syphilis.

> Et la garde qui veille aux barrières du Louvre
> N'en défend pas nos rois.

Le plus souvent c'est pendant le coït que se fait la
transmission, un des deux acteurs portant un chancre ou
une plaque muqueuse sur ses organes génitaux. Une
femme, par exemple, est atteinte d'une de ces lésions siégeant dans le vagin; et le membre viril qui s'est aventuré
dans ce conduit en emporte une parcelle de la semence
malsaine, qui germera trop bien. Mais en plus de ces
rapports complets, que d'autres façons d'attraper la syphilis se trouvent dans les pratiques vénériennes si
diverses que la lubricité a imaginées! Ici ce sont de simples frottements de l'extrémité de la verge contre la vulve
qui servent de moyens de contact, quand l'un des deux

organes est souillé par l'humeur virulente. Là on se trompe volontairement de chemin : trouvant l'anus plus étroit, plus nerveux que la vulve, le gland s'y introduit bravement, sans se douter que c'est un nid à vérole. Ailleurs c'est le procédé illustré par certaine fausse baronne de la rue Saint-Georges, c'est la succion qui est cause du mal, quand la prêtresse de ce culte d'un nouveau genre n'a pas la bouche exempte de toute souillure syphilitique. J'en passe, et des meilleures, de ces manières propres à devenir syphilitique : l'expérience ou l'imagination du lecteur suppléera à l'insuffisance de l'énumération. Dans tous les cas il faut probablement, pour que la transmission ait lieu, qu'une excoriation existe au niveau des parties que vient toucher le virus : mais nous avons vu à propos du chancre mou, et il en est exactement de même pour le chancre syphilitique, que l'écorchure servant de porte d'entrée peut être assez petite pour n'être ni vue ni sentie, et qu'elle peut même se produire pendant le coït, aussi bien qu'avant, si des mouvements brusques ou une disproportion des parties en présence en déterminent la déchirure. C'est justement là ce qui explique la fréquence relative des chancres de l'anus, cet orifice ayant une étroitesse naturelle qui l'expose à des déchirures favorables à l'introduction du virus.

Remarquons encore que, comme pour la blennorrhagie, la syphilis peut parfaitement se gagner sans que l'excitation génitale soit à son apogée : le premier contact du gland avec une partie impure, sans aucune érection, peut donner un chancre, même si on s'en tient à cet amusement, en apparence inoffensif. De plus un rapprochement suffit à créer la contagion : la syphilis n'est pas du tout, comme on le croit généralement, le privilège des débauchés ; peut-être même est-elle plus fréquente chez les débutants, dont les organes sexuels sont très impressionnables, très faciles à déchirer ; aussi n'est-il pas rare de voir un chancre apparaître chez une jeune femme immédiatement après sa défloration, la perte de la virginité n'allant pas sans des dégâts très appréciables du côté de la vulve et du vagin.

Mais le chancre ne siège pas seulement sur les organes génitaux, et ne succède pas forcément à la manœuvre de ces organes. Le baiser le donne aussi. Le mécanisme de la transmission est facile à comprendre lorsqu'une femme embrassée sur la bouche par un individu qui a un chancre ou des plaques muqueuses des lèvres ou de la langue voit apparaître un chancre dans les mêmes points. Il est plus obscur lorsque, ce qui n'est pas rare, le chancre ainsi gagné siège sur les amygdales, au fond de la gorge de la personne qui a subi la contagion. Sans doute les amants passionnés enfoncent profondément leur langue dans la bouche de la femme aimée, mais jamais assez pour atteindre le gosier. La salive qui passe d'une bouche dans l'autre est-elle donc virulente par elle-même? Nullement; mais, si elle ne contient pas le poison, elle le transporte grâce aux mouvements de succion qu'exerce instinctivement celui ou celle qui reçoit la langue du syphilitique, et c'est ainsi que le virus est mécaniquement attiré au fond de la bouche, où il n'arriverait pas lui-même. Méfiez-vous donc de ces raffinements lascifs : ils ne sont pas indispensables à l'amour.

Jusqu'ici nous avons supposé qu'on allait pour ainsi dire au-devant de la vérole, de sorte qu'à la rigueur on aurait pu l'éviter. Mais il n'en est pas toujours ainsi, souvent elle vient chercher ceux qu'on en croit le mieux préservés: le plus paternel baiser, l'acte le plus innocent, peuvent en être l'origine.

Prenons l'enfant d'abord. Encore une fois, je ne parle pas de celui qui a pris la syphilis dans le sein de sa mère, par hérédité, mais de celui qui est devenu syphilitique après sa naissance. Comment le devient-il? Très souvent parce qu'il est allaité par une nourrice syphilitique, laquelle a pu être infectée par des rapports sexuels avec un homme atteint de vérole, ou par le contact d'un précédent nourrisson qui était atteint de syphilis héréditaire. Tout cela était connu d'Ambroise Paré. « Souvent, dit-il, on voit sortir les petits enfants hors le ventre de leur mère, ayant la maladie vénérienne et tost après avoir plusieurs pustules sur leur corps; lesquels estant ainsi infectez

baillent la vérole à autant de nourrices qui les allaitent...
Aucuns prennent la vérole de leur nourrice, parce que
icelle maladie, comme avons dit, est contagieuse... Une
honneste et riche femme pria son mary qu'il luy permit
d'être nourrice d'un sien enfant : ce qu'il luy accorda,
pourveu qu'elle print une autre nourrice pour la soulager
à nourrir l'enfant. Icelle nourrice avait la vérole, et la
bailla à l'enfant, et l'enfant à la mère, et la mère au mary,
et le mary à deux autres petits enfants qu'il faisait ordinairement boire et manger et souvent coucher avec luy,
non ayant connaissance qu'il fut entaché de ceste maladie. »
En pareil cas, on le comprend, c'est en prenant un sein
qui présente un chancre ou une plaque muqueuse que
l'enfant gagne la vérole : c'est donc au niveau de la bouche
qu'il la contracte, de sorte que les baisers de ce malheureux petit être à ses parents, à ses frères et sœurs, aux
autres enfants, deviennent autant de moyens de diffusion
du poison. Mais une femme portant un chancre ou un
accident secondaire sur une partie quelconque du corps
est tout aussi redoutable pour le nourrisson, en raison
des contacts perpétuels qui s'établissent de l'une à l'autre.
On ne saurait donc apporter trop de soins au choix de la
nourrice ; et comme le médecin seul est apte, par son
caractère professionnel et son expérience, à se livrer à un
examen complet, on ne doit pas hésiter à faire appel à
son concours : la santé et la vie de l'enfant sont en jeu.

Inversement il est assez commun qu'un enfant né de
parents syphilitiques, syphilitique lui-même, communique
la vérole à sa nourrice : d'après le professeur Fournier,
« la contagion des nourrissons héréditairement syphilitiques tient le premier rang, au point de vue de la fréquence, parmi les causes d'origine non sexuelle ». Et il
ajoute : « A ma connaissance un syphilitique transmit la
syphilis aux trois nourrices qu'on avait eu l'audace de lui
donner. » Est-il besoin d'insister sur ce qu'a de révoltant
le sans-gêne de ces familles qui, sachant leur enfant malade, abusent de leur situation vis-à-vis d'une femme sans
défense, ayant besoin de gagner son pain, et l'exposent à
une contagion presque certaine ?

Et ce n'est pas seulement la santé de cette femme qui est ainsi compromise, c'est aussi celle des nourrissons qu'elle pourra avoir ultérieurement si elle vient à quitter sa place alors qu'elle est en puissance de dame vérole. Aussi l'Académie de médecine a-t-elle récemment attiré l'attention des pouvoirs publics sur les mesures à prendre pour prévenir le retour de pareils abus. En attendant que des précautions générales soient prises, mettez-vous, vous et vos enfants, à l'abri du danger, et pour cela, je vous le répète, ne prenez une nourrice qu'après l'avoir fait examiner par votre médecin.

Plus tard l'enfant peut être atteint de syphilis par l'intermédiaire de la vaccination, et ce danger il le partage naturellement avec toute autre personne d'un âge quelconque. C'est même là le grand cheval de bataille des adversaires, de plus en plus rares, de la vaccination : à les entendre, celle-ci serait une des principales causes de la diffusion de la vérole et causerait ainsi plus de mal que de bien, ce qui est une pure absurdité. D'abord on est arrivé à obtenir et à conserver le vaccin animal dans des conditions telles qu'il est maintenant tout aussi préservateur de la variole que le vaccin humain : il est donc facile de se mettre à l'abri de la syphilis en se faisant inoculer du vaccin emprunté à une génisse, qui est absolument réfractaire à cette maladie. Si on ne peut disposer que du vaccin humain, il est sans doute utile de se renseigner du mieux possible sur les antécédents sanitaires de la personne qui le fournit ; mais il faut surtout savoir qu'on ne risque aucunement de contracter la vérole si le vaccinateur a soin de ne charger sa lancette que de l'humeur vaccinale, sans que la moindre gouttelette de sang y soit mélangée : car il est démontré que c'est le sang du syphilitique, et non le vaccin lui-même, qui dans les vaccinations mal faites a transmis la syphilis.

De là nous pouvons conclure, en premier lieu, que la vaccination ne transmet la vérole que si elle est pratiquée dans des conditions défectueuses, et que par suite ce sont ces conditions qui doivent être incriminées, et non l'opération elle-même ; en second lieu, qu'aux produits de sécrétion du chancre et des plaques muqueuses il faut ajouter, comme véhicule possible du principe contagieux, le sang des syphilitiques. Tandis que les larmes, la salive, le lait, sont inoffensifs, le sang, qui renferme le microbe, est éminemment nuisible. Gardez-vous donc de toucher au sang d'une personne que vous savez impure, et, avant de faire un pansement quelconque à cette personne sur une plaie sanglante, regardez attentivement vos doigts : s'ils présentent la moindre écorchure, enveloppez-les de baudruche, de taffetas d'Angleterre, de collodion ou de diachylon, et en tout cas, après le pansement, lavez-vous les mains de suite, avec de l'eau additionnée d'eau de Cologne, d'alcool ou d'acide phénique.

Du reste, toute espèce d'attouchement d'une lésion syphilitique peut donner la syphilis. L'attouchement peut être lascif : c'est le cas pour ce jeune homme dont le professeur Fournier rapporte l'histoire, et qui atteint « d'un chancre syphilitique sur la face antérieure de la cuisse, désespérait d'en trouver la cause, quand il se rappela certaine danseuse, de vertu suspecte, que, quelques jours avant, il avait eu l'imprudence d'asseoir sur ses genoux, dans un costume évidemment fort léger ».

Mais l'attouchement peut aussi être parfaitement innocent, d'origine professionnelle ou même religieuse. « Dans deux cas que j'ai bien observés et suivis, dit le professeur Hardy, j'ai vu un enfant ayant des plaques muqueuses à l'anus donner un chancre sur l'avant-bras de la personne qui le portait, laquelle a présenté ensuite des accidents de syphilis confirmée ». La syphilis d'origine professionnelle n'est pas rare chez les médecins et les sages-femmes, qui après avoir touché ou pansé une lésion syphilitique, chez un ou une de leurs malades, ont l'extrême imprudence de porter leurs doigts, avant de les avoir lavés, à la bouche ou aux yeux, dont la fine membrane absorbe le virus avec enthousiasme : c'est ainsi, on peut le dire après sa mort, que Ricord gagna la syphilis dans l'exercice de ses fonctions ; c'est ce qui faisait dire au professeur Pajot, s'adressant à ses élèves, au cours d'accouchements : « Gardez-vous, messieurs, d'attraper la vérole, même *à l'œil.* »

Ce sont encore de mauvaises habitudes professionnelles qui favorisent l'extension de la syphilis dans un certain nombre de corps de métiers. Les ouvriers verriers, qui se passent de bouche en bouche le long tube à l'aide duquel ils soufflent le verre, se passent en même temps le virus syphilitique : on a bien inventé un moyen qui les dis pense de cette nécessité et les met à l'abri du danger; mais la routine est telle que beaucoup d'entre eux s'en tiennent à l'ancien procédé, bien qu'ils connaissent le péril qui les menace. De même les conducteurs d'omnibus, de tramways, les buralistes et caissiers publics ou particuliers, tous ceux enfin qui manient des pièces de monnaie, et qui ont la déplorable manie de les serrer entre leurs dents sous prétexte de voir si elles se sont pas en plomb, s'exposent à la contagion : car ces pièces peuvent avoir été récemment touchées et souillées par un syphilitique. De même encore les blanchisseuses qui trient et lavent le linge sale des clients, sans protéger leurs mains souvent écorchées par le chlore et l'eau de Javel, risquent de gagner un chancre dont elles ne peuvent comprendre l'origine. Tout récemment, un médecin de Moscou attirait l'attention sur les nombreux cas de syphilis observés chez des femmes de son pays, en dehors de tout rapport sexuel : les tailleuses, dit-il, les modistes se servent pour leur industrie d'objets qui ont pu être contaminés par leurs camarades syphilitiques; ajoutez-y les fréquents échanges de cigarettes que fument les femmes en Russie et qu'elles se passent de bouche en bouche. En France les femmes fument moins; mais les hommes se livrent facilement à ces échanges de pipes ou de cigarettes qui transportent le chancre d'une lèvre à l'autre.

Dans la sphère religieuse, nous trouvons comme moyen de contagion syphilitique la circoncision faite suivant le rite hébraïque, qui veut que le rabbin suce le membre viril de l'enfant, ce qui expose celui-ci à gagner un chancre si l'opérateur a des lésions suspectes dans la bouche; d'autre part, celui-ci pourra, s'il est sain, mais que l'enfant soit héréditairement syphilitique, contracter la maladie et la communiquer à ceux qu'il circoncira ensuite. L'usage d'un calice commun dans les cérémonies du protestantisme peut avoir les mêmes inconvénients.

Mais je n'en finirais pas s'il me fallait énumérer tous les modes de contagion possibles, en dehors des rapports sexuels. Tous les linges, vêtements, chaussures, verres, cuillers et objets quelconques à l'usage d'un syphilitique peuvent communiquer la vérole, si, après avoir touché une partie de son corps atteinte de chancre ou de lésion secondaire, ils viennent au contact d'une partie délicate comme la bouche ou les yeux, ou d'un point de la peau qui porte une écorchure, si petite qu'elle soit. Voilà pourquoi je pouvais dire au début de ce chapitre que la syphilis frappe tous les âges, toutes les classes; voilà pourquoi elle pourrait être considérablement diminuée si l'on faisait perdre aux enfants et si on perdait soi-même l'habitude d'échanger, de manier et de porter à sa figure, des objets dont on ne connaît pas la provenance.

La syphilis est-elle spéciale à l'homme ou peut-elle se développer chez les animaux? Cette question, très anciennement posée, très controversée, n'est pas encore complètement résolue, malgré les tentatives d'inoculation qui ont été maintes fois reprises jusqu'en ces derniers temps. Ce qui paraît démontré, c'est que le chien, le chat, le cheval, le lapin et autres animaux domestiques, sont absolument réfractaires, et que l'homme ne saurait les accuser de lui avoir communiqué une maladie qu'ils n'ont pas. Pour le singe, on est plus indécis : on a cru observer chez lui des résultats positifs à la suite des inoculations; mais les prétendus chancres et autres lésions constatées dans ces conditions étaient si variables d'aspect, si méconnaissables, qu'on hésite à leur attribuer une nature syphilitique. Jusqu'ici il est permis de croire que le singe ne devient pas plus syphilitique que les autres animaux, et que cet heureux privilège est réservé à l'espèce humaine.

On peut encore se demander quels sont les représentants de cette espèce qui donnent le plus souvent la vérole. La réponse nous est fournie par une statistique dressée à l'hôpital du Midi par le professeur Le Fort, qui a interrogé ses malades sur la catégorie de femmes qu'ils accusaient de leur avoir communiqué la syphilis. On y constate d'abord que, pour ce qui concerne les maladies vénériennes en général, c'est parmi les prostituées isolées et clandestines, parmi les femmes rencontrées dans les bals, qu'on a le plus de chance de contracter ces maladies; puis parmi les femmes légitimes, les concubines, les maîtresses habituelles; les femmes des maisons de tolérance sont les moins éprouvées. Cela s'explique parce que ces dernières sont l'objet d'une surveillance constante, et que les femmes de la seconde catégorie ne se livrent pas au premier venu. Mais une chose assez curieuse, concernant la vérole en particulier, c'est que, tandis que les femmes des maisons donnent à peu près autant de chancres mous que de chancres syphilitiques, les femmes mariées et les maîtresses donnent plus de chancres syphilitiques que de chancres mous : c'est dans cette dernière catégorie que la syphilis fait le plus de recrues. Ainsi, messieurs, si vous êtes célibataires ou que vous vouliez vous distraire de votre femme légitime, ce n'est pas auprès des épouses ou des maîtresses de vos amis qu'il faut chercher ces distractions : ce n'est pas au nom de la morale, qui ne m'intéresse nullement, que je vous donne ce conseil, c'est au nom de l'hygiène.

Arrivons maintenant à la description du chancre syphilitique, infectant ou induré. Presque toujours il est unique, contrairement au chancre mou. Il peut se développer en tous les points du corps, pourvu que ces points soient accessibles au virus contagieux, puissent être touchés par lui : il n'épargne aucune partie, on peut le trouver en une région quelconque, de la tête aux pieds. Cependant, comme il se développe de préférence à la suite du coït et des autres rapprochements des organes génitaux, c'est au niveau de ceux-ci qu'il siège le plus souvent; et sur ces organes il occupe en particulier les points qui présentent les conditions les plus favorables à la production d'écorchures et de déchirures, nécessaires, comme nous l'avons dit, à la pénétration du virus. Ces points sont, chez l'homme, le prépuce et le gland, et surtout le frein ou petit filet qui réunit ces deux organes l'un à l'autre, et qui est souvent éraillé dans l'érection, pendant le coït et autres érections génitales ; chez la femme, les grandes et les petites lèvres, et la fourchette, c'est-à-dire les parties qui constituent la vulve, et qui sont facilement excoriées dans les mêmes circonstances, par suite d'attouchements répétés ou d'une étroitesse qui rend difficile l'entrée du visiteur. C'est en ces points qu'on cherchera d'abord le chancre si on a quelque raison de le soupçonner après un coït de pureté douteuse. Viennent ensuite l'orifice de l'urètre, les bourses, et le reste de la verge, chez l'homme ; la partie supérieure de la vulve chez la femme : ces organes sont moins souvent atteints que les premiers.

A côté de ces chancres génitaux, occupant les parties sexuelles elles-mêmes, se placent les chancres extra-génitaux, siégeant dans le voisinage de ces parties ou à une distance plus ou moins grande. Or, tandis qu'en cas de chancres mous on en trouve seulement un extra-génital pour quarante génitaux, en cas de chancres syphilitiques il y a un extra-génital pour quinze génitaux : ces derniers siègent donc près de trois fois plus souvent que les premiers en dehors de la sphère génitale. Une autre différence est la fréquence relative du chancre syphilitique à la tête, et en particulier à la bouche, où le chancre mou est si rare, pour les raisons que nous avons dites. Mais ce qu'on constate également pour les deux chancres, c'est que ceux de l'anus sont bien plus communs chez la femme que chez l'homme : chez celui-ci on compte seulement 1 chancre syphilitique de l'anus pour 119 chancres des autres régions, tandis que chez sa compagne on en compte 1 pour 12. Cette énorme proportion est en rapport avec les goûts de ce siècle : ce que nos grands-pères admiraient surtout chez la femme, c'était une poitrine opulente ; ce que nous lui demandons surtout, ce sont des hanches très développées, c'est une région fessière bien charnue, parce que nous aimons à diriger nos efforts de ce côté ; c'est dans ce goût de l'homme que se trouve l'explication des tournures postiches et extravagantes que nous avons vues dans les dernières années et qui donnaient au moins l'illusion à cette prédilection masculine. Autres temps, autres mœurs!

Les organes génitaux, la bouche, l'anus : voilà donc les principaux sièges du chancre syphilitique. Joignons y les seins chez la femme, surtout chez celle qui nourrit, les doigts et les cuisses dans les deux sexes ; mais souvenons-nous surtout qu'il peut occuper tous les points de la surface du corps, afin de les préserver tous, sans distinction.

Quelles que soient la porte et la façon par lesquelles le virus syphilitique s'est introduit dans l'économie, quel que soit le siège du chancre, celui-ci a une évolution assez régulière pour qu'on puisse lui reconnaître quatre phases successives : car il est dit que dans la syphilis tout marche par périodes distinctes. Les phases du chancre peuvent varier en durée ; mais elles ont une existence et des caractères constants. Ce sont les phases d'incubation, de début, d'état, et de cicatrisation.

Le virus ne manifeste pas immédiatement sa présence dans l'organisme par des effets appréciables chez l'individu qui l'a reçu par contagion : en cela, il ressemble au virus de la chaudepisse et du chancre mou. Il s'écoule plusieurs jours entre le moment de son introduction et celui de l'apparition de son chancre : c'est l'incubation. Il est extrêmement rare que cette phase, absolument latente, dure moins de huit jours, si rare même, que le docteur Mauriac, le savant médecin de l'hôpital du Midi, n'en cite pas un seul exemple. Par contre, une durée supérieure à 60 jours est exceptionnelle. Dans la majorité des cas, c'est entre le 20e et le 40e jour, autrement dit entre la troisième et la sixième semaine, à dater du coït ou de l'attouchement malsain, que le chancre paraît. La connaissance de ce fait a une grande importance, bien que cette phase ne soit marquée par aucun signe extérieur : car la chaudepisse et le chancre mou se montrent bien plus rapidement après l'action de la cause. Dans le chancre mou en particulier, l'incubation dure presque toujours moins de 8 jours. Si donc on voit apparaître une lésion dans les 8 ou 10 premiers jours, il y a gros à parier qu'on peut se réjouir, qu'on a seulement un chancre mou ;

si au contraire il s'est passé plus de 15 jours après le
rapport suspect, il est à craindre que le chancre soit syphilitique.

Le début a lieu par une démangeaison ou une cuisson
légère, se faisant sentir dans le point où le chancre va
apparaître ; plus rarement ce sont des douleurs véritables.
En tout cas, la sensation est ordinairement assez prononcée
pour que celui qui la présente soit porté à regarder à
quoi elle est due. Il s'aperçoit alors de l'existence d'une
tache rouge, dure, à peine saillante, quelquefois de teinte
bronzée ou argentée. Cette tache ou papule augmente
d'étendue et d'épaisseur, puis elle s'écorche en un de ses
points : l'ulcération chancreuse est constituée. Quelquefois, le chancre débute directement par l'ulcération, sans
passer par l'aspect de tache solide : alors il présente immédiatement la forme d'une écorchure superficielle, très
analogue à celle d'un coup d'ongle ; et comme cela est
surtout fréquent à la vulve et à l'entrée du vagin, la
femme qui voit cette écorchure croit s'être simplement
blessée avec son ongle pendant sa toilette intime, alors
qu'elle a bel et bien un commencement de vérole : elle ne
se soigne pas et communique la maladie à une série d'individus. Enfin, toute espèce de sensation peut manquer,
cuisson et démangeaison, de sorte que le chancre passe
complètement inaperçu, sauf des personnes qui ont la
bonne habitude de s'observer avec soin au moment des
ablutions du matin. En somme, si le début du chancre est
le plus souvent manifeste, par les sensations particulières
et la tache rouge envahissante qui le révèlent, il peut être
si obscur que le chancre est longtemps méconnu : de là la
nécessité de regarder attentivement ses organes génitaux
et de tenir compte des plus légères anomalies qu'on constate à leur niveau.

Le chancre est plus facile à reconnaître plus tard, lorsqu'il est arrivé à ce qu'on nomme la période d'état, laquelle
est établie quelques jours après le début, c'est-à-dire
vers la quatrième semaine après l'acte qui a introduit le
virus. Alors, la papule du commencement, en se dénudant
à la surface, a fait place à une ulcération superficielle,

dont le fond est rouge vineux, mais présente par places des points blanchâtres dont l'ensemble, vu à la loupe, est comparable au frai de grenouille. Ce fond présente en somme une teinte terne, cuivreuse, qu'on peut dire triste, surtout si on la compare au chancre mou, qui est éclatant, vif, pour ne pas dire gai. De plus, il est uni, vernissé et très voisin de la surface, presque de niveau avec les bords, qui, au lieu d'être taillés à pic, se raccordent avec lui par une pente douce, sont peu élevés au-dessus du fond, et durs, non décollés. Quelquefois le chancre est complètement plat, le fond étant exactement sur le niveau des bords ; parfois même le fond est plus élevé que ceux-ci ; mais, en général, l'ulcération est manifeste, quoique peu exercée.

Le chancre donne du pus, mais en très petite quantité ; le liquide n'est même pas purulent à proprement parler, c'est une humeur claire, un peu jaunâtre, toujours peu abondante. Les douleurs sont nulles ou à peu près : il n'y a que la sensation plus ou moins désagréable que peut produire le frottement des linges et des vêtements.

Un point capital, c'est l'induration que présente la base du chancre. Lorsqu'on touche une plaie ou une ulcération ordinaire, on trouve en général peu de différence entre la consistance de la base sur laquelle elle repose, et celle des tissus voisins. Il n'en est pas de même dans le chancre syphilitique, qui présente à sa périphérie une induration caractéristique. Il n'est pas toujours facile de l'apprécier : pour y arriver, il faut saisir le chancre entre le pouce et l'index d'une main, à ses deux extrémités, puis le soulever des parties sous-jacentes, comme si on voulait l'en détacher, ou bien rapprocher les deux doigts en appuyant sur les bords de l'ulcération ; on a alors une sensation de dureté toute particulière, qui a valu au chancre syphilique son nom de chancre induré, et qui le distingue absolument du chancre simple ou mou. Cependant, ce n'est pas dès le début qu'on constate cette sensation, elle ne se manifeste ordinairement qu'au bout de six à dix jours : il faut donc la chercher à plusieurs reprises, et ne pas se hâter de triompher, de croire à un chancre simple, si on ne la trouve pas dès les premiers moments. Mais lorsqu'on a bien senti l'induration, il n'y a plus d'illusion à se faire, on est bien atteint de syphilis. Elle persiste très long-temps, cinq, six, dix mois et plus, laissant ainsi une trace certaine de l'existence et de la nature du chancre.

La forme et les dimensions de celui-ci varient un peu avec son siège. Sur le prépuce et le gland, qu'il occupe le plus souvent chez l'homme, à la vulve, où il est le plus fréquent chez la femme, il a une forme plus ou moins arrondie, quelquefois ovalaire, mais en général régulière, non festonnée ni déchiquetée, contrairement au chancre mou. Son diamètre moyen est à peu près celui d'une pièce de 20 centimes, qu'il ne dépasse guère : car il a aussi peu de tendance à s'étendre en surface qu'en pro-fondeur. A l'anus sa forme est allongée dans le sens des plis qui sillonnent cet orifice ; il est ordinairement indo-lent, même au moment de la défécation, et peut long-temps passer inaperçu si celui ou celle qui le porte ne tient pas compte du suintement dont il est le siège. Au sein il attire vivement l'attention, mais pourrait être con-fondu avec une crevasse, s'il n'en différait par sa forme plus régulièrement circulaire, par son diamètre plus grand, par son aspect cuivreux, foncé, par l'induration de sa base. Aux lèvres non plus il ne peut passer inaperçu, mais il peut être pris pour un simple bouton ou pour une de ces plaques si fréquentes chez les fumeurs : c'est encore à sa coloration spéciale et surtout à son induration qu'on le reconnaîtra. Par contre il n'est pas facile à reconnaître dans le canal de l'urètre, à l'intérieur duquel il peut siéger, tout comme le chancre mou. Dans les deux cas le suintement qui se fait par le canal diffère beaucoup par sa rareté, sa fluidité, son aspect presque incolore, de l'écoulement propre à la chaudepisse, qui est abondant, épais, jaune verdâtre : mais il n'y a pas entre les deux chancres de différences assez nettes pour qu'on puisse les distinguer l'un de l'autre, si ce n'est peut-être le moment de l'apparition, bien plus tardif quand il s'agit de chancre syphilitique.

En résumé, en ayant égard aux cas ordinaires et non

aux exceptions, on pourra se croire atteint de chancre infectant, et par conséquent de syphilis, quand en un point quelconque des parties accessibles à la vue et au toucher, organes génitaux, lèvres, sein, doigts, etc., on constatera l'existence d'une petite ulcération à fond sombre et terne, à bords à peine plus élevés que ce fond, vers lequel ils s'inclinent en pente douce, à base dure, à contours réguliers, à suppuration peu abondante, ayant paru vingt jours au plus tôt après un coït, un baiser ou un attouchement suspect. J'ajoute de suite que l'inflammation et le phagédénisme, assez communs avec le chancre mou, sont ici extrêmement rares : ce dernier a des allures tapageuses, le chancre syphilitique est silencieux, s'étend peu. Enfin presque constamment ce chancre s'accompagne d'engorgement ganglionnaire, de bubon, ainsi que nous le verrons dans le chapitre consacré à ce genre de lésion : mais d'une part il y a toujours plusieurs ganglions engorgés, d'autre part ces ganglions ne sont pas douloureux et ne suppurent pas, conditions exactement contraires à celles qui se présentent dans le chancre mou.

Ces caractères suffisent dans l'immense majorité des cas à distinguer le chancre syphilitique de la chaudepisse et du chancre mou, et, si le lecteur veut bien se reporter à ce que nous avons dit précédemment de ces deux affections, il verra que la confusion est ordinairement facile à éviter. Peut être pourrait-on confondre le chancre infectant, au début, avec l'herpès des parties génitales, dont nous parlerons ailleurs : mais l'herpès consiste en un plus ou moins grand nombre de très petites vésicules, qui s'ouvrent successivement, tandis que le chancre est unique et constitué dès le principe par une tache plane, solide, sèche, qui ne donne qu'une seule ulcération ; de plus l'induration et l'engorgement ganglionnaire, caractéristiques du chancre, manquent dans l'herpès.

Pour en finir avec le chancre, il me reste à parler de la dernière phase, celle de cicatrisation. Elle consiste en ce que la couche grisâtre qui tapisse le fond de l'ulcère disparaît peu à peu, en même temps que l'induration tend à se ramollir. Les bords s'amincissent, pâlissent, et finissent par reprendre la coloration normale des tissus voisins. Le fond devient rougeâtre, prend l'aspect d'une plaie ordinaire, donne un pus plus épais, crémeux. La cicatrice se forme à la fois par rapprochement des bords du chancre et par élévation de son fond, qui se couvre de bourgeons : lorsqu'elle est achevée, elle est représentée par une tache d'un violet foncé, qui s'efface presque complètement par la suite, mais au bout d'un temps très long, comme l'induration elle-même.

La durée totale du chancre est de un à deux mois : c'est en cet espace de temps qu'il parcourt ses trois premières phases, qui le mènent à la cicatrisation, laquelle peut survenir spontanément, même en l'absence de tout traitement. Celui-ci aide peut-être à la guérison du chancre, mais la guérison peut se faire sans lui. Il arrive même que tous les remèdes restent pendant un certain temps sans action sur sa marche, puis que tout d'un coup, sans qu'on ait changé la nature des remèdes, il marche de lui-même à la guérison. Cependant il est certain que le plus souvent il est avantageux de traiter le chancre, parce qu'on abrège sa durée : nous reviendrons sur ce point à propos du traitement de la syphilis en général, pour ne pas scinder la question si importante de la thérapeutique et pour donner en bloc au syphilitique les indications de la marche qu'il doit suivre.

Mais ce que je tiens à répéter avant de terminer ce chapitre, ce qu'il faut retenir avant tout, c'est que le chancre n'est rien par lui-même, qu'il n'est important et grave que parce qu'il est l'indice certain de la pénétration du virus syphilitique, qui est déjà produite au moment où il paraît. Deux choses prouvent cette dernière proposition : d'une part, l'apparition fréquente de certains accidents de la période secondaire, de la syphilis confirmée, tels que roséole et plaques muqueuses de la gorge, avant même que le chancre soit cicatrisé; d'autre part, de faiblesse, les maux de tête, les signes d'anémie qui l'accompagnent. Donc dès qu'on a un chancre induré, on est syphilitique.

Dès lors une question se pose. La syphilis est toujours

une affection sérieuse, c'est entendu : mais enfin, elle a une gravité variable : l'un s'en aperçoit à peine, l'autre en meurt. Eh bien, peut-on prévoir la gravité future des manifestations syphilitiques par la gravité du chancre lui-même? On a dit qu'aux chancres peu indurés, très limités, rapidement guéris, répondaient des lésions secondaires et tertiaires bénignes, les dernières manquant même souvent; tandis qu'avec des chancres très indurés, larges, iraient des lésions tertiaires constantes et très sérieuses : c'est ce qu'on appelle en médecine la loi de concordance. Ne vous fiez pas trop à cette loi : si elle se vérifie ordinairement, elle est souvent en défaut, et un chancre en apparence bénin peut très bien être suivi d'accidents consécutifs malins; pas trop de frayeur, mais aussi pas trop de sécurité en présence du chancre, voilà la maxime qu'il convient d'adopter.

Ce qui est beaucoup moins douteux, c'est la différence que présente la gravité de la vérole suivant le terrain sur lequel la graine tombe. L'âge à ce point de vue tient la première place : plus le malade est éloigné de la vingtième année, plus le mal est sérieux; et telle lésion syphilitique qui, chez un enfant ou un adulte, passera presque inaperçue, traînera en longueur, se compliquera et pourra amener la mort chez un vieillard. Les individus affaiblis, placés dans de mauvaises conditions d'hygiène, sont aussi plus exposés que d'autres aux plus fâcheux accidents. C'est en ce sens que Diday a pu dire : « Méfiez-vous de la vérole chez les blonds. » Car les blonds et les blondes sont les favoris du lymphatisme et de la scrofule, deux tempéraments qui exposent à contracter facilement la syphilis et à l'avoir particulièrement sévère. De même la vérole est grave chez les femmes enceintes, chez les nourrices, chez les individus nouvellement arrivés dans un pays éloigné de leur lieu de naissance, parce que la grossesse, l'allaitement, le changement brusque de milieu et de climat, mettent l'organisme dans un état de débilité qui lui enlève sa résistance aux causes et à l'action nuisible des maladies virulentes. De même encore, chez les individus qui relèvent de maladie, ou qui ont eu une blessure récemment cicatrisée, la syphilis est grave. On voit, en résumé, que s'il est bon de soigner le chancre, sa disparition ne prouve rien pour l'avenir, lequel dépend d'une foule d'autres conditions qui lui sont étrangères. C'est le cas de dire que rien n'est fait tant qu'il reste quelque chose à faire : ce qu'il reste à faire ici, c'est de suivre un traitement antisyphilitique longtemps après la cicatrisation de l'ulcération chancreuse, en vue d'éviter ou d'atténuer les accidents ultérieurs, dont nous allons maintenant parler.

XI

LA SYPHILIS (*suite*). — LES ACCIDENTS SECONDAIRES

Le XVII° siècle a consacré la gloire de la littérature française; le XVIII° s'est voué à la philosophie et au scepti-
cisme; le XIX° siècle est celui qui a vu les plus grands
progrès se réaliser en science en général, en médecine particulièrement. Ce ne sont pas seulement la pratique de la
chirurgie et des accouchements, les recherches entreprises
sur la fièvre typhoïde, la tuberculose, et autres maladies
d'ordre médical, qui le prouvent : c'est aussi l'histoire de
la syphilis. Il y a cinquante ans, tout était confusion dans
le domaine de la vérole : on lui rapportait trop ou pas
assez, on la voyait partout ou on ne la distinguait nulle
part. Je parle des médecins; car le vulgaire était dans une
ignorance profonde à ce sujet. Que les temps sont chan-
gés! Aujourd'hui la Faculté a des notions aussi précises
que possible; le public même commence à s'y reconnaître,
ce dont on ne saurait trop se féliciter : chacun comprenant
mieux la gravité du mal, en connaissant plus ou moins la
marche générale, se hâte de se soigner.

Pourtant nombre de préjugés et d'erreurs règnent en-

core dans certains milieux, où on attribue au chancre une
importance exagérée, où on se croit débarrassé de la
syphilis quand l'ulcération locale a disparu. Je l'ai dit, et
je ne saurais trop le répéter : quand le chancre existe,
déjà l'économie est empoisonnée ; quand le chancre est
cicatrisé, rien n'est fait, et on peut, parodiant le mot du
grand-prêtre Joad, s'écrier :

« Je crains *tout*, cher Abner, et n'ai pas d'autre crainte. »

Car on est certain d'avoir à brève échéance d'autres
manifestations syphilitiques. C'est si vrai que parfois le
médecin hésite, en face d'un chancre, sur sa nature réelle :
sans doute il a pour se guider les caractères différentiels
que nous avons vus précédemment, et qui sont suffisamment clairs dans les cas francs, typiques ; mais dans les
cas exceptionnels où ces caractères restent obscurs, il
attend les suites pour se prononcer d'une manière définitive ou pour rectifier son premier jugement. Si rien ne se
montre au bout de deux ou trois mois, c'est que le chancre était simple ; si au contraire le chancre était syphilitique, des éruptions diverses apparaissent. Ces éruptions,
en effet, existent toujours dans la syphilis, sous une
forme et à un degré quelconques, si peu prononcées
qu'elles soient : c'est assez pour être renseigné.

Ainsi le chancre syphilitique a toujours des suites, les
accidents secondaires sont constants dans la syphilis. En
quoi consistent-ils ? En mille et une choses, au moins.
« La vérole est un branle-bas pour l'économie », a dit
Ricord. C'est que le virus introduit par le chancre circule
dès lors avec le sang dans toute l'économie ; il en touche
chaque point comme le liquide nourricier lui-même, et
peut par suite troubler tous les organes dans leur fonctionnement. Cela est aussi exact pour les accidents tertiaires que pour les secondaires : car entre ces deux sortes d'accidents il y a moins de différence dans le nombre
des organes atteints que dans la profondeur à laquelle ils
le sont.

Prenons pour exemple, si vous voulez, le système nerveux. Pendant la période secondaire il y a des maux de
tête, des névralgies, de l'insomnie ; pendant la période

tertiaire il peut y avoir des attaques semblables à celles
de l'apoplexie, de la paralysie, de la démence. Assurément
ces derniers troubles sont infiniment plus graves que les
premiers : ceux-ci ne suffisent pas moins à montrer que
dès la période secondaire le système nerveux est touché,
mais d'une façon superficielle et passagère. Eh bien, il en
est de même pour tous les organes, pour toutes les fonctions : pour la peau, qui dans les premiers temps ne présente que des éruptions peu accusées, discrètes, comme on
dit en médecine, et qui plus tard est marquée de taches
indélébiles; pour les os, qui ne sont d'abord gonflés qu'au
niveau de leur enveloppe, tandis que plus tard c'est leur
tissu même qui est augmenté de volume; pour le testicule,
qui, après avoir été simplement enflammé, devient le
siège de véritables tumeurs incurables, etc., etc.

Aussi pour passer en revue tous les accidents de la
période secondaire, il me faudrait successivement examiner tous les organes, superficiels et profonds, des pieds à
la tête, puisque tous peuvent être atteints. Ce serait un
véritable cours de pathologie, et je me garderai bien de
le faire : il serait trop aride et ne nous aiderait guère à
atteindre le but pratique que nous visons. Je me bornerai
donc à décrire ceux de ces accidents que le premier venu,
sans connaissances spéciales, peut distinguer sur sa propre
personne ou sur celle de ses voisins, et qu'il est indispensable de connaître pour les rapporter à leur véritable
cause : pour les autres, c'est l'affaire du médecin. Mais
j'ai tenu à prévenir l'étonnement que le lecteur pourrait
éprouver en trouvant une certaine analogie entre le présent chapitre et le suivant : les matières traitées sont les
mêmes; mais la différence dans l'époque d'apparition
des accidents entraîne une différence dans leur nature et
dans leur gravité, ce qui nécessite deux descriptions distinctes.

De toutes les manifestations secondaires de la syphilis,
les plus communes assurément sont celles qui se font du
côté des téguments, c'est-à-dire à la partie la plus superficielle du corps. Rappelons qu'en anatomie on nomme
téguments, non seulement la peau qui recouvre la surface

du corps tout entier, depuis le cuir chevelu jusqu'à la
plante des pieds, mais encore les muqueuses, membranes
minces qui tapissent l'intérieur des cavités naturelles, et
qui, au niveau des orifices de ces cavités, comme le nez,
la bouche, l'anus, se continuent avec la peau. C'est donc
aussi bien sur les muqueuses accessibles à la vue, que sur
la peau, qu'il faudra chercher les éruptions, qui constituent les plus fréquents des accidents secondaires, et qui
en sont les moins graves, mais aussi les plus désagréables.
Car si l'on peut taire l'existence et la nature de maux de
tête ou de douleurs osseuses, comment dissimuler une
nuée de boutons qui s'étalent sur la figure ou sur les
mains? Comment en cacher l'origine aux médecins qu'on
peut rencontrer dans le monde, ou aux bons amis qui,
peut-être pour avoir passé par les mêmes épreuves, savent
à quoi s'en tenir, et ne sont pas tenus au secret médical?
Hâtons-nous donc de les décrire, pour que celui qui en
est ou sera atteint sache les reconnaître et les soigner à
temps.

Ces éruptions portent en médecine le nom de *syphilides*,
nom que je demande la permission de conserver comme
plus rapide et disant bien ce qu'il veut dire. Les syphilides
donc sont les plus précoces des accidents syphilitiques
généraux : car celles de la période secondaire, les premières en date, apparaissent en moyenne vers la sixième
semaine après le début du chancre. Elles peuvent même
se montrer avant que l'ulcération chancreuse soit cicatrisée. Quelquefois leur apparition est retardée jusqu'au
troisième mois et au delà. Mais en général c'est entre le
40° et le 50° jour après le chancre qu'elles se font jour;
c'est à cette époque qu'il faut commencer à examiner soigneusement les téguments, dans toute leur étendue, pour
surprendre les syphilides dès leur apparition. Quelquefois
c'est au voisinage du chancre, ou sur la place même du
chancre à peine cicatrisé, qu'on trouve la première éruption; mais ce cas n'est pas constant, il n'est même pas le
plus fréquent. A la suite d'un chancre des organes génitaux, la première plaque muqueuse siège aussi bien au
fond de la gorge ou entre les doigts de pieds qu'à l'anus,

aux bourses ou à la vulve. Je n'exagère donc pas en disant que c'est toute la surface du corps qui doit être l'objet d'une inspection minutieuse et quotidienne, si on tient à voir les syphilides dès leur début.

Rien ne ressemble plus à un gendarme qu'un autre gendarme : qui en a vu un en a vu cent. En est-il de même des éruptions ?

Assurément non. L'érysipèle et la petite vérole volante sont deux éruptions : mais personne ne confondra la plaque uniformément rouge du premier avec les saillies disséminées en forme de bulles de la seconde. Nous devons donc chercher d'abord si les syphilides ont des caractères communs qui les distinguent des éruptions non syphilitiques ; puis, si chaque espèce a des signes spéciaux qui les différencient des autres espèces. Or, les syphilides, tertiaires aussi bien que secondaires, ont des caractères généraux qui en donnent pour ainsi dire le signalement, et qui sont plus sérieux que ceux qu'on trouve sur les permis de chasse et les passeports : nez moyen, bouche moyenne, front ordinaire, etc. En voici les principaux.

D'abord les syphilides ne causent ni douleurs, ni démangeaisons, chose rare et remarquable quand il s'agit d'éruptions, celles-ci, tout le monde le sait, déterminant d'habitude un prurit qui force à se gratter : il est bien évident que si le sujet syphilitique est en même temps dartreux ou atteint de la gale, il aura des démangeaisons ; mais alors celles-ci relèvent de la gale ou des dartres, et non des syphilides, qui habituellement ne causent aucune sensation, et ont une marche très lente, nouvelle raison pour qu'on soit obligé de les chercher pour les voir. Puis vient leur forme, qui n'est pas moins caractéristique : elle est presque toujours arrondie, circulaire ou demi-circulaire, non seulement pour chacun des éléments de l'éruption, pour chacun des boutons qui la forment, mais aussi pour l'ensemble de ces boutons lorsqu'ils sont réunis en groupes ; la figure résultant de cette réunion se rapproche toujours du cercle. Enfin leur coloration est toute spéciale : elle n'a pas la rougeur éclatante des éruptions aiguës comme l'eczéma, ni la teinte lie de vin qui indique la présence du sang dans certains boutons ; elle varie entre le jaune-rouge et le violet-clair, elle a été comparée avec raison à la couleur du cuivre ou du maigre de jambon ; tantôt elle est uniformément répartie sur tout le bouton syphilitique, tantôt elle se voit seulement à son pourtour ; en tout cas elle frappe l'œil le moins observateur.

En plus de ces trois signes fondamentaux, les syphilides ont quelques caractères accessoires qui peuvent aider à les reconnaître. Ainsi elles présentent souvent une odeur forte, fétide, qui peut cependant manquer au niveau des parties découvertes, et qui se constate surtout chez les individus peu soigneux de leur personne, quand l'éruption siège dans des régions à replis profonds, comme l'anus, l'aiselle, l'espace interdigital des orteils, etc. De plus, les syphilides ne présentent pas un aspect uniforme sur les divers points du corps d'un même individu : cela tient à ce que les éruptions se font par poussées successives, qui sont de plus en plus sérieuses et profondes, et que l'une d'elles peut ne pas être terminée quand la suivante apparaît, de sorte qu'à côté de taches dures et solides on peut voir des vésicules ou boutons pleins de liquide, des squames ou particules épidermiques soulevées, etc. ; cela ne se rencontre pas dans les éruptions ordinaires, qui sont uniformes, ont le même aspect sur tout le corps. Remarquons encore que les syphilides, au moins dans la période tertiaire, ont une tendance très marquée à s'ulcérer, que les ulcérations se couvrent de croûtes noirâtres et laissent après elles des cicatrices déprimées à leur centre, ridées à leur surface, indélébiles, conservant indéfiniment la forme ronde du début, et marquant éternellement leur origine.

Mais l'odeur est inconstante et reconnaissable seulement pour un nez très exercé ; les variations d'aspect, les ulcérations spéciales, sont des phénomènes tardifs : il serait fâcheux d'être obligé d'attendre l'apparition de ces caractères et de compter sur eux pour savoir à quoi s'en tenir sur la nature de l'éruption qu'on porte. Tenez vous-en donc aux trois premiers signes, d'indolence, de forme

ronde, et de coloration cuivrée ou maigre de jambon;
quand ils sont réunis, ils suffisent amplement à faire
dire : voilà une éruption de nature syphilitique, même
quand le chancre est passé inaperçu.

Les éruptions sont constantes, à un degré quelconque,
si minime qu'il soit, au bout d'un certain temps après le
chancre : je l'ai dit et je le maintiens. Mais il en est
d'elles comme de toutes les autres manifestations syphilitiques : leur intensité varie beaucoup d'un individu à
l'autre. Pourquoi? Est-ce parce que le virus syphilitique
n'a pas toujours la même force, et par conséquent produit
des effets différénts? Peut-être; mais cette explication
n'est certainement pas applicable à tous les cas, puisqu'on
a vu deux individus ayant contracté la syphilis avec une
même femme, à un très court intervalle, n'avoir pas des
accidents d'égale gravité; qu'un mari et sa femme,
devenus syphilitiques, ont l'un une vérole bénigne, l'autre
une vérole grave. Pour les syphilides comme pour
la syphilis en général, il faut surtout tenir compte des
conditions inhérentes au sujet lui-même, de sa constitution, de ses habitudes de vie, etc., comme il a été dit dans
le précédent chapitre. C'est cela surtout qui modifie la
gravité, la répétition, l'extension des éruptions syphilitiques.

Aussi sont-elles plus tenaces, plus étendues, chez les
lymphatiques et les scrofuleux, les dartreux et les her-
pétiques, qui ont une tendance naturelle aux éruptions
cutanées ordinaires; — chez ceux qui abusent ou usent
seulement des eaux sulfureuses et des bains sulfureux,
lesquels peuvent servir de pierre de touche, d'examen de
conscience, comme le montre l'exemple, rapporté par le
docteur Jullien, d'un malade infecté depuis quatre ans,
marié et père de famille, qui, envoyé faire une saison à
Enghien pour traiter sa gorge, fut en effet soulagé de ce
côté, mais eut, peu après, une gomme du prépuce déve-
loppée sur la place même que le chancre avait occupée,
qui tient à ce que le soufre agit puissamment sur la peau
et les muqueuses; — chez les alcooliques, peut-être aussi
parce que l'alcool agit sur la peau; — chez les gens

soumis au froid et à l'humidité habituels par le fait de leur profession ou de leur logement, ou exposés à un refroidissement accidentel, ce qui explique l'amélioration rapide souvent produite chez un syphilitique par son déplacement vers un pays plus chaud ; — chez les personnes affaiblies par la grossesse, l'allaitement, les maladies internes ou chirurgicales, toutes causes de dépression pour l'économie : en cas de lésion chirurgicale, l'éruption apparaît souvent au niveau même du point blessé. Tout cela est important à connaître, parce qu'on peut éviter plusieurs de ces causes et par conséquent leurs conséquences : personne n'est obligé de boire outre mesure, on peut se tenir à l'abri du froid humide, se fortifier suffisamment pour résister au retour offensif de la vérole quand on est convalescent ou blessé, etc.

Maintenant que nous connaissons les caractères généraux et les causes déterminantes des syphilides, voyons les signes qui sont particuliers à leurs diverses espèces ; non pas à toutes, cela nous entraînerait trop loin, mais aux principales d'entre elles, à celles qui courent les rues. La première dont nous nous occuperons, parce qu'aucun syphilitique presque n'y échappe, est la *roséole*.

La *roséole* est la plus précoce des syphilides, elle apparaît ordinairement six semaines après le début du chancre. Elle est caractérisée par l'apparition de petites taches rosées, dont la couleur est comparable à celle de la fleur du pêcher. Peu ou pas saillantes, arrondies, avec des bords légèrement irréguliers, ayant un diamètre variable depuis celui d'une lentille jusqu'à celui d'une pièce de quarante ou cinquante centimes, ces taches donnent à la peau un aspect marbré. Elles siègent principalement sur les flancs, la base de la poitrine, le dos, le ventre, la partie supérieure des cuisses ; c'est en ces points qu'elles débutent et qu'il faut les chercher d'abord. Puis elles gagnent le front, la peau du crâne au niveau de la racine des cheveux, mais respectent presque toujours le visage. Quelquefois elles s'étendent à la partie antérieure des avant-bras et jusqu'aux mains, plus rarement aux jambes.

L'éruption dure seulement quelques jours quand on fait de suite intervenir le traitement antisyphilitique, qui à la période secondaire, disons-le dès maintenant, est avant tout représenté par le mercure. En l'absence de traitement elle peut se prolonger des semaines et même des mois; sa durée paraît être d'autant plus longue que son apparition est plus tardive. Une chose dont il faut être prévenu, c'est qu'une fois éteinte elle peut revenir à deux et même à plusieurs reprises pendant l'année suivante; mais généralement cette récidive est provoquée par une des fautes d'hygiène ou de traitement dont nous avons parlé : excès d'alcool, abus des sulfureux, refroidissement, etc.

En somme, la roséole est la moins grave des éruptions syphilitiques; elle a même la bonté de ne pas se montrer à la figure, ce qui est précieux; son seul inconvénient consiste dans la possibilité de retours plus ou moins rapprochés. Elle ne cause par elle-même ni fièvre, ni sensations d'aucune sorte, et c'est ce qui sert principalement à la distinguer des éruptions d'autre nature avec lesquelles on pourrait la confondre. Ainsi la rougeole, qui met sur le corps un semis de petites taches analogues aux morsures de puces, s'accompagne constamment de fièvre, de rhume de cerveau, de larmoiement, de toux, inconnus dans la roséole; de plus, la roséole est assez rare chez l'adulte et est toujours très marquée au visage. L'ingestion de certains aliments ou médicaments, moules, fraises, copahu, iodure de potassium, donne lieu chez certains individus à l'apparition de taches roses, dont l'aspect se rapproche de la roséole; mais en pareil cas les taches sont le siège de cuissons, de démangeaisons très pénibles, et il suffit d'être prévenu de cette éventualité pour remonter aux causes : on a mangé des moules, on a pris du copahu ou de l'iodure; enfin les taches disparaissent spontanément dès qu'on cesse l'usage des substances en question.

Presque aussi fréquentes, presque aussi précoces que la roséole sont les *plaques muqueuses*, ainsi nommées sans doute parce qu'elles ne sont pas toujours en plaques, et qu'elles siègent tout aussi souvent sur la peau que sur les muqueuses. Elles ont pour caractères communs d'être constituées au début par de petites éminences solides, ne contenant pas de liquide, mais de consistance molle; leur forme est arrondie; leurs bords sont bien limités, mais peu saillants; leur surface est lisse, presque plane, de même niveau que les parties voisines; leur couleur est grisâtre ou d'un brun violacé; elles sont recouvertes d'une pellicule très fine, qui plus tard disparaît, et laisse à découvert une petite écorchure, que recouvre un enduit grisâtre, mollasse. Elles sont alors le siège d'un suintement très fétide, irritant pour les parties voisines.

Les plaques muqueuses se développent en même temps que la roséole, ou fort peu de temps après elles. Il n'est pas rare que ces deux éruptions forment tout le bagage du syphilitique, qui après ne présentera plus aucune manifestation de la] vérole : mais en tous cas elles sont constamment précédées du chancre, et ces trois accidents, lorsqu'ils se succèdent sur un individu, suffisent à lui montrer qu'il est empoisonné et doit être sans cesse en garde contre un nouvel assaut de l'ennemi. D'autre part, si la roséole n'est pas contagieuse, puisque ses boutons ne fournissent aucun liquide, il n'en est pas de même des plaques muqueuses arrivées à la période de suintement : elles sont alors éminemment contagieuses, et peuvent transmettre la vérole, tout comme le chancre lui-même. Alors, nous l'avons vu, c'est un chancre qui paraît d'abord sur la personne contagionnée.

Rien n'est plus variable que le nombre et le siège des plaques muqueuses. Quelquefois, il n'en existe qu'une à la fois, et elle reste indéfiniment isolée; dans d'autres cas, elle est suivie de l'apparition d'un grand nombre de plaques en divers points du corps. Toutefois, il est remarquable que les parties où elles siègent de préférence sont celles dont les téguments sont les plus fins, comme le pourtour de l'anus, les parties génitales, les bourses, le pli de l'aine, le creux de l'aisselle, le nombril, les espaces interdigitaux du pied, les lèvres, les joues, la langue, le palais, la gorge; ou les points qui sont soumis à une pression prolongée, à un frottement répété. Cette dernière influence s'accusa avec une netteté remarquable chez un officier qui, récemment infecté, eut à faire une longue course à pied. « Dans tous les points des téguments où se développèrent des plaques, il fut toujours facile de déterminer le genre d'irritation qui en avait provoqué l'apparition. Les premiers éléments parurent d'abord à la face externe de chaque cuisse, au point où frottaient les objets contenus dans les poches de son pantalon ; puis à chaque mollet, au niveau du point où s'arrêtaient les tiges de ses bottes. Ce fut ensuite la ceinture qui se prit, particulièrement à gauche (poids et frottement du sabre), puis la nuque et le front (pression du shako). Toutes ces plaques disparurent peu à peu après son arrivée à destination, sous la seule influence des bains et du repos. Quant aux plaques de la bouche développées vers cette époque, deux ans après, le malade, fumeur incorrigible, les portait encore. »

Un mot sur chacune de leurs principales localisations nous fera mieux voir comment on reconnaît les plaques muqueuses. A l'anus, où elles sont plus fréquentes chez l'homme que chez la femme, contrairement au chancre, elles ont comme celui-ci une disposition allongée, parallèle aux replis que forme naturellement cet orifice. Lorsqu'elles siègent dans le fond des sillons qui séparent ces replis, elles ont l'apparence de crevasses rosées, et peuvent rester aplaties ; mais le plus souvent, elles bourgeonnent, forment des végétations grisâtres, fendillées, qui causent de vives douleurs au moment des selles.

A la vulve, au prépuce, au gland, sur les bourses, elles ont une grande tendance à se multiplier, à s'étendre, à se rejoindre, en prenant l'apparence de couronnes qui rappellent la forme généralement arrondie que nous avons attribuée aux syphilides en général. Les parties sur lesquelles elles siègent se gonflent, doublent de volume, et se durcissent. C'est en ces points surtout que les plaques fournissent un liquide âcre, d'odeur repoussante qui, coulant sur les cuisses, peut y déterminer une irritation et des éruptions d'autant plus tenaces que la cause en subsiste longtemps. Toutefois, ces inconvénients n'existent que chez les personnes peu soigneuses, dont la propreté n'est pas la vertu dominante et qui ne se traitent pas convenablement ; car même en ces points, des précautions et des soins appropriés limitent les plaques muqueuses et les rendent très supportables.

Mêmes observations en ce qui concerne les aines, les aisselles, l'ombilic, les espaces qui séparent les orteils. En tous ces points les frottements des parties les unes contre les autres font que les plaques muqueuses s'entr'ouvrent de bonne heure, et donnent un liquide qui, se mélangeant à la sueur naturellement fournie, répand une odeur nauséabonde. La propreté diminue ces inconvénients.

C'est dans la bouche et dans la gorge que les plaques muqueuses méritent le mieux leur nom : car là elles siègent bien véritablement sur une muqueuse et elles forment réellement des plaques. Comme partout ailleurs, elles débutent par des papules de petites dimensions, plus ou moins saillantes, qui bientôt perdent leur pellicule protectrice et s'écorchent superficiellement; mais ce qu'elles offrent ici de spécial, c'est une tendance à s'agrandir et à se réunir : de là les plaques grisâtres qu'on rencontre principalement sur les parois du gosier. D'où vient cette prédilection de la syphilis pour les amygdales et le fond de la gorge, déjà notée par Ambroise Paré, qui disait en parlant des syphilitiques : « Leur vient aussi tumeurs aux amygdales, qui les gardent de bien parler et avaller leurs viandes, et même leur salive » ? Nous avons vu que les parties soumises à de fréquents frottements étaient les plus sujettes à présenter des éruptions syphilitiques. Or le passage des aliments est une cause d'irritation à laquelle on n'échappe pas: il faut manger. Il est d'autres actes qu'on pourrait éviter, mais qu'on n'évite pas: ceux par exemple qui consistent à boire des liqueurs fortes, à fumer, à chanter. Tout cela est irritant pour un organe appelé sans cesse à fonctionner. De là vient que dès le début de la syphilis confirmée, c'est-à-dire dès les premiers temps des accidents secondaires, les amygdales et le palais deviennent rouges, gonflés, luisants, secs, douloureux au moment où on avale: bien des gens qui ont laissé le chancre inaperçu, qui ont ignoré leur roséole, s'aperçoivent que leur gorge est malade, parce qu'elle leur fait mal. Puis apparaissent les **plaques** muqueuses, rondes ou ovalaires, d'aspect grisâtre, opalin, qui ne laissent aucun doute sur la nature syphilitique du mal de gorge: car aucune angine n'a ce caractère. L'inflammation et les plaques ont une longue durée, malgré les gargarismes dont nous parlerons à propos du traitement: c'est que l'irritation causé par le tabac, l'alcool, le passage des aliments, se reproduit sans cesse, et fait reparaître les lésions à mesure qu'elles disparaissent. Elles sont peu graves du reste, sauf au palais pourtant: là, si on les laisse s'éterniser elles détruisent la voûte palatine, et font communiquer la bouche avec les fosses nasales; mais cet accident appartient à la période tertiaire, où nous le retrouverons.

Aux lèvres et aux joues se fait sentir encore l'influence du tabac, sous forme du brûle-gueule irritant. A la langue les plaques muqueuses sont très fréquentes, principalement sur la face supérieure ou dos de cet organe: elles forment des taches arrondies, polies, lisses, quelquefois très large, mais ne causant que peu ou pas de sensations.

Des éruptions syphilitiques on peut rapprocher la *chute des cheveux* ou *alopécie*. Ce phénomène est si fréquent dans la syphilis, dès la période secondaire, qu'il en est un des caractères principaux; c'est aussi un de ceux qui attirent l'attention dès l'abord, et qui désolent le plus le malade. Très souvent il est dû à diverses éruptions siégeant au cuir chevelu, surtout à celles qui fournissent de l'humeur: car les cheveux craignent l'humidité, qui macèrent le bulbe pileux et altère la racine des poils. Or il est remarquable que justement dans les régions couvertes de poils les éruptions syphilitiques ont toujours de la tendance à suppurer, même celles qui restent sèches en d'autres points du corps: rien d'étonnant dès lors à ce que les cheveux perdent ainsi leur vitalité. Mais la présence d'une éruption n'est même pas nécessaire pour que les cheveux tombent: la vérole atteint tous les éléments de l'organisme, leur ôte leur force, aux cheveux comme aux autres; on peut donc les perdre sans qu'il existe aucune éruption.

L'alopécie d'origine syphilitique se distingue de celle qu'amènent les progrès de l'âge, en ce qu'elle est extrêmement rapide, disséminée, et d'emblée généralisée : au lieu de débuter par certaines régions du crâne, d'y rester cantonnée et de s'étendre avec une sage lenteur, elle atteint du premier coup la totalité du cuir chevelu ; partout les cheveux deviennent secs, sans force ; la moindre traction des doigts ou du démêloir les arrache, ils tombent même spontanément, de sorte qu'en quelques semaines la plupart d'entre eux manquent à l'appel. Une malade du docteur Fournier n'en avait plus que 17, bien comptés : si elle avait eu autant de pièces de vingt francs que de cheveux, elle n'aurait pas encore été bien riche. L'alopécie syphilitique peut donc arriver à un point extrême ; mais il ne faut pas s'en désoler outre mesure. Les cheveux repoussent le plus souvent, et peuvent finir par se retrouver presque au complet, sous l'influence combinée du traitement général qui combat le virus syphilitique, et d'un traitement local qui redonne de la force à la racine. Ce dernier consiste en frictions légères, répétées chaque soir sur la tête, avec du rhum ordinaire contenant 30 à 40 grammes de chloral par litre ; simple et peu coûteux, ce moyen est celui qui a le plus de chances de donner de bons résultats.

Il n'est pas rare que l'alopécie se généralise aux autres parties du corps qui sont pourvues de poils, que la barbe, les sourcils, les cils et autres poils tombent au cours de la syphilis. Même dans ce cas ils repoussent le plus souvent, par l'action du traitement général et local, tandis que leur chute est définitive et incurable lorsqu'elle est sous la dépendance de l'âge ou des excès de jeunesse.

Un autre phénomène qui frappe les yeux, ou qui du moins attire fortement l'attention de celui qui en est porteur, c'est l'engorgement des glandes qu'on voit apparaître en diverses régions du corps. Je ne parle pas ici de ce qu'on appelle bubon ou poulain, engorgement des glandes de l'aine qui accompagne toujours le chancre, et que nous retrouverons dans un autre chapitre. Je parle de l'engorgement ganglionnaire qui se manifeste pendant la période

secondaire quand il n'est plus question de chancre. C'est
surtout sur les côtés et en arrière du cou, sous le rebord.
de la mâchoire, et derrière les oreilles, qu'on trouve ces
glandes engorgées. Comme l'alopécie, elles peuvent.
accompagner des éruptions produites dans les mêmes
points ; mais elles existent aussi sans tache ni bouton.
d'aucune sorte. En tout cas on les reconnaît à la présence
de petites grosseurs dures, roulant sous le doigt, ne causant aucune douleur, même à la pression. Leur volume.
est très variable : quelquefois elles sont si petites que le
malade s'aperçoit par hasard de leur existence, en se
débarbouillant; d'autres fois elles font une saillie très-
visible. Le traitement général de la syphilis suffit à les.
faire disparaître, mais en un temps dont la durée varie.
beaucoup et est quelquefois fort longue. Quant aux pommades dont on les couvre avec complaisance, j'ai maintes.
fois constaté qu'elles ne servent pas à grand'chose ; le
médecin les donne pour faire prendre patience au malade,
le pharmacien pour gagner quelque argent ; mais elles
abrègent à peine la marche de l'engorgement, contre lequel
le mercure pris à l'intérieur est encore le meilleur remède.

Ici s'arrêtent les phénomènes visibles et tangibles de la
période secondaire, ceux dont la nature syphilitique ne
saurait être mise en doute. Les accidents dont il me reste.
à parler ne sont appréciables que par les sensations qu'ils.
causent ; ils se rencontrent dans une foule d'affections
parfaitement étrangères à la syphilis, et on n'aurait
aucune raison de les rapporter à celle-ci, si d'une part ils.
n'avaient été précédés de chancre et de roséole, si d'autre
part l'expérience n'avait pas montré qu'ils sont très fréquents dans la vérole et doivent lui être attribués. Aussi.
tout le monde doit-il être prévenu de la possibilité de.
leur existence, pour les rattacher à leur véritable origine.
et se soigner en conséquence.

Ce sont d'abord des troubles des fonctions digestives.
Quelquefois le malade a une faim dévorante, mange beaucoup plus qu'à l'habitude; c'est l'exception. Bien plus
souvent il a tous les signes de ce qu'on nomme l'embarras.
gastrique : diminution ou même abolition de l'appétit, et

parfois dégoût véritable pour les aliments ; soif vive ; bouche amère, langue chargée, blanche ou jaunâtre ; coliques,
pesanteur au creux de l'estomac ; alternatives de diarrhée
et de constipation ; teinte jaune du visage semblable à celle
qui dénote la jaunisse.

Presque toujours un malaise général, une courbature
continuelle, un affaiblissement physique et moral, entra-
vent les occupations d'affaires, rendent l'intelligence plus
ou moins obtuse. Il s'y joint souvent une insomnie fatigante, accompagnée ou non de cauchemars. La céphalalgie
est un symptôme très habituel de la syphilis secondaire :
elle siège au niveau du front, des tempes, de l'occiput,
plutôt que sur le haut du crâne ; elle consiste ordinairement en une simple lourdeur, en un embarras continuel ;
plus rarement elle passe à l'état de véritable migraine, de
douleurs vraies, continues ou revenant par accès. Dans le
même ordre de symptômes, traduisant un trouble manifeste du système nerveux, se placent les névralgies, qui
occupent surtout la figure, le pourtour de l'œil ou de
l'oreille, les parois de la poitrine, la cuisse, et qui se font
principalement sentir le soir et pendant la nuit.

C'est du reste un fait très général que les douleurs de
toute sorte dues à la syphilis sont plus violentes la nuit
que le jour. Il était déjà connu du temps d'Ambroise
Paré, qui en donne l'explication suivante : « Les douleurs
vexent plus les malades la nuict que le iour : ce qui
advient pour ce qu'estans tenus chaudement, icelle chaleur esmeut l'humeur : ioint que le virus vérolique s'attache le plus souvent à l'humeur pituiteux, lequel la nuict
a son mouvement, partant il s'eslève et distend le périoste
et autres parties nerveuses, qui est cause auec l'acrimonie
du virus faire de grandes douleurs. Qu'il soit vray, les
pauvres vérolés du matin, après avoir crié toute la nuict,
commencent à se reposer : parce que ledit humeur pituiteux commence à s'abbaisser, et quitter place du sang, qui
a sa domination au matin. On peut icy adiouster autre
raison, c'est que le malade ne trouvant occasion de parler la nuit, à aucuns, et voir choses diverses, son esprit est
attentif du tout à sa douleur. »

Cette explication nous fait sourire, et pourtant il faut avouer que nous ne l'avons remplacée par rien de plus satisfaisant pour l'esprit. Quoi qu'il en soit, ce caractère n'est pas marqué seulement pour les névralgies, mais encore pour les douleurs osseuses, dites ostéocopes, qui siègent principalement au milieu de la poitrine, dans les bras et dans les jambes, et dont les malades se plaignent à peine pendant la journée tandis qu'ils en souffrent cruellement pendant la nuit. Chose remarquable, les boulangers les ressentent au contraire davantage dans le jour, quand ils se couchent : d'où on peut conclure qu'elles sont sans doute réveillées par la chaleur du lit. Il en est de même pour les douleurs qui siègent dans les jointures, et qui présentent encore cette curieuse particularité qu'elles sont aussi exaspérées par le repos, tandis que l'exercice les apaise : rouillées au réveil, les jointures paraissent ensuite se dérouiller. Ces douleurs sont [pour beaucoup, dans l'apathie physique du malade, qui désire le matin prolonger son séjour au lit, sentant qu'une fois levé il va souffrir pendant un certain temps avant que ses membres se mettent en train. Cet accroissement d'intensité des douleurs névralgiques, osseuses et articulaires, pendant la nuit, est particulier à celles qui sont d'origine syphilitique et suffit à les distinguer de toute autre.

Souvent les ongles s'altèrent, deviennent ternes, secs, se fendillent, changent de couleur, se décollent, et tombent sans douleurs, au grand étonnement du malade qui ne s'aperçoit de cette chute qu'en retrouvant ses ongles dans son lit, par terre, dans un endroit quelconque. Ils repoussent le plus souvent, mais sans reprendre leur forme ni leur coloration normales ; quelquefois même ils ne repoussent pas.

Il n'est pas rare que l'œil soit touché par la syphilis. Il est alors rouge, larmoyant, douloureux pendant la nuit, et donne pendant le jour la sensation d'un grain de sable et d'une gêne continue. Si on le regarde attentivement dans une glace, on s'aperçoit que l'ouverture centrale, la prunelle, au lieu d'être régulièrement circulaire et noire comme à l'état normal, est déformée, a une couleur terne,

jaune verdâtre. Si on ne se soigne pas à temps, la lésion
progresse vers le fond de l'œil, la vue peut être irrémédiablement perdue.

Chez la femme, les fonctions de la matrice sont profondément troublées, ce qui est l'origine des avortements et
de la stérilité fréquents chez les syphilitiques.

Enfin il existe habituellement pendant la période secondaire une fièvre plus ou moins vive, rarement continue,
revenant plus souvent à intervalles irréguliers.

Tels sont les principaux accidents de la période secondaire de la syphilis, qui en somme peuvent être répartis
en deux catégories : les uns constants, faciles à rapporter
à leur véritable cause, comme la roséole, les plaques
muqueuses, la chute des cheveux, les maux de tête, l'engorgement des ganglions ; les autres inconstants, d'une
appréciation plus délicate, tels que les troubles digestifs,
les douleurs osseuses et articulaires, les affections des
yeux et des ongles. Les antimercurialistes n'ont pas
manqué de mettre sur le dos du mercure quelques-uns au
moins de ces phénomènes, en particulier la fièvre, l'affaiblissement général, les troubles digestifs, la chute des
cheveux et des ongles, qu'ils ont attribués a l'action
toxique du médicament. C'est une injustice et une erreur :
car d'une part les accidents en question ont été aussi
souvent constatés chez des malades non traités par le
mercure que chez ceux qui y avaient eu recours ; d'autre
part ils sont beaucoup plus tenaces, plus marqués chez les
seconds, ce qui prouve que le mercure, loin de les provoquer, les atténue et les abrège. Mais nous reviendrons
sur cette question à propos du traitement de la vérole :
bornons-nous à constater dès maintenant que le mercure
est l'agent syphilitique par excellence à la période secondaire, et que, quoi qu'on en ait dit, il y est infiniment
plus utile que nuisible.

XII

LA SYPHILIS (*suite*). — LES ACCIDENTS TERTIAIRES

SOMMAIRE. — Marche ordinaire des accidents syphilitiques. — Eruptions syphilitiques tertiaires. — Les gommes. — Lésions des bourses et des testicules, — Lésions de la verge et de la vulve. — Aspect de la langue. — Perforation du palais. — Communication de la bouche avec le nez. — Rétrécissement de l'œsophage, du rectum. — Troubles vocaux. — Ramollissement des os. — Ozène. — Céphalalgie, paralysie, apoplexie syphilitiques. — Terminaisons de la syphilis.

C'est un des grands travers de l'esprit mathématique de notre époque, que de vouloir tout rapporter à des règles fixes et immuables : on se heurte à des exceptions qui déroutent et font douter des principes généralement admis. Cela est vrai en médecine comme ailleurs.

On s'est souvent demandé si la médecine était un art ou une science. C'est l'un et l'autre, ou plutôt c'est un art basé sur des sciences : ses bases sont fixes comme les sciences, sa pratique est variable comme les arts. On connaît tous les os et toutes les artères du corps, les caractères des plantes sont définitivement établis : c'est que l'anatomie et la botanique sont des sciences, pour lesquelles la théorie ne peut changer. Mais le médecin fait œuvre d'artiste, met en action son jugement et toutes les qualités de son esprit, quand il interprète les troubles dont les os ou les vaisseaux sont le siège, qu'il applique à tel ou tel cas les substances tirées du règne végétal qu'il emploie dans le traitement. Aussi a-t-on pu dire qu'il n'y a pas de maladies, mais seulement des malades, ce qui si-

gnifie que les plus belles descriptions du monde ne sau-
raient contenir et prévoir tous les cas.

Ce précepte se vérifie surtout à propos de la syphilis.
Etant données une variole, une fièvre typhoïde, une fluxion
de poitrine, on peut annoncer que les périodes se succé-
deront de telle ou telle façon, dureront de tant à tant de
jours, se termineront de telle ou telle manière. Pour la
syphilis une semblable rigueur ne serait plus de mise :
ici l'imprévu joue un rôle considérable, et si l'on peut
donner une idée très générale des accidents, leur existence,
leur durée et leurs terminaisons sont si variables qu'on
est réduit à des approximations. Je tiens essentiellement
à ce que le lecteur soit prévenu de ces variations, pour
qu'il ne soit pas surpris du défaut de certitude qui se
trouve dans la façon dont je lui présente les choses, et
qu'il s'en prenne à la maladie et non à moi. Je cherche à
lui donner une idée exacte de la syphilis : ce n'est pas
ma faute si le tableau en est si changeant.

Ainsi, la règle est celle-ci. Six semaines environ après
le chancre paraît la première des manifestations qu'on
nomme secondaires : c'est la roséole, suivie immédiatement ou à brève échéance de l'apparition des plaques muqueuses, de la chute des cheveux, de l'engorgement des
ganglions ; puis viennent les troubles du côté des organes
digestifs, du système nerveux, des yeux, des os, des jointures. Tous ces accidents sont superficiels et fugaces : ils
disparaissent, spontanément ou avec l'aide du traitement,
en six à douze mois. Alors tout rentre dans l'ordre, le malade ne voit plus rien d'anormal, il se croit guéri. Quatre
à huit ans se passent ainsi, au bout desquels il voit reparaître en un point quelconque du corps une éruption nouvelle, ou une petite grosseur qui bientôt s'ouvrira et que
le médecin lui dira être une gomme. Un autre verra sa
langue se couvrir d'ulcérations bizarres, son palais se
perforer, ses os se gonfler et devenir douloureux, son
testicule prendre un volume exagérée. Un troisième ne
verra rien du tout, par la bonne raison qu'il est devenu
fou ou qu'il a une attaque d'apoplexie.

Qu'est-ce que cela veut dire ? Que nos hommes sont res-

tés syphilitiques, que le virus dont ils se croyaient débarrassés est resté tapi dans un coin de l'organisme et fait
de nouveau des siennes, en un mot que les accidents tertiaires sont survenus. Mais que d'exceptions, heureuses
ou malheureuses, à cette règle ! Les exceptions heureuses
ce sont les cas où les accidents tertiaires n'arrivent jamais,
où tout se borne au chancre et aux plus légers des accidents secondaires, où la vérole dure en tout trois à quatre
mois et disparaît sans retour. Les exceptions malheureuses, ce sont tous les cas où dès la seconde année apparaissent des troubles appartenant à la période tertiaire : bien
malheureuses en effet ; car il est hors de doute que les
accidents tertiaires sont d'autant plus graves qu'ils sont
plus précoces ; cette syphilis maligne, comme on l'appelle,
peut même débuter avant que la période secondaire soit
terminée, alors que les plaques muqueuses existent encore.

Il ne faut donc pas prendre à la lettre la distinction
classique des accidents syphilitiques en secondaires et
tertiaires, au point de vue de leur succession : ils peuvent
enjamber les uns par-dessus les autres, les premiers existant à peine quelquefois, les seconds pouvant survenir
avec une extrême précocité. Alors à quoi les distingue-
rons-nous ? A leur gravité, à la façon dont ils frappent les
divers organes et dont ils évoluent, les uns se tenant à la
surface et disparaissant sans laisser de traces, les autres
pénétrant dans la profondeur et s'installant en maîtres
pour un temps long, sinon pour le reste de l'existence.

Ainsi comprise, cette distinction est d'autant plus pratique qu'elle entraîne une différence radicale dans le traitement : aux accidents secondaires convient le mercure,
aux accidents tertiaires l'iodure de potassium.

Appliquons d'abord ces notions aux éruptions syphilitiques de la peau, aux syphilides. Les syphilides secondaires restent toujours superficielles ; elles consistent en
boutons ou en plaques qui n'entament pas la peau, ou qui,
s'ils produisent des ulcérations, n'en produisent que de
très légères ; elles sont disséminées ordinairement sur
toute l'étendue ou au moins sur une grande partie du

corps, dont elles frappent successivement ou concurremment les régions les plus éloignées ; elles disparaissent
rapidement et laissent peu ou pas de traces. Les syphilides tertiaires présentent des caractères précisément
inverses : comme les premières, plus que les premières
même, elles sont indolentes, arrondies, et de couleur
cuivrée ou maigre de jambon, signes que nous avons vus
communs à toutes les éruptions syphilitiques ; mais presque
toujours elles ulcèrent la peau, et souvent à une profondeur très appréciable ; elles sont peu nombreuses, grou-
pées en un même point du corps, souvent même un seul
bouton existe, mais elles sont très étendues en largeur et
en épaisseur ; elles laissent constamment des cicatrices
indélébiles. De plus, les syphilides tertiaires ont une
marche très lente, durent souvent pendant plusieurs
années, soit qu'une même poussée persiste, en dépit des
efforts de la thérapeutique, soit qu'il se fasse plusieurs
poussées successives. Souvent elles débutent par un
simple changement de coloration de la peau, qui est pi-
quetée de taches brunâtres allant en s'élargissant et se
multipliant : le malheur est que cette altération siège fréquemment au front, où elle saute aux yeux et où on lui
donne, par euphémisme, le nom de couronne de Vénus.
Un vieux confrère m'a raconté qu'il y a une trentaine
d'années, un haut fonctionnaire de l'empire, un préfet,
vint le consulter pour des taches de cette nature, dont le
praticien n'eut pas de peine à reconnaître l'origine : cet
excellent préfet promenait sa couronne depuis plusieurs
mois, devant les yeux de ses administrés, la veille encore
il l'avait promenée au bal de la cour !

Ordinairement, c'est par des saillies, des boutons durs
ou remplis de liquide, que commencent les syphilides tertiaires. Sans causer de démangeaisons, ni de douleurs,
elles agacent le malade, d'autant plus qu'elles s'étalent
bien souvent au milieu du visage et sur le cou, où tout le
monde peut les voir, ou aux jambes et sur le devant de la
poitrine, où dans l'intimité elles attirent tout autant les
regards. Aussi, on écorche les boutons, on s'escrime à les
enlever de vive force, et on n'arrive qu'à les ulcérer, à les

mettre à vif, à les faire saigner, à retarder leur disparition. Du reste, le résultat ne serait pas sensiblement changé si on n'y touchait pas, le propre de ces boutons étant de s'étendre et de se transformer en ulcérations. Celles-ci deviennent larges et profondes, leurs bords sont épais et taillés à pic, ce qui fait paraître encore plus excavé leur fond, qui est rouge, enflammé, couvert d'un pus sanguinolent, d'odeur fétide. Puis, elles se couvrent de croûtes épaisses en écailles, d'un brun verdâtre caractéristique, qui rappellent en petit les écailles d'huîtres, et qui sont du plus déplorable effet dans une figure féminine, ou même dans une barbe masculine. Le malade a une tendance naturelle à enlever ces croûtes, qui sont fortement adhérentes au fond de l'ulcère ; il espère ainsi hâter la guérison, il la retarde au contraire, car elle ne peut se faire que par la chute spontanée des croûtes, qui, arrachées, se reproduisent indéfiniment. La cicatrice qui se forme à leur place est arrondie, déprimée, tantôt pâle, tantôt violacée ou brune, et toujours indélébile.

En médecine, on distingue et on décrit, sous des noms plus ou moins baroques, diverses espèces de syphilides tertiaires. Je vous fais grâce de ces descriptions par trop techniques : car je crois que celle qui précède, et qui résume les caractères fondamentaux de ces éruptions, suffit à les faire reconnaître et distinguer des éruptions de la période secondaire. Je n'en citerai qu'une variété, parce qu'elle ne ressemble guère à celle que nous venons de voir, et qu'elle est un des signes les plus caractéristiques de la syphilis tertiaire. On la nomme *psoriasis*, et elle siège presque toujours à la paume des mains ou à la plante des pieds, où elle est caractérisée par des amas de pellicules d'épiderme, blanchâtres, comme argentées, qu'on a comparées à des taches de bougie, et qui reposent sur une plaque rouge, enflammée. Le psoriasis peut parfaitement exister chez des individus syphilitiques, mais alors il occupe de préférence les genoux et les coudes ; quand il siège aux mains ou aux pieds, il indique presque toujours la vérole.

Passons maintenant aux *gommes*, petites tumeurs de la

14

peau et du tissu sous-jacent qui représentent peut-être, après les syphilides, le plus fréquent des accidents tertiaires. Le terme de gomme paraît avoir été employé pour la première fois, comme celui de syphilis, par Fracastor, qui compare l'humeur particulière que donnent ces tumeurs, quand elles sont ulcérées, à la liqueur visqueuse qui s'écoule de l'écorce du cerisier ou de l'amandier.

C'est aux jambes qu'on rencontre le plus souvent ces tumeurs, qui sont d'abord très petites, mal circonscrites, difficiles à reconnaître au milieu des parties où elles se sont développées; puis elles se limitent de mieux en mieux, et augmentent de volume. Leur forme est plus souvent ovale que ronde, quelquefois elle est aplatie. Leur grosseur est très variable : elle est en moyenne égale à celle d'une aveline ou d'une petite noix, mais elle peut ne pas dépasser le volume d'une fève, ou au contraire atteindre celui d'un œuf d'autruche. Un malade du professeur Fournier avait sur la cuisse une gomme qui ne mesurait pas moins de quatorze centimètres de longueur, sur dix de largeur et six d'épaisseur. Rarement il n'en existe qu'une; habituellement elles vont par deux, quatre, six sur un même individu, et c'est un fait assez curieux qu'elles occupent souvent des points symétriques : ainsi quand une gomme existe sur une cheville, on peut s'attendre à en voir paraître une sur la cheville de l'autre côté; de même sur les avant-bras, etc. Les tumeurs en question sont d'abord dures et roulent sous le doigt. Mais au bout d'un certain temps leur consistance diminue, elles deviennent immobiles et adhérentes à la peau qui les recouvre. Puis celle-ci s'enflamme, devient rouge ou violacée, tendue, chaude, douloureuse, en même temps que le centre de la tumeur se ramollit. Enfin la peau s'amincit, s'ulcère, se rompt, tantôt en un point central, tantôt par plusieurs petits pertuis : ces ouvertures donnent issue à une matière de consistance gommeuse, comparable à de la filasse ou mieux au germe qui sort d'un clou. Alors l'ulcération fait des progrès, l'ouverture s'élargit en tous sens, il se forme un foyer à bords déchiquetés, mâchurés, plein de matières en décomposition, d'odeur fétide. Sous l'influence de pansements légèrement stimulants et antiseptiques, et de l'usage interne de l'iodure de potassium, la cicatrisation commence à se faire quelques jours après l'ouverture, et s'achève en deux ou trois semaines en laissant une cicatrice arrondie, lisse, pâle au centre, foncée à la périphérie, caractéristique. La durée est beaucoup plus longue en l'absence de soins, et chez les individus scrofuleux ou dont l'hygiène laisse à désirer : la cicatrisation peut alors se faire attendre pendant plusieurs mois. Du reste, la première gomme guérie, on n'est pas délivré pour cela : si on ne suit pas un traitement sévère, il y a beaucoup de chances pour que de nouvelles tumeurs apparaissent, soit dans le voisinage de la première, soit dans d'autres points, par poussées se faisant à intervalles plus ou moins longs.

Telles sont les gommes de la peau, superficielles, celle que tout le monde est à même de reconnaître. C'est quelquefois à leur existence que se borne toute la syphilis tertiaire, après la production de syphilides peu étendues : ceux qui ont cette chance sont les heureux de ce monde. Mais des productions exactement semblables peuvent se développer dans l'épaisseur d'organes profonds : elles ne sont pas rares dans les muscles, les os, le foie, le testicule, le rein, le poumon, le cerveau. On comprend que les gommes ont dans ces organes, indispensables à l'existence pour la plupart, une gravité bien autrement grande qu'à la peau : c'est à leur présence qu'il faut rapporter souvent les troubles que ces organes présentent dans leur fonctionnement, et que nous allons rapidement passer en revue.

« Un jeune savoyard, âgé de vingt ans, fort robuste, raconte un chirurgien du commencement du XVIIIe siècle, avoit un ulcère vénérien tout au bas du scrotum, avec des douleurs de tête et de iointure qui le travailloient de nuit, outre des autres signes assurés de vérole ; il me vint trouver à Lausanne l'an 1601, et trouveiy qu'il avoit la moitié du scrotum et du testicule rongée : il y avoit un ulcère au palais avec carie de l'os : lui ayant ordonné une

bonne façon de vivre, je le purgeay par une prise de
pilules... Et pendant que je préparois ainsi et purgeois le
corps, je ne laissay rien en arrière de ce qui regardoit
l'ulcère... Ainsi la douleur de tête et des iointures cessa,
et fut guéri en même temps de la vérole et de son ulcère
au scrotum et génitoire. »

Qu'est-ce que cet ulcère au scrotum et génitoire, sinon
une gomme du testicule qui, après s'être ramollie, a
amené la perforation des bourses? Le testicule, en effet,
est fréquemment altéré dans le **cours** et par le fait de la
syphilis tertiaire, dans un dixième des cas environ; et
cet accident appartient à la catégorie des manifestations
précoces de cette période, puisque c'est presque toujours
avant la huitième année, et le plus souvent de la troisième à la cinquième, qu'il apparaît. Malheureusement, il
est très difficile à reconnaître à son début, les tiraillements et sensations douloureuses qui pourraient mettre
sur la voie manquant fréquemment ou n'apparaissant
qu'à une époque tardive. Sans doute le gonflement du
testicule, qui est constant, est un excellent signe : mais
d'abord il se fait avec une telle lenteur qu'il faudrait que
l'attention du malade fût attirée de ce côté pour qu'il s'en
aperçût; de plus, souvent, l'augmentation de volume porte
sur les deux testicules à la fois, ce qui enlève tout moyen
de comparaison. Aussi c'est ordinairement par hasard que
le médecin est consulté à ce sujet, alors qu'il est bien
tard pour agir, tandis qu'un traitement appliqué à temps
aurait fait promptement disparaître la lésion. Un ancien
syphilitique doit donc attentivement surveiller son testicule. La chose en vaut la peine : car si on laisse progres-
ser l'altération, et si elle a atteint les deux testicules, les
désirs vénériens deviennent moins prononcés, les érections moins fréquentes, les rapports sexuels se raréfient
et finissent par être impossibles; enfin l'impuissance et
la stérilité sont les conséquences ultimes. De plus, la
gomme du testicule, suivant la même marche qu'à la
peau, se ramollit, provoque la rupture de l'organe, ulcère
la peau des bourses, et s'écoule au dehors, entraînant
avec elle le tissu testiculaire, qui se vide ainsi tout entier,

Que de regrets éprouvera celui qui passe par tous ces accidents, et qui peut se dire que, s'il avait fait plus attention à sa personne, s'il s'était soigné ou fait soigner à temps, il les aurait évités.

La syphilis s'attrapant le plus souvent par le coït, c'est-à-dire par la rencontre de la verge et de la vulve, il serait bien surprenant que ces deux organes ne fussent pas parmi ceux qu'atteint la syphilis à ses différentes phases. Et en effet ils sont fréquemment lésés par la syphilis tertiaire : ils ont été au plaisir, ils sont à la peine. Après avoir été le siège de l'accident primitif, du chancre, ils deviennent celui des diverses syphilides de la troisième période ; et ce qu'il y a peut-être de plus intéressant dans l'histoire de ces accidents, c'est que souvent ils simulent à s'y méprendre le chancre lui-même.

Sur la verge comme à la vulve, sur le gland et le prépuce comme aux grandes et aux petites lèvres, on voit apparaître des ulcérations arrondies, dont le fond uni et vernissé se continue directement par une pente douce avec les bords, qui en dépassent à peine le niveau ; il n'y a pas de douleurs ; la base de l'ulcération est dure ; quelquefois une ou plusieurs glandes de l'aine s'engorgent. Comparez ces signes avec ceux du chancre induré : ne trouvez-vous pas une grande analogie, sinon une ressemblance parfaite ? Et si celui ou celle qui porte cette ulcération s'est livré récemment à un coït ou à des attouchements suspects, a fait le nécessaire pour attraper la syphilis, ne se croira-t-il pas pris une seconde fois ? Bien mieux, cette première ulcération peut guérir, et quelques mois après, il s'en forme une nouvelle au même point ou dans le voisinage. Peut-il donc y avoir deux, trois, quatre atteintes successives de syphilis, contrairement au principe établi que la vérole ne récidive pas ? Non, du tout, et c'est sur ce principe même qu'il faut se baser pour savoir à quoi s'en tenir. Lorsqu'un individu a eu un chancre manifestement induré et syphilitique, et que plusieurs années après il se voit atteint d'une ulcération ressemblant à celui-ci, il peut être certain qu'il est en présence d'une ulcération tertiaire, il doit se soigner par l'iodure de potassium, et non

14.

par le mercure. C'est à de pareils cas qu'il faut rapporter l'histoire de la plupart des gens ayant eu plusieurs fois la syphilis : ils rentrent dans la catégorie des erreurs plutôt que des exceptions. L'enchaînement des accidents est là pour témoigner de la période à laquelle on est arrivé : il n'y a qu'à rappeler ses souvenirs.

Si des organes de la génération nous passons au tube digestif, nous trouvons celui-ci aussi souvent et aussi gravement atteint. Pour procéder par ordre, voyons d'abord ce qui se passe au niveau de la langue. Nous l'avons déjà trouvée atteinte d'éruptions diverses, de plaques muqueuses principalement, dans la période secondaire ; mais cela n'est rien comme gravité auprès de ce qui survient dans la période tertiaire. C'est surtout chez les individus un peu avancés en âge, et quand la vérole est vieille de plusieurs années, qu'on constate les premiers accidents. Au début, le malade n'accuse qu'une sorte de lourdeur au niveau de la langue, et une sensation de gêne, non douloureuse il est vrai, mais assez prononcée pour qu'il éprouve une certaine difficulté à manger, à boire, à parler. C'est ordinairement suffisant pour qu'il se regarde dans une glace : il aperçoit alors sur sa langue un ou plusieurs points qui n'ont pas le même aspect que les parties voisines, qui sont d'un rouge plus vif, d'un aspect plus brillant, plus irrégulier ; un léger relief de ces points fait paraître déprimés ceux qui les entourent. Si le malade passe le doigt sur ces points, ou qu'il les pince entre deux doigts, il les sent indurés, saillants, d'une consistance exagérée. Plus tard ils se ramollissent, se crevassent, s'ulcèrent ; une matière épaisse, fétide, s'en écoule, et donne à l'haleine une odeur repoussante. Alors des douleurs très vives se font sentir, surtout au moment où on avale. La succession de ces accidents est ordinairement lente à se faire, les gommes de la langue mettant beaucoup de temps à se ramollir et à s'ulcérer ; mais la marche en est beaucoup plus rapide quand l'organe est incessamment irrité par la pointe d'un vieux chicot, par la fumée de tabac, par l'alcool, etc. : en pareil cas il peut s'enflammer et se gonfler au point qu'il devient impossible d'avaler, que la res-

piration même est si gênée que la trachéotomie est rendue
nécessaire. Et voilà à quoi l'on arrive faute de se soigner
à temps !

La santé n'est pas moins troublée quand la syphilis tertiaire porte sur le palais et la gorge. Un matin, un individu
allume sa pipe ou son cigare, et est pris immédiatement
de violents éternuements qui l'empêchent de continuer ;
en même temps il est tout étonné de voir sortir par le nez
toute la fumée de tabac, dont une partie au moins est
habituellement rejetée par la bouche ; au bout de quelques minutes, nouvel essai, nouvel échec. Chez **un autre**,
c'est la gorgée de liquide qu'il vient de boire qui, au lieu
d'être avalée, est rejetée intégralement par les fosses
nasales. Que s'est-il passé chez ces deux individus ? C'est
que le palais, qui normalement établit une barrière entre
la bouche et les fosses nasales, est ulcéré chez eux, de
sorte que fumée et liquide passent par l'ouverture anormale qui fait communiquer les deux cavités. Et bien souvent ces individus n'avaient été prévenus du danger qui
les menaçait par aucune sensation, douloureuse ou autre ;
ils avalaient bien, sans gêne, leur voix était naturelle ;
rien ne pouvait leur faire prévoir ce qui les attendait.
Mais ils avaient eu un chancre, une roséole, des plaques
muqueuses, quatre, cinq, dix ans auparavant, et à leur
insu la syphilis s'était fixée sur leur palais, y avait déterminé d'abord un épaississement qui, sans se révéler par
une sensation quelconque, avait gagné en profondeur, en
détruisant les parties osseuses comme les parties molles ;
puis un beau jour tout s'est effondré, détruit, comme une
vieille masure depuis longtemps minée par les mites ; la
barrière s'est brusquement ouverte.

Pourtant les choses ne se passent pas toujours ainsi.
Souvent, bien avant que la perforation existe, des douleurs locales se font sentir, plus encore en avalant les
liquides que les solides ; la voix est nasonnée, a un timbre
de polichinelle ; le goût est perdu, l'haleine a une mauvaise odeur ; et si l'on vient à examiner le palais et le
fond de la gorge, on trouve que ces parties ont une teinte
rouge et une dureté caractéristiques. Si à ce moment le

malade suit un traitement énergique, il a de grandes chances de ne pas voir survenir la conséquence ultime de l'accident, la perforation du palais. Malheureusement, il se croit atteint d'un simple mal de gorge, d'une inflammation de la bouche sans importance, et il se borne à l'emploi de gargarismes aussi anodins qu'inefficaces. Aussi dans presque tous les cas le résultat est le même : que la maladie marche insidieusement ou ait la délicatesse de s'annoncer par quelques signes auxquels on ne prête pas une attention suffisante, le palais finit par se perforer, la bouche communique avec le nez. C'est ainsi que les choses se sont passées chez une jeune femme mariée dont j'ai gardé le souvenir. Elle vint un jour me consulter parce que depuis le matin elle ne pouvait pas boire sans rejeter le liquide par le nez : elle portait une superbe ulcération du palais. Naturellement je ne pus lui faire avouer qu'elle avait eu la syphilis, peut-être l'ignorait-elle elle-même ; en tout cas, l'iodure de potassium pris immédiatement à haute dose vint rapidement à bout de la lésion, ce qui aurait dissipé tous mes doutes sur son origine si j'en avais conservé. Heureux encore quand nous sommes ainsi consultés dès le début, lorsqu'il y a encore possibilité d'enrayer la marche de l'ulcération par un traitement approprié ! Bien souvent nous le sommes trop tard, alors que la perforation est trop vaste pour se réparer d'elle-même : en pareil cas il n'y a plus de ressources que dans une opération chirurgicale consistant à combler le trou à l'aide de lambeaux détachés des parties voisines, ou, si l'opération est impossible, dans l'emploi d'obturateurs en métal ou en caoutchouc qu'on applique sur l'ouverture.

La gorge, on le sait, est une sorte de carrefour qui donne accès, d'une part, dans les voies digestives où arrivent les aliments et les boissons ; d'autre part, dans les voies aériennes où pénètre l'air qui doit aller revivifier le sang dans le poumon. Or la syphilis tertiaire peut suivre l'une ou l'autre de ces voies, ou même toutes les deux ensemble, soit qu'elle succède aux lésions du palais et de la gorge par propagation, soit qu'elle les envahisse d'emblée sans passer par les parties situées plus haut.

Du côté des voies digestives c'est l'œsophage qui est surtout atteint. Ce conduit, que traversent les aliments pour aller à l'estomac, est alors rétréci, ce dont on s'aperçoit à ce que les substances ingérées causent une sensation de gêne, puis de douleur, non pas au fond de la gorge comme nous l'avons vu précédemment, mais plus bas, à la partie inférieure du cou, ou même au milieu de la poitrine. Les aliments s'arrêtent en ce point, y causent une oppression pénible, et, comme ils ne peuvent descendre en totalité une partie en est rejetée par régurgitation au bout d'un certain temps après le repas. Un hoquet douloureux existe tant que les aliments ne sont pas passés ou rejetés.

A l'autre extrémité du tube digestif se trouve le rectum qui représente la fin de l'intestin. Or ici encore la syphilis tertiaire engendre une lésion de même espèce, un rétrécissement. Quand le rectum est rétréci, ce qui est surtout fréquent chez la femme et à un âge avancé, la constipation est opiniâtre, les matières fécales ayant autant de peine à franchir l'obstacle que les aliments en éprouvaient à traverser l'œsophage. On voit des malades rester dix, quinze jours sans aller à la selle, n'y aller qu'à force de lavements ou de purgatifs, dont ils abusent, ce qui ne les empêche pas de souffrir terriblement au moment de la débâcle. Il en résulte des troubles digestifs de toute sorte, de l'inappétence, du ballonnement du ventre, des coliques et finalement une véritable hypocondrie résultant de la préoccupation incessante entretenue par le mal. Les rétrécissements du rectum et de l'œsophage peuvent, il est vrai, être dus à d'autres causes qu'à la syphilis ; ils peuvent résulter d'une inflammation simple, d'une tumeur, d'un cancer : les symptômes qui distinguent ces variétés sont trop délicats à apprécier pour que je tente de les établir ici. Je me borne à dire qu'un individu ayant eu la syphilis, et présentant les signes qui viennent d'être énumérés, doit se rappeler qu'ils peuvent être sous la dépendance de son ancienne vérole, et que, loin de cacher celle-ci au médecin qu'il consulte, il doit être le premier à l'en avertir : car **le** traitement antisyphilitique réussit là où échouerait un traitement quelconque.

Quant au larynx, il est pris dans un cinquième des cas, ce qui peut-être paraîtra peu de chose, mais augmentera d'importance quand on saura que ses lésions peuvent supprimer complètement la voix et causer de graves accidents d'asphyxie. Au début, la laryngite ne cause pas de douleurs, mais rend déjà la voix rauque, stridente, ce qui nuit considérablement à l'exercice de certaines professions : témoins ce ténor et cet artiste dramatique dont les noms sont dans toutes les bouches. Plus tard l'aphonie est complète, les douleurs sont très vives, surtout en avalant les liquides ; il s'y ajoute une toux fatigante, expulsant des crachats épais et fétides. Enfin surviennent des troubles respiratoires, et une dyspnée qui va en augmentant et peut conduire à l'asphyxie. Tout cela est dû aux ulcérations qui se font sur les cordes vocales et les détruisent.

Je ne ferai que signaler les atteintes portées par la syphilis aux fonctions du poumon, du rein, de l'estomac, du foie, de la rate. Certes, ces atteintes sont communes et profondes. Mais les signes par lesquelles elles se manifestent pendant la vie sont si vagues, si mal déterminés, si semblables à ceux que produisent les maladies vulgaires, non syphilitiques, de ces organes, que le médecin lui-même hésite à les rapporter à leur origine. Ce n'est qu'à l'autopsie, quand elle peut être faite, qu'on reconnaît aux lésions des caractères spéciaux qui ne laissent pas de doute sur leur nature. A plus forte raison le malade est-il dans l'impossibilité de se douter que sa toux, les altérations de son urine, ses crampes d'estomac, etc. sont d'origine syphilitique. Passons.

La situation est à peu près la même en ce qui concerne le cœur et les gros vaisseaux sanguins. Ils sont souvent touchés par le virus syphilitique, sans que celui-ci imprime aux troubles qu'il détermine un cachet spécial. Des palpitations, de la gêne respiratoire, une douleur au côté gauche de la poitrine, des irrégularités du pouls : voilà ce qu'on peut constater, et tout cela n'a rien de particulier. Bien souvent même ces symptômes manquent complètement et la première notion d'un trouble du cœur est fournie par... la mort subite, qui résulte de la rupture de cet organe. Du côté des artères les symptômes sont aussi vagues : mais ce qu'il faut surtout retenir, c'est que la syphilis provoque souvent le développement d'anévrismes, et que lorsqu'on a une tumeur de cette nature on peut s'estimer heureux d'être syphilitique, puisque c'est le seul cas où il y ait des chances de la voir disparaître facilement, par un traitement interne.

Relativement aux os, je ne reviendrai pas sur les douleurs dont ils sont le siège, principalement pendant la nuit, douleurs qu'on nomme ostéoscopes, et que j'ai déjà signalées à propos de la période secondaire. Je dois dire pourtant qu'à la période tertiaire elles ont deux caractères qui les distinguent de celles qui ont pu exister antérieurement : d'une part, leur [intensité, beaucoup plus grande, qui les fait comparer par le malade aux souffrances produites par une vrille, un étau, des tenailles, agissant sur les os ; d'autre part, leur siège habituel qui, au lieu d'être à la jambe, se trouve à la tête ; c'est principalement au niveau du front, et sur le dessus du crâne, qu'elles se font sentir. De plus, les os se carient, se détachent par petits fragments qui tombent après que la la peau s'est ulcérée, de sorte que le cerveau est mis à nu : si la mort ne survient pas, une cicatrice membraneuse se forme à la surface du cerveau, mais les os ne se reproduisent pas.

A la figure, la syphilis ronge principalement les os du nez. L'ulcération qui se fait d'abord dans cette cavité répand au loin une odeur infecte qui fait donner à la maladie les noms caractéristiques de *punaisie* ou d'*ozène*, ce dernier terme étant tiré d'un mot grec qui signifie : sentir mauvais. Puis les os sont attaqués à leur tour, la cloison qui sépare les deux fosses nasales est perforée, le squelette de la région s'effondre, la face est défigurée.

Enfin les os du corps entier sont si fragiles qu'ils peuvent se rompre à l'occasion du moindre mouvement. Un malade se casse la cuisse en se retournant sur son lit ; un autre se brise un bras en jetant à un voisin un quartier d'orange, et quelques jours après l'autre bras en l'étendant hors du lit pour prendre le vase de nuit. Le plus léger effort suffit donc à produire une fracture chez les syphilitiques, fracture qui se fait habituellement sans douleur, mais met beaucoup de temps à se consolider et laisse une déformation très prononcée du membre blessé.

Le système nerveux tient sa place, et une place trop importante, hélas! dans le cortège des accidents tertiaires. Le fait était bien connu d'Ambroise Paré, qui parle de « douleurs nocturnes extrêmes à la teste », et qui ajoute : « Aucuns perdent l'ouïe, autres ont la bouche torse comme renieurs de Dieu; autres deviennent impotens des bras ou jambes, cheminans tout le cours de leur vie à potence; aucuns demeurent en une contraction de tous leurs membres, de manière qu'il ne leur reste que la parole, qui est le plus souvent en criant et lamentant, maudissant l'heure qu'ils ont esté engendrez; aucuns sont vexés d'épilepsie, et, pour le dire en un mot, on peut voir la verole compliquée de toutes espèces et différences de maladies. » Céphalalgie, perte des sens, paralysie, épilepsie, tout ou presque tout ce qu'il faut connaître se trouve dans l'énumération du vieux médecin. Mais ces troubles nerveux ont-ils des caractères spéciaux qui permettent de les considérer à coup sûr comme d'origine syphilitique? Non pour la plupart, à propos desquels on est réduit à de simples présomptions; pour quelques-uns seulement il y a de grandes probabilités.

Ainsi, lorsque la céphalalgie est tenace et résistante à tous les moyens ordinaires, qu'elle est localisée au front, et surtout qu'elle revient par accès nocturnes, on peut soupçonner la syphilis. De même lorsqu'un malade se met à loucher, ou que sa vue, son ouïe, son odorat, perdent progressivement de leur acuité, sont perdus même, sans que ce malade ait reçu de blessure, ait de maladie grave ou soit convalescent d'une fièvre prolongée, il y a à penser à la syphilis. On peut avoir la même pensée quand on voit survenir une perte de connaissance soudaine chez un individu jeune, qui n'avait antérieurement présenté aucun trouble de la santé, qui la veille ou le matin même s'était livré à ses occupations habituelles, qui pendant son attaque entend ce qu'on lui dit sans cependant pouvoir répondre aux questions qu'on lui pose; le soupçon se change en certitude quand la perte de connaissance se renouvelle à plusieurs reprises dans les mêmes conditions, sans laisser de traces apparentes après elle : car cette manière d'être est spéciale aux attaques appartenant à la vérole. La paralysie syphilitique, qui tantôt siège dans le bras et la jambe d'un côté, tantôt dans les deux membres inférieurs, se distingue aussi de la paralysie vulgaire par l'âge relativement jeune (moins de quarante ans) des sujets qui en sont atteints, et par la céphalalgie persistante et fixe qui l'a précédée ; mais en elle-même la paralysie est semblable à ce qu'elle est habituellement. De même les attaques d'épilepsie, qui sont fréquentes chez les syphilitiques, sont bien difficiles à distinguer des attaques ordinaires, elles sont peut-être moins fortes, la connaissance est moins troublée, les mouvements convulsifs sont moins désordonnés, et c'est tout. Quant aux désordres intellectuels, ils sont très fréquents, mais impossibles à distinguer de ceux que produisent d'autres causes ; aussi ne sont-ils pas toujours rapportés à leur véritable origine, au grand préjudice du malade qui guérirait vite par un traitement antisyphilitique : ils consistent ordinairement en affaiblissement de l'intelligence, diminution ou abolition de la mémoire, hébétude, torpeur, plus rarement en agitation et hallucinations.

Est-il besoin d'ajouter qu'un épuisement complet accompagne la syphilis grave et durable ? Faut-il faire le portrait du syphilitique amaigri, anémié, ne dormant pas, ne digérant pas ; torturé par les douleurs et la fièvre, arrivé à un état de décrépitude lamentable tel, que la mort est une délivrance pour lui et pour son entourage ? Heureusement, si de tels cas existent encore, ils sont de plus en plus rares. Car si j'ai cru devoir passer en revue, non pas tous les troubles de la santé créés par la syphilis, mais la plupart d'entre eux, il est certain qu'ils ne coexistent presque jamais sur un même individu. C'est bien assez qu'il en présente un ou quelques-uns.

15

Du reste, nous l'avons vu, si la syphilis est toujours fréquente, elle a assurément perdu de sa gravité, par elle-même d'abord, puis grâce à une connaissance plus exacte de ses manifestations, qui fait appliquer plus tôt et plus sûrement l'hygiène et le traitement convenables. Mais pour que le résultat soit atteint, il est nécessaire que le malade aide le médecin : homme ou femme, il doit se garder de toute réticence. Qu'il avoue franchement un chancre actuel ou ancien. Qu'il se pénètre de la description que j'ai tâché de faire aussi exacte que possible, et apprenne à reconnaître les symptômes même éloignés de la vérole. Qu'il se dise bien que les accidents syphilitiques ne se déroulent pas sans interruption, comme passent les soldats du cirque ou les figurants d'une féerie, mais qu'il y a des périodes de calme durant plusieurs années sans que l'enchaînement soit brisé pour cela. Qu'il ne s'étonne pas de voir la syphilis revenir sur un même organe après l'avoir depuis longtemps quitté : c'est la période tertiaire succédant à la période secondaire, laissant des accidents bien plus graves, bien plus durables, et demandant des soins plus sérieux encore. Qu'il sache enfin que le traitement antisyphilitique est dans bien des cas la pierre de touche de la vérole : un mal de tête qui a résisté à tous les médicaments connus cédera rapidement à l'iodure de potassium s'il est syphilitique.

XIII

LA SYPHILIS (*suite*). — MOYENS DE LA PRÉVENIR ET DE LA GUÉRIR

SOMMAIRE. — Moyens préservatifs de la syphilis. — Précautions
à prendre avant, pendant et après le coït. — Précautions à
prendre en dehors des rapprochements sexuels. — La syphilis
peut-elle guérir spontanément? — Cautérisation et extirpation
du chancre. — Pansement du chancre. — Le mercure. — Utilité et modes d'emploi des médicaments mercuriels. — Le fer
et le quinquina. — Le gaïac et la salsepareille. — L'iodure de
potassium. — Hygiène du syphilitique. — Traitement des plaques muqueuses et de l'angine syphilitique.

Tout le monde redoute la vérole, parce que tout le
monde connaît peu ou prou ses conséquences fâcheuses;
et cependant, c'est une des maladies les plus communes
qu'il y ait. Comment concilier cela? C'est que, s'il est très
facile de l'attraper, il est extrêmement difficile de s'en préserver, les occasions sont si fréquentes! C'est d'abord
l'enfant qui l'apporte en naissant : celui-là ne peut l'éviter, et cette syphilis héréditaire, non méritée, est une des
plus grandes injustices de la nature. Après la naissance,
c'est toujours la contagion qui est en jeu; mais elle se fait
par tant de procédés, qu'il est presque impossible d'y
échapper à coup sûr. Nous avons déjà parlé de ces procédés
à propos des causes du chancre, et par conséquent de la
syphilis elle-même, puisque le premier est toujours la
porte d'entrée de la seconde. Reparlons-en encore un peu :
on ne saurait trop le faire.

Je rappelle d'abord que le chancre n'est pas seul à
transmettre la syphilis : toutes les éruptions de la période
secondaire, quand elles sont humides, la transmettent

aussi, ainsi que le sang des syphilitiques. Or, le chancre et les plaques muqueuses peuvent siéger en un point quelconque du corps, le sang circule partout, de sorte que ce n'est pas seulement au contact des organes génitaux qu'on gagne la vérole, c'est au contact d'une partie quelconque, du moment que le virus syphilitique s'y trouve. Cependant, il faut reconnaître que les rapports sexuels sont le point de départ habituel de la contagion, et il est juste de commencer par eux l'énumération des moyens à employer pour éviter la syphilis.

« Le seul préservatif certain des maladies vénériennes, dit Ricord, c'est de ne pas s'y exposer ». Ailleurs le maître, revenant sur les moyens de se préserver de la vérole en particulier, s'exprime ainsi : « Il n'existe pas de préservatif assuré et absolu du chancre, voilà ma déclaration. Si, malgré cela, on veut en courir la chance, quelques précautions peuvent être prises. Les rapports ne doivent pas être volontairement prolongés; dans ce moment, il faut être égoïste, comme le disait le grave Hunter, mais non pas égoïste à la manière de Madame de Staël, qui appelait l'amour de l'égoïsme à deux. Les soins de la plus minutieuse propreté, de la part des personnes suspectes, doivent être exigés dans les maisons publiques. Ce que nous savons depuis longtemps du dépôt du pus virulent qui peut être tenu en réserve dans les organes génitaux des femmes, en démontre la nécessité. De l'alcool dans l'eau, de l'eau étendue de un cinquième de la liqueur de Labarraque, tous les acides étendus d'eau, de manière à ne pas être caustiques, le vin, la solution de sulfate de zinc et d'acétate de plomb, suffisent pour empêcher le pus virulent d'être inoculable. Les lotions astringentes qui tannent un peu les tissus ont souvent fait éviter la contagion.

« Mais si les soins de propreté sont nécessaires avant les rapports chez les personnes qui peuvent contagionner, ils ne doivent être minutieux qu'après l'acte chez la personne qui s'est exposée.

« Il est un moyen que la morale répudie et dans lequel la débauche a une grande confiance, qui, sans doute, ga-

rantit souvent, mais qui, comme l'a dit une femme de
beaucoup d'esprit, est une cuirasse contre le plaisir,
et une toile d'araignée contre le danger. Ce moyen
est souvent poreux ou a déjà servi, il se déplace fréquemment, il fait l'office d'un mauvais parapluie que la tem-
pête fait crever, et qui, dans tous les cas, garantissant
assez mal de l'orage, n'empêche pas les pieds de se mouil-
ler.

« Beaucoup de personnes se croient à l'abri de la contagion en ne terminant pas l'acte vénérien. Une dame, qui
me consultait pour elle-même, était très étonnée d'avoir
communiqué une maladie à son amant, attendu, disait-
elle, qu'il ne concluait pas. Quelques syphiliographes
physiciens croyaient que l'infection urétrale en particulier s'effectuait après l'éjaculation qui faisait le vide, et
par l'horreur que la nature a du vide. Mais des faits nombreux m'ont enseigné le contraire. L'éjaculation, en effet,
doit être considérée comme une puissante injection d'arrière en avant, et qui nettoie ainsi l'urètre, et si les affections urétrales déjà si communes ne sont pas plus fréquentes, c'est peut-être à cette condition qu'il faut le
rapporter. Ainsi, un vieil et excellent précepte est celui
qui recommande une prompte miction après tout rapport suspect. »

Qui ne s'aperçoit que ces précautions sont le pendant
exact de celles que nous avons vues à propos de la chaudepisse ? Nécessité d'abréger les rapports sexuels, tout en
leur donnant leur conclusion naturelle par l'éjaculation
finale ; utilité d'uriner immédiatement après pour chasser
le pus qui pourrait s'être introduit dans le canal ; et par-
dessus tout, obligation d'avoir les soins de propreté les
plus minutieux, de laver les organes génitaux, avant le
coït pour la personne suspecte, après le coït pour l'autre,
à l'aide de liquides acides, astringents ou alcooliques,
capables de détruire la virulence de l'humeur nuisible
(vin, eau étendue de vinaigre, de rhum ou d'eau-de-vie,
d'eau de Cologne, d'eau blanche, etc.) : tout se retrouve.
Pourtant, j'ai quelques observations à ajouter.

D'abord je crois, contrairement à Ricord, que la con-

fiance placée par la débauche dans le parapluie en intestin
de mouton, dont il fait spirituellement le procès, est parfaitement justifiée dans la grande majorité des cas. Prenez-le dans une maison de confiance, payez-le un prix
convenable : il sera fait de telle sorte que vous n'aurez à
craindre ni sa porosité ni ses déplacements. Quant à avoir
déjà servi, c'est un grief dont il n'y a qu'à rire. Est-on
dans l'habitude d'emprunter pareil objet au premier
venu ? L'emprunte-t-on à son meilleur ami, même lorsqu'on connait son état sanitaire ? Le rend-on au fabricant quand il a cessé de plaire ? Non, n'est-ce pas ? Eh
bien, alors !

Ma deuxième remarque est celle-ci. Quand vous attra-
pez la chaudepisse avec une femme, il est extrêmement
difficile d'affirmer qu'elle l'avait. Peut-être avait-elle seulement des flueurs blanches, ses règles au début, un écoulement quelconque, et l'irritation causée par le contact
d'un de ces liquides avec votre canal a suffi pour enflammer celui-ci, pour créer de toutes pièces un état très
analogue, sinon identique, à la chaudepisse vraie. Peut-
être même n'avait-elle rien, et c'est vous même qui avez
été l'auteur de votre mal en vous échauffant outre mesure
par des libations exagérées, par une nourriture excitante
etc., avant de faire votre offrande à Vénus. Pour la vérole,
rien de semblable : jamais un individu ne l'a communiquée s'il ne l'avait pas ; il n'y a pas de règles, de flueurs
blanches, d'aliments ou de boissons, qui tiennent : le
chancre ne procède que du chancre ou d'autres accidents
syphilitiques, d'accidents secondaires.

Par conséquent, lorsqu'à la suite d'une visite dans un
bal public, où vous avez fait une conquête facile, vous
avez gagné un chancre, n'hésitez pas à attribuer votre
malheur à ladite conquête, croyez bien qu'elle a la vérole,
et essayez d'en préserver vos amis et connaissances en
leur signalant la donzelle comme une personne à fuir.
C'est peu galant, dira-t-on : qu'est-ce que la galanterie
peut avoir à faire avec les femmes publiques ? C'est avouer
qu'on a soi-même la vérole ? Et après ? C'est un malheur
et non un crime ; on vous plaindra simplement, tandis

qu'on vous en voudra de votre silence. Dernièrement un de mes clients, qui avait gagné, au sortir des Folies-Bergère, un quinte et quatorze qu'il n'ambitionnait pas, me disait dans sa fureur : Si je retrouve cette femme, je la fais arrêter ! Puis le premier moment de colère passé, il fut retenu par l'ennui d'aller exposer son cas au commissaire de police ; il ne fit rien arrêter du tout, et peut-être fit-il bien. Mais il y a une grande différence entre le fait de proclamer son malheur *coram populo*, et celui qui consiste à prévenir discrètement ceux auxquels on porte intérêt. Pourquoi n'y aurait-il pas entre hommes une sorte de franc-maçonnerie qui les pousserait à se défendre les uns les autres ? Quand une femme mariée ou la maîtresse d'un ami vous donne la vérole, vous n'avez qu'à vous taire, en murmurant ou sans murmurer. Mais pour les prostituées clandestines, pour les femmes rencontrées dans les bals, il n'y a pas de ménagements à avoir : elles sont les agents les plus actifs de la propagation du mal, défendez vous contre elles.

Je ne veux pas dire que l'abus des aliments et des liquides excitants n'intervienne en aucune façon dans la transmission de la syphilis, mais l'influence de cet abus se fait infiniment moins sentir qu'en cas de blennorrhagie et n'est qu'indirecte : il ne s'agit pas alors d'échauffement, mais seulement d'un accroissement des chances de contagion résultant d'une prolongation des rapports sexuels. Tachez donc que ceux-ci soient courts, complets, pratiqués avec une femme choisie du mieux possible, entourés des plus grands soins de propreté, avec la protection d'une capote s'il y a moyen : cela fait, recommandez-vous au dieu ou au saint qui protège de la vérole !

Tout est-il dit lorsque nous avons pris toutes ces précautions ? lorsque dans nos amours de hasard nous avons fait le possible et l'impossible pour nous préserver de la syphilis, ou lorsqu'amants ou époux fidèles nous nous sommes tenus au pâté d'anguilles représenté par les caresses de l'épouse ou de la maîtresse légitime ? Sommes-nous sûrement à l'abri de ses coups ? Hélas ! non. La cruelle nous guette partout, et a mille autres occasions de nous atteindre, moins fréquentes sans doute que celles qui résultent des rapports sexuels et des attouchements lascifs de tout genre, mais encore assez communes pour fournir un contingent très appréciable. Nous avons vu qu'il suffit d'asseoir sur ses genoux une danseuse de costume léger et de vertu suspecte, de tenir sur les bras nus un enfant atteint de plaques muqueuses à l'anus, d'embrasser en tout bien tout honneur une personne malsaine, de placer dans la bouche un instrument quelconque ou une pièce de monnaie souillée de virus, pour que celui-ci pénètre dans l'organisme. Nous savons, d'autre part, que cette pénétration n'a lieu que si le virus trouve une porte ouverte ou facile à franchir, comme une écorchure de la peau, si petite qu'elle soit, ou un de ces téguments comme les muqueuses de l'œil, du nez, de la bouche, si fins qu'ils se laissent traverser alors même qu'ils ne présentent pas d'excoriation visible à l'œil nu. Ce sont ces considérations qui doivent guider votre conduite de chaque jour.

Apprenez aux enfants et apprenez vous-mêmes qu'il est dangereux de sucer, de porter à la figure, un objet dont nous ne connaissons pas l'origine, qui a circulé dans beaucoup de mains, et qui, s'il a été manié par un syphilitique, peut donner la syphilis. Il y a quelques années, un chercheur eut l'idée d'examiner au microscope des pièces de monnaie et des billets de banque, français et étrangers : il fut tout surpris d'y trouver une véritable flore, constituée par une infinité de champignons, d'algues et autres cryptogames, dont beaucoup étaient nuisibles. Or le microbe de la syphilis peut également s'attacher aux objets touchés par un vérolé, qui vient de porter les mains à son chancre ou à un bouton humide. Défiez-vous surtout des verres à boire, des fourchettes, cuillers, couteaux, etc., et autres instruments venant au contact de la bouche ; ne les employez jamais, s'ils ont servi à une personne inconnue, avant de les avoir fait rincer à l'eau très chaude : se borner à les essuyer à sec ou à les nettoyer à l'eau froide est une précaution illusoire, le microbe de la syphilis ayant la vie trop dure pour être détruit par de pareils moyens. N'imitez ni les verriers qui se passent de l'un à l'autre le tube à souffler le verre, ni les receveurs de deniers publics ou privés qui fourrent entre leurs dents ces espèces sonnantes et trébuchantes, par commodité ou pour juger de leur valeur. Vous n'êtes sans doute ni verrier ni conducteur d'omnibus; mais les occasions d'imiter ces honorables prolétaires ne manquent pas dans l'existence, ne serait-ce qu'à propos des pipes qu'on se prête, des épingles qui passent de bouche en bouche dans les ateliers de modistes ou de couturières, etc. : fuyez ces occasions. Échangez le moins possible les parties du vêtement. On a longtemps cherché la cause de la fréquence de la teigne dans les écoles publiques, jusqu'au jour où quelqu'un s'est avisé de la trouver dans l'habitude qu'ont souvent les enfants d'échanger leurs coiffures. La vérole étant aussi contagieuse peut aussi se transmettre par les objets de toilette. Rappelez-vous le cas de cette jeune fille, citée par Fabrice de Hilden, qui mourut pour avoir, par amusement, pris les habits d'un gentilhomme le jour de la fête des Rois; et cette autre observation bien plus récente, d'une jeune fille également, qui eut la vérole pour avoir mis les chaussures d'une de ses compagnes, laquelle avait un bouton syphilitique au talon. Tenez-vous en garde contre vos meilleurs amis à ce point de vue : la vérole passe encore pour déshonorante, beaucoup se cachent de l'avoir, et la transmettent innocemment par des attouchements innocents ou par le prêt d'objets contaminés. A plus forte raison faut-il se défier des instruments qui servent à des usages intimes, comme les seringues et les canules à injections, les irrigateurs, etc.

Tout, sans exception, peut propager la vérole, puisqu'elle siège partout, et que le liquide nécessaire à sa transmission peut tout imprégner. Ceux qui l'ont attrapée pendant le coït ou autres pratiques vénériennes sont certainement à plaindre, mais enfin ils savaient à quoi ils s'exposaient. Que dirons-nous de ceux qui ont la peine, et une peine cuisante, sans avoir eu le moindre plaisir? Nous dirons que le plus souvent leur imprudence a fait le mal. Proclamer, comme Ricord, que pour ne pas avoir la

vérole il ne faut pas s'y exposer, est une formule tout a
fait insuffisante : car elle vient chercher ceux qui ne s'y
exposent pas. Certes, avec des soins et de l'attention, en
dehors des rapports sexuels aussi bien qu'à l'occasion de
ces rapports, on pourra souvent l'éviter, en s'entourant
des précautions que nous venons de voir. Mais le pourra-
t-on toujours? Non. La certitude n'est pas de ce monde,
pas plus en matière de syphilis qu'en toute autre chose;
et, lorsqu'on n'a pu se préserver du mal, au moins faut-il
savoir le soigner à temps et convenablement : c'est ce
dont nous allons maintenant chercher les moyens.

« Par une anomalie singulière, écrivait en 1528 Jacques
de Béthencourt, dans son *Nouveau Carême de pénitence et
Purgatoire d'expiation*, dont la traduction nous a été donnée
par le professeur Fournier, par une anomalie singulière,
alors que nous voyons la plupart des maladies guérir
d'elles-mêmes, par les seules forces de la nature, le mal
vénérien ne connaît pas de résolution spontanée. Il ne
guérit jamais seul, il ne guérit qu'avec un traitement. Il y
a plus, c'est qu'il exige, pour guérir, un traitement différent de ceux que nous appliquons aux autres maladies.
Il ne se résout jamais que sous l'influence d'une médica-
tion qui impose au corps le châtiment de son impureté et
à l'âme la punition de ses fautes. Le malade affecté du
mal vénérien ne recouvre jamais la santé qu'après avoir
subi, comme expiation, une sorte de purgatoire ou de
carême de pénitence d'une durée de quarante jours. » Et
il ajoute : « Considérant que les maladies extrêmes réclament des traitements extrêmes; considérant que le mal
vénérien ne saurait être guéri par le régime seul et sans
le secours de la thérapeutique; considérant aussi que le
pouvoir mystérieux du mercure n'est pas sans présenter
quelque affinité réelle avec les causes mystérieuses dudit
mal; pour ces raisons et autres précitées, nous estimons
en dernière analyse que la préséance doit être attribuée
au mercure dans le traitement du mal vénérien. »

Est-il vrai que la syphilis ne puisse jamais guérir
d'elle-même, sans traitement d'aucune sorte? On comprend fort bien que cette idée ait eu cours au xvi° siècle, à

une époque où la maladie avait une gravité extrême, où les conditions d'hygiène étaient déplorables dans toutes les classes de la société. On s'explique la reconnaissance manifestée naïvement à l'égard de Charles VIII par un médecin du temps, Thierry de Héry, qui, agenouillé sur le tombeau du roi de France, s'écriait : « Je prise le bon roy Charles un peu plus qu'un saint; il a été, sans le savoir, mon bienfaiteur, et je le remercie d'avoir rapporté la vérole d'Italie, car j'en ai tiré trente mille bonnes livres de rente. » Mais aujourd'hui il est hors de doute que la syphilis peut guérir spontanément : c'est du moins l'avis de la plupart des médecins contemporains, et je le partage entièrement; seulement je m'empresse d'ajouter que cette guérison spontanée n'est **pas** ce qu'il y a de plus fréquent, bien s'en faut.

Nous avons vu que la gravité de la vérole dépend un peu de la force du virus qui est transmis, et beaucoup de la nature du terrain sur lequel il tombe. Quand le sujet est jeune, bien constitué, au chancre succèdent des accidents secondaires légers, et quelquefois, pas toujours, un ou deux accidents tertiaires **sans** importance : le tout peut disparaître sans traitement. Cela est prouvé par un certain nombre d'observations, d'individus qui, ayant eu un chancre bien constaté par un médecin, ont été revus par celui-ci au bout de longues années, et ne présentaient plus aucune trace de vérole, bien que, pour une raison ou pour une autre, ils n'aient rien fait pour s'en débarrasser. Conclurons-nous de là qu'il est inutile de traiter la syphilis? Pas le moins du monde. Car d'une part les cas où elle guérit avec cette surprenante facilité, sans aucun remède, sont exceptionnels, même chez les individus robustes; d'autre part, si on sait à peu près quand et comment on a attrapé la vérole, on ne sait jamais quand et comment elle finira. Des accidents tertiaires graves peuvent succéder à des accidents secondaires légers. Donc pour mettre tous les atouts dans son jeu, même le sujet jeune et fort, atteint d'un chancre en **apparence** bénin, doit se traiter; à plus forte **raison** en est-il ainsi pour les individus faibles, avancés en âge, vivant dans de mauvaises conditions d'hygiène. Dans tous les cas, traiter la vérole par le mépris, abandonner tout au hasard, est une imprudence qui confine à la bêtise.

Ce premier point admis, à quel moment doit-on commencer à se traiter ? De quelle façon faut-il le faire ? Deux questions fort discutée entre médecins, et sur lesquelles l'accord est loin de régner. Permettez-moi de résumer mon opinion dans les trois termes suivants : se soigner le plus tôt possible ; — prendre du mercure pendant la période secondaire ; — prendre de l'iodure de potassium pendant la période tertiaire. Ce sont ces trois propositions qui renferment, à mon avis, tout le traitement de la syphilis ; ce sont elles que je vais développer. Pour ne pas nous perdre dans les détails, nous suivrons, si vous le voulez bien, la marche naturelle de la syphilis, et nous parlerons successivement de l'accident primitif, des accidents secondaires, et des accidents tertiaires.

En ce qui concerne l'accident primitif du chancre, deux tendances très opposées existent parmi les médecins. Les uns admettent que, dès que le chancre existe, l'économie est empoisonnée, qu'il faut lutter contre cette infection générale en tenant médiocrement compte du chancre lui-même, en y touchant modérément, Les autres soutiennent que, alors même que le chancre existe, avec son induration caractéristique, il est encore temps de prévenir l'empoisonnement de l'organisme, en détruisant le chancre, porte d'entrée et source du poison. Aussi ces derniers, dès qu'un contact suspect a fait apparaître en un point du corps une marque peu catholique, s'empressent-ils de la cautériser avec la pierre infernale ou la potasse caustique ; et, s'ils sont consultés alors que le chancre est bien et dûment établi, ils n'hésitent pas à l'enlever avec le bistouri. On convient toutefois que l'opération ne peut réussir que si elle est faite dans les premiers jours, ou au moins avant l'engorgement des ganglions, puisque cet engorgement indique clairement que le virus a déjà pénétré dans la profondeur de l'organisme et que le chancre n'y est plus pour rien : Ricord cautérisait fortement dans les quatre premiers jours ; les chirurgiens contemporains, qui préfèrent l'extirpation par l'instrument tranchant, ne la font qu'après le dixième jour.

Laquelle des deux méthodes choisirons-nous? Si le lecteur m'en croit, il donnera résolument la préférence à la première, à celle qui ne prétend pas détruire la syphilis au détriment du chancre, et se borne à panser convenablement celui-ci. Deux raisons nous conduisent à ce choix. D'abord nous savons qu'il existe entre le coït ou l'attouchement suspect et l'apparition du chancre une période dite d'incubation, qui n'a pas moins de vingt à vingt-cinq jours de durée. Est-il admissible que pendant ce temps le virus n'ait pas fait des siennes, malgré son silence apparent ? Est-il possible que le sang ne l'ait pas entraîné, disséminé dans toute l'économie ? Que celle-ci ne soit pas déjà infectée au moment où l'ulcération locale paraît ? Nous avons précédemment admis le contraire, et nous ne nous déjugerons pas pour le plaisir de conseiller une opération d'utilité douteuse. Mais il y a mieux comme argument : cautérisation et extirpation ont été faites bien des fois, par des syphiliographes des plus éclairés, dans les meilleures conditions possibles ; et quels résultats ont été obtenus ? On nous cite à grand'peine une trentaine de cas qui, en plus de vingt ans, viendraient prouver que la destruction du chancre prévient ou atténue ses suites. Or, nous l'avons dit : assez souvent la vérole est si benigne qu'elle guérit d'elle-même, sans s'être manifestée autrement que par des accidents minimes. Pourquoi les trente cas susdits ne resteraient-ils pas dans cette catégorie ? Pourquoi des hommes aussi expérimentés que le Dr Mauriac auraient-ils renoncé à l'opération, s'ils y voyaient un avantage quelconque ?

Ma conclusion est celle-ci. Si pour votre malheur vous vous voyez atteint d'un chancre, ne le cautérisez pas, pas plus avec le nitrate d'argent qu'avec toute autre substance, et si un empirique vous en propose la destruction, refusez carrément. Dites-vous bien, encore une fois, que le chancre n'est par lui-même qu'un accident de peu d'importance, qui ne demande qu'à guérir, et qui guérirait tout seul en quelques semaines. Le seul but qu'on doive se proposer d'atteindre, c'est d'empêcher le croupissement du pus et autres liquldesfétides à la surface de l'ulcère : aussi se gardera-t-on bien de le panser avec des corps gras, tels que cérat, pommades. etc., qui, loin de prévenir ce crou. pissement, l'augmenteraient en rancissant eux-mêmes. Les liquides valent infiniment mieux. Donc quatre fois par jour on lavera doucement le chancre, de façon à le débarrasser de l'humeur et des peaux qui le couvrent. Ces lavages seront faits avec le vin aromatique, d'abord coupé d'un peu d'eau, puis pur ; ou avec l'eau boriquée, au maximum de concentration (4 pour 100), une solution d'alun (une petite cuillerée à café dans un verre d'eau) ou de sulfate de zinc (5 à 10 grammes pour 100 d'eau) ; avec l'eau blanche. Pour bien faire ces lotions, on aura soin de mettre le chancre complètement à découvert, et de toucher toute sa surface : s'il siège au gland par exemple, on tirera autant que possible le prépuce en arrière. Dans l'intervalle des lavages, on laissera appliquée une pincée de poudre de salol ou de calomel, ou simplement de bismuth, qui absorbera l'humidité à mesure qu'elle se formera. Si cependant le chancre était enflammé, rouge, douloureux, gonflé, on renoncerait aux liquides légèrement excitants et astringents qui précèdent, et on les remplacerait par des moyens émollients, tels que cataplasmes tièdes si on peut garder la chambre, ou, dans le cas contraire, lavages plusieurs fois répétés avec l'eau de guimauve, de pavot, etc.

Voilà tout le traitement que réclame le chancre. Mais nous avons admis que la seule existence de celui-ci dénote que l'économie est déjà envahie par la syphilis. Allons-nous donc administrer dès maintenant les remèdes internes usités contre la vérole, ou attendrons-nous pour les donner qu'elle ait montré, par l'apparition d'accidents secondaires, qu'elle est bel et bien confirmée, constitu-tionnelle ? Encore une question sur laquelle l'entente laisse à désirer. Pourtant la réponse peut être ainsi formulée. Il est parfaitement ridicule et inutile d'employer le traitement antisyphilitique contre toutes les maladies vénériennes, et en particulier contre tout bobo des orga-

nes génitaux dont la nature chancreuse n'est pas établie.
Il est au contraire indiqué d'appliquer ce traitement dès
qu'on a l'assurance que le bobo en question est un chancre syphilitique : car il est prouvé qu'on a des chances de
retarder l'arrivée et de diminuer la gravité des accidents
ultérieurs en traitant sérieusement le malade dès qu'on
le sait en puissance de vérole. Ce moment est indiqué par
deux choses : l'induration du chancre, l'engorgement des
glandes du voisinage. Aussitôt que ces deux phénomènes
existent, on a tout intérêt à se soigner intérieurement :
on ne risque rien, et on peut espérer qu'on échappera aux
conséquences du mal ou qu'on les atténuera. Ni trop tôt,
ni trop tard ; voilà le principe. C'est de l'opportunisme ;
en médecine du moins il a du bon.

C'est donc une quinzaine de jours après l'apparition du
chancre, quand il présente de la dureté à sa base et que
les glandes voisines sont engorgées, qu'on doit commencer à se droguer ; et la meilleure drogue à prendre à ce
moment, comme pendant toute la durée de là période
secondaire, c'est le mercure. Vous froncez le sourcil ; vous
me traitez d'ignorant ou pis encore. Pourtant causons un
peu, s'il vous plaît. Je connais comme vous tous les préjugés qui s'acharnent après le vif argent ; ils sont aussi
vieux que tenaces, et, pour faire la part belle à votre
répulsion,.je vous citerai ces lignes du chevalier Ulric de
Hutten, qui, ayant été soumis aux frictions et fumigations
mercurielles dont les anciens médecins se servaient à
outrance, écrivait en connaissance de cause : « Les malades étaient enfermés dans une étuve où la chaleur était
maintenue constamment égale, très élevée ; ils y restaient
de vingt à trente jours. Quelques chirurgiens faisaient coucher le patient dans un lit placé au milieu de la chambre,
et provoquaient alors la transpiration en le chargeant
de lourdes couvertures. L'effet de ces onguents était si actif,
qu'il ne tardait pas à changer la nature du mal. Des extrémités il se portait sur l'estomac, puis sur la tête ; une
fluxion s'opérait sur l'arrière-gorge, sur la bouche ; si l'on
n'y prenait pas garde, la violence de ces accidents nouveaux provoquait la chute des dents. Dans tous les cas, des

ulcères accompagnés d'un gonflement énorme apparaissaient au gosier, au palais, à la langue et aux gencives; une salive abondante, visqueuse, fétide, s'échappait continuellement des lèvres; toute la chambre était imprégnée d'une odeur repoussante. Cette méthode de traitement était si douloureuse, que beaucoup de malades préféraient la mort à une guérison obtenue par ce procédé barbare. »

Je vous citerai encore ces vers de Barthélemy, peu flatteurs pour la médecine :

> Mais cet art, trop souvent esclave d'un système,
> Combat l'excès du mal par un remède extrême,
> Et, du métal liquide adorateur fervent,
> L'infuse dans le corps qu'il tue, en le sauvant.
> Malheur à qui réclame un tel auxiliaire!
> Des feux de Syphilis vengeur incendiaire,
> Son dévorant poison, une fois introduit,
> Deviendra plus mortel que le poison détruit.
> . . . .
> On dit que, bien longtemps même après l'existence,
> De ceux qu'empoisonna l'hypocrite substance,
> Les globules subtils qu'ils crurent expulsés
> Etincellent encor dans leurs os crevassés;
> On dit même qu'au jour où des fureurs profanes
> Du pieux Saint-Denis fouillèrent les arcanes,
> Et sur le vil pavé jetèrent en monceaux
> Tous ces rois dont la mort avait fait ses vassaux,
> A travers ces débris, dans cette immense foule
> De tant d'augustes fronts qu'oignit la sainte ampoule,
> On reconnut celui du premier des François
> Au mercure liquide errant dans ses parois.
> Le culte de Mercure est un culte idolâtre.

Enfin je n'hésite pas à avouer que de nos jours les urinoirs publics sont remplis de petits écriteaux promettant la guérison sans mercure, ce qui montre bien les préjugés qui existent encore contre lui. Je sais même qu'un chirurgien des hôpitaux de Paris, aussi connu pour son amour des bonnes sœurs que pour son horreur de l'acide phénique, fait chorus avec les charlatans du trottoir et voue le mercure au diable. Mais cela ne me convainc pas, parce que tout cela prouve que le mercure a été mal employé, à tort et à travers, avec un abus extraordinaire, et rien de plus.

Le mercure est-il utile dans la syphilis? C'est incontestable; Ambroise Paré l'a comparé avec raison à «un furet faisant sortir le connin hors de son terrier»: rien ne peut le remplacer pendant la période secondaire. C'est grâce à lui, et à lui seul, qu'on peut atténuer les accidents de cette période et les écarter. Je ne veux pas ennuyer le lecteur avec de longues colonnes de chiffres: je lui dirai seulement que le fait est démontré par des milliers d'observations. Du reste, presque tout le monde convient de l'efficacité antisyphilitique du mercure. Si on ne l'emploie pas, c'est qu'il est dangereux, dit-on. Eh bien, d'après moi, ce n'est pas ainsi qu'il faut poser la question. Il ne faut pas se demander: Le mercure est-il dangereux? mais bien: Le mercure peut-il être dangereux? Alors tout le monde pourra être d'accord.

Car personne ne nie qu'il puisse avoir des inconvénients et même des dangers; ce que soutiennent ses partisans, c'est que dangers et inconvénients résultent d'un vice d'emploi. Autrefois on le donnait dans tous les cas, à des doses exagérées; on n'était satisfait que lorsqu'on était arrivé à produire des phénomènes graves, qui témoignaient, pensait-on, de l'action du médicament. Le principal de ces phénomènes était une inflammation de la bouche, avec salivation extrême, haleine fétide, déchaussement des dents, etc.: plus le malade salivait, plus on était content, sous prétexte que le virus s'éliminait ainsi. On en donnait de telles quantités qu'on arrivait non seulement à déterminer une coloration noirâtre de la peau, mais aussi, ce qui était bien plus grave, une anémie profonde, une véritable intoxication. Voilà sur quoi sont basés les griefs des antimercurialistes; ils ont eu leur raison d'être, ils ne l'ont plus. On n'administre aujourd'hui que des doses strictement suffisantes pour détruire le virus, sans provoquer d'accidents graves. Mais comme il faut tout prévoir, on fait prendre en même temps que le mercure des médicaments qui ont le pouvoir de prévenir ou de diminuer ces accidents : le chlorate de potasse en gargarismes contre l'inflammation de la bouche ; le fer, le quinquina, les toniques, à l'intérieur, contre l'anémie.

De plus, on ne donne le mercure qu'à bon escient. Si un chancre paraît grave et peut faire supposer que les accidents consécutifs le seront aussi, si le malade est exposé, par la faiblesse de sa constitution, par ses antécédents maladifs, par sa mauvaise hygiène habituelle, à subir fortement l'influence du virus syphilitique, qu'il prenne du mercure. S'il est robuste, s'il est dans de bonnes conditions hygiéniques, si son chancre est bénin, peu induré, accompagné d'un engorgement ganglionnaire insignifiant, qu'il essaie de s'en passer, quitte à recourir à son emploi si des accidents secondaires apparaissent. Si enfin il est très affaibli, qu'il consulte son médecin avant d'en prendre : le remède pourrait chez lui être pire que le mal.

Ainsi c'est l'abus du mercure qui en a fait condamner l'usage : évitons toujours le premier, mais ne renonçons pas volontairement au secours immense que le second procure. L'opium aussi est dangereux : nous privons-nous pour cela de son emploi en cas de vives douleurs?

Quant aux façons de prendre le mercure comme antisyphilitique, elles sont très nombreuses. Les préparations les plus usitées sont : le protoiodure qui fait la base des pilules de Ricord ; le bichlorure qui entre dans les pilules de Dupuytren et dans la liqueur de Van Swieten ; le mercure métallique, dont se composent les pilules de Sédillot. Chacune a ses avantages et ses inconvénients : le protoiodure fait saliver davantage, le bichlorure cause quelquefois des douleurs d'estomac. Si donc on est dyspeptique ou gastralgique, si on digère mal ou si on est sujet aux crampes d'estomac, on donnera la préférence aux pilules de Ricord, dont on prendra une avant chaque repas, deux par jour; sinon on prendra, également avant chaque repas, soit une pilule de Dupuytren ou de Sédillot, soit une cuillerée à bouche de liqueur de Van Swieten. Mais quelle que soit la préparation adoptée, il est absolument nécessaire de soigner plus que jamais l'état de ses dents et de ses gencives, et de commencer, en même temps que l'usage du médicament mercuriel, celui du chlorate de potasse, dont on fait fondre une pincée dans un demi-verre d'eau tiède, additionnée d'une ou deux gouttes d'essence de menthe, pour se rincer la bouche plusieurs fois par jour. Le chlorate de potasse est ce qui convient le mieux pour prévenir l'inflammation des gencives et la guérir quand elle existe. Il ne faut pas s'inquiéter d'une salivation modérée ; mais quand celle-ci prend des proportions exagérées, on doit suspendre momentanément l'usage du mercure.

Le mercure peut aussi, avons-nous dit, produire un état anémique marqué. Mais celui-ci n'est pas spécial au traitement mercuriel : il résulte tout autant de la vérole elle-même, pour peu qu'elle soit forte, et cela à toutes les périodes, à la période secondaire comme à la tertiaire. Aussi est-il tout à fait indiqué de recourir de bonne heure au quinquina et au fer pour combattre cet état. Du quinquina, je n'ai rien à dire : une foule de vins se disputent la préférence du public, et franchement c'est affaire de goût ou de prix plus que d'efficacité. Fabriquez-le vous-mêmes avec de l'écorce de quinquina et du bon vin de Bordeaux, dont vous connaîtrez l'origine ; cela vaudra autant que toutes les spécialités. Quant au fer, les préparations en sont également bien nombreuses : il est certain pourtant que le fer réduit par l'hydrogène, l'iodure de fer, et le tartrate ferrico-potassique, sont les plus recommandables en cas de syphilis.

A ceux qui n'acceptent pas le mercure on a l'habitude d'offrir le gaïac ou la salsepareille, plantes originaires du Mexique et des Antilles, et dont le bois seul est employé. On en fait des tisanes qui n'agissent que comme sudorifiques, en entraînant le virus au dehors avec la sueur. Mais pour faire transpirer, ces tisanes doivent être prises en énorme quantité : on gave le malade, on lui retire son appétit et ses forces, et cela sans aucun profit. Le gaïac a eu son moment de vogue. Trouvé dans un pays où soi-disant la syphilis était née, il semblait que la bonne nature eût placé le remède à côté du mal. De plus il venait à son heure, après les effroyables orgies de mercure qui avaient été faites, et qui avaient causé de graves accidents. Aussi

fut-il adopté avec enthousiasme: la mode voulut même
que les élégants gentilshommes et les hautes et honnestes
dames, atteints de vérole, allassent le sucer sur place,
dans son pays d'origine. Mais. les plantes ont, comme
toute chose, leur grandeur et leur décadence, et le gaïac
est aujourd'hui complètement abandonné. La salsepareille
est encore un peu employée, par routine plutôt que par
conviction: pas plus que le gaïac elle n'a les vertus dépu-
ratives qu'on lui attribue; à haute dose elle est diurétique
et sudorifique, rien de plus.

Si le mercure est par excellence le médicament, des
accidents secondaires, l'iodure de potassium est celui de
la période tertiaire. Chose remarquable, on accepte
presque toujours très bien ce dernier médicament, alors
même qu'on refuse le premier. Cependant l'iodure n'est
pas sans inconvénients. Il produit sur les téguments une
excitation plus ou moins vive qui se produit de diverses
façons. A la peau, il donne lieu à une éruption de boutons rouges, qui se montrent surtout au visage. Il irrite le
nez, la gorge, les bronches, et détermine des éternue
ments et un écoulement nasal, la rougeur du fond de la
bouche et des douleurs en avalant, une toux sèche et fatigante. Il peut même causer des douleurs à l'estomac et
entraver la digestion. Mais, je me hâte de le dire, ces
inconvénients ne surviennent que quand le médicament
est pris à dose trop forte ou en solution trop concentrée.
Pour les éviter, on débutera par un gramme par jour,
jamais plus, et, au lieu de prendre ce gramme dans une
cuillerée de liquide comme on le fait souvent, on le fera
fondre dans un demi-verre d'eau qu'on boira au début du
repas, ou dans un verre de bière qui en dissimule très
bien le goût. Ce n'est que progressivement, en augmentant
de un demi-gramme par jour ; qu'on arrivera aux doses
quotidiennes de deux, trois, quatre grammes, qu'on ne
dépassera pas sans le conseil formel du médecin. De plus,
quand on prendra plusieurs grammes par jour, on n'en
prendra jamais qu'un à la fois, dans une assez grande
quantité de liquide.

Ainsi des lavages fréquents et des pansements simples

du chancre, le mercure dès que celui-ci est manifestement syphilitique et pendant toute la période secondaire, l'iodure de potassium pendant toute la période tertiaire : voilà en résumé le traitement de la vérole. Est-ce tout ce que doit faire le syphilitique? Pas tout à fait. Il lui faut encore une hygiène spéciale, qui du reste n'a rien de bien désagréable. Fracastor l'a déjà dit : « Le malade doit être placé dans un air pur, à l'abri des vents du midi, et plus spécialement encore de ceux du nord. Qu'il se garde du repos et de l'oisiveté comme de ses pires ennemis. La guérison est au prix d'un exercice assidu et violent, propre à déterminer de fortes sudations. La marche, la danse, la chasse, le jeu de paume, la lutte, l'escrime, voilà ce qui lui convient pour liquéfier l'épaisse matière du mal et pour expulser de son corps les germes de contagion. »

Donc, quand il le pourra, le syphilitique quittera la ville pour séjourner à la campagne. Il évitera les occupations trop absorbantes d'affaires, de politique, de jeu, de plaisir. Il fera de l'exercice physique, qui aura le double avantage de l'empêcher de penser à son mal et de le fortifier. A toutes les périodes, il s'abstiendra des rapprochements sexuels, au début dans l'intérêt des autres et pour ne pas transmettre la maladie, plus tard dans son intérêt propre, pour ne pas se surmener. Car il a grand avantage à consacrer ses forces intactes : aussi une bonne alimentation lui est-elle nécessaire, non en quantité exagérée, mais de bonne qualité, bien choisie, mixte, dans laquelle la viande rouge, grillée ou rôtie, les œufs, les aliments fortifiants, les vins généreux, tiendront une large place. Pour faciliter ses digestions, il boira une eau minérale dans son vin : non pas une eau gazeuse, utile seulement en cas d'inappétence, mais une eau ferrugineuse, comme celles de Bussang ou d'Orezza, ou, s'il est naturellement dyspeptique ou rhumatismal, de l'eau de Vichy, de Vals, de Saint-Alban.

L'usage externe de l'eau sous différentes formes a aussi son utilité. Ce sont d'abord les bains sulfureux, surtout indiqués dans la période secondaire, quand on prend du mercure, parce qu'ils favorisent la sortie de celui-ci hors de l'économie, Toutefois, il ne faut pas en abuser, ils sont excitants. On ne les prendra donc que deux fois au plus par semaine, avec une durée maxima de une demi-heure pour chacun. On les cessera s'il survient des éruptions très étendues, rouges, démangeantes ou douloureuses. Dans ce dernier cas, on les remplacera par des bains de son ou d'amidon.

Un autre mode d'emploi de l'eau, l'hydrothérapie, rend de grands services, surtout pendant la période tertiaire, en remontant les forces du malade : le procédé le plus concevable est la douche d'eau froide, prise tous les jours ou tous les deux jours, en jet, sur toute la surface du corps sauf la tête, et durant un quart de minute à une demi-minute. Une cure d'eaux minérales aux stations mêmes est souvent utile dans le cas où le reste du traitement n'a donné que des résultats insuffisants : les plus recommandables sont Barèges, Luchon, Uriage, Aix-la-Chapelle, Aix-les-Bains, Saint-Honoré-les-Bains, Aulus, Gazost: il faut surtout ne pas prendre pour guides de son choix des convenances personnelles ou des relations mondaines, mais consulter le médecin avant de se rendre à une station quelconque et pendant qu'on y est. Enfin, il est aussi nécessaire d'éviter un excès de chaleur, qui favorise l'apparition des syphilides, que les refroidissements, qui peuvent causer des accidents graves : pour cela ce sont les vêtements, leur nombre, leur épaisseur, qu'il faut surveiller et modifier suivant la saison.

Ces soins d'hygiène sont indiqués pour tous les syphilitiques, ils aident puissamment au traitement. Il est un cas où ils ont une importance capitale, où seuls, avec le fer et le quinquina, ils représentent tout le traitement de la vérole : c'est celui où le malade ne supporte pas les médicaments spécifiques, c'est-à-dire le mercure et l'iodure de potassium, qui restent en définitive les agents les plus aptes à enrayer la marche et à atténuer la gravité de la vérole. Ajoutons en terminant que quelques accidents spéciaux réclament un traitement particulier. Il en est ainsi, par exemple, pour les plaques muqueuses. Lorsqu'elles siègent à l'extérieur, sur la peau, sur les organes génitaux, à l'anus, elles doivent être l'objet de soins de propreté incessants : on les lavera fréquemment avec une solution d'acide phénique ou borique dans l'eau, avec l'eau blanche ou la liqueur de Labarraque étendues d'eau ; et on les touchera de temps en temps avec la pierre infernale. Lorsqu'elles occupent la bouche et la gorge, on fera usage de gargarismes avec l'eau boriquée, additionnée de chlorate de potasse, et d'attouchements avec le crayon de nitrate d'argent : même traitement pour toutes les inflammations des mêmes régions, avec ou sans plaques muqueuses. Au palais, on fera des badigeonnages fréquents avec un pinceau trempé dans un collutoire composé de parties égales de chlorate de potasse et d'acide borique incorporés à la glycérine. Contre la chute des cheveux, nous l'avons dit, les frictions quotidiennes avec du rhum contenant du chloral sont ce qui convient la mieux. Lorsque le cerveau est en cause, qu'il y a des attaques d'apoplexie ou d'épilepsie, de la paralysie des membres ou des désordres intellectuels, le traitement, on le conçoit, doit être plus énergique que jamais ; alors on ne se contente pas de l'iodure de potassium à haute dose, on y ajoute les frictions mercurielles sur divers points du corps, encore très utiles bien qu'on soit à la période tertiaire.

C'est tout ce que je puis ou veux dire concernant le traitement de la syphilis. Car notre but, ne l'oublions pas, est de permettre au malade de reconnaître la nature de son mal et de se soigner lui-même dans une large mesure : mais il ne peut pas plus avoir la prétention de remédier à tous les accidents qui peuvent exceptionnellement se présenter, que je n'ai celle de lui indiquer. Si donc, tout en se conformant exactement aux règles de traitement et d'hygiène que nous avons posées, il était surpris par la présence ou la persistance d'un symptôme anormal, dont il ne pourrait se rendre compte, il n'aurait qu'une chose à faire : consulter son médecin.

XIV

BALANITE, BUBONS, VÉGÉTATIONS ET HERPÈS GÉNITAL

Sommaire. — Chaudepisse bâtarde ou balanite. — Causes de la balanite. — Ses signes. — Maladies avec lesquelles on peut la confondre. — Moyens de la prévenir et de la guérir. — Les bubons. — Bubon dans la blennorrhagie. — Bubon du chancre mou. — Bubon syphilitique. — Les végétations. — Leurs causes. — Leurs caractères. — Leur traitement. — L'herpès. génital.

Après avoir décrit la chaudepisse et la vérole, nous allons parler de quelques autres maladies vénériennes, qui tantôt accompagnent et compliquent les premières, et tantôt existent indépendamment d'elles. Ce sont la *balanite*, les *bubons*, les *végétations*, l'*herpès génital*. Il y a un grand intérêt à connaître la façon dont elles se manifestent et dont elles évoluent, et à savoir les distinguer de la blennorhagie et de la syphilis, le traitement qui leur convient différant essentiellement de celui qu'exigent ces dernières. Si un individu atteint simplement de balanite se croyait en puissance de chaudepisse, il prendrait une foule de soins externes ou internes parfaitement inutiles dans le cas particulier, tandis qu'un traitement simple le guérirait en huit jours. Par contre, s'il prenait un véritable chancre syphilitique pour de vulgaires végétations, il risquerait de se soigner d'une manière très insuffisante et d'appliquer des remèdes insignifiants là où un traitement rapide et énergique est nécessaire.

Nous savons, d'après la définition que nous avons adop-

16

tée antérieurement, que les maladies vénériennes ne succèdent pas toujours à un coït impur et ne siègent pas toujours sur les organes génitaux, mais qu'elles ont *habituellement* ce double caractère. C'est à ce titre que les quatre affections dont il s'agit ont ici leur place : elles se gagnent le plus souvent pendant des pratiques vénériennes, elle siègent aux parties sexuelles ou dans leur voisinage immédiat, à l'anus ou dans l'aine.

Tel est le cas de la *balanite*, encore appelée *chaudepisse bâtarde* ou *blennorrhagie du gland*. On se rappelle que la verge se termine antérieument par un renflement conoïde, le gland, qui est plus ou moins recouvert par le fourreau ou prépuce, et qui est percé à son extrémité par un orifice ou méat donnant passage à l'urine. C'est à l'inflammation du gland qu'on donne le nom de *balanite*; l'inflammation du prépuce seul porte celui de *posthite* : mais presque toujours fourreau et gland sont enflammés en même temps, de sorte qu'en réalité la balanite est une *balanoposthite*, et que tous ces termes peuvent être pris comme synonymes.

Ainsi la chaudepisse vraie est l'inflammation du canal de l'urètre, c'est-à-dire de l'intérieur de la verge ; la chaudepisse bâtarde est l'inflammation de l'extérieur de cet organe, au niveau de sa partie antérieure. Le siège et les symptômes diffèrent dans les deux cas, mais les causes sont à peu près les mêmes. Nous trouvons d'abord parmi ces causes le contact du pus blennorrhagique : si cette humeur existe à la vulve ou dans le vagin de la femme avec laquelle on se livre à des ébats érotiques, si au lieu de pénétrer dans le canal le pus baigne seulement la surface du gland, celui-ci s'enflamme, ainsi que le prépuce qui le recouvre. Tous les liquides qui s'écoulent par les parties sexuelles de la femme peuvent par le même procédé déterminer la balanite, comme ailleurs ils causent la chaudepisse vraie : tels sont les flueurs blanches, le sang des règles, le pus non blennorrhagique que fournissent la vulve et le vagin atteints d'inflammation simple. Les excès de coït, la prolongation des rapports sexuels, les raffinements apportés à cet acte, les frottements vio-

lents, les **mouvements intempestifs** dont il s'accompagne,
la masturbation, en un mot toutes les excitations génésiques très répétées ou portées à un degré extrême, agissent de la même façon : en irritant et enflammant le
gland.

Toutefois il existe une cause de balanite qui ne saurait
agir dans la blennorrhagie ordinaire : c'est l'accumulation
entre le prépuce et le gland de la matière grasse, blanchâtre, de consistance pâteuse, d'odeur aigre et désagréable, qui est incessamment sécrétée par des glandes situées
en ce point. La sécrétion en est habituellement assez rare
pour que les lavages auxquels les individus tant soit peu
soigneux de leur personne livrent leurs organes génitaux
chaque matin suffisent à empêcher cette matière de séjourner bien longtemps au point où elle se forme. Mais
chez ceux qui négligent ces soins de propreté, elle s'accumule sous le prépuce, devient de plus en plus acide
irritante, et finit par enflammer le gland et son enveloppe,
sans qu'intervienne aucune manœuvre génitale.

Malgré le grand nombre de ses causes, la balanite est
beaucoup plus rare que la chaudepisse vraie. Elle accompagne celle-ci assez souvent ; mais quand elle existe seule,
sa fréquence est près de cinquante fois moins grande que
celle de l'inflammation du canal. A quoi cela tient-il ? A ce
que le gland présente une susceptibilité infiniment moindre
que le canal de l'urètre. La muqueuse qui tapisse l'intérieur de celui-ci est toujours à l'abri de l'air, reste fine,
peu épaisse, très impressionnable aux agents irritants. Au
contraire le gland est habituellement découvert, au moins
dans la plus grande partie de son étendue ; il est incessamment exposé à l'action de l'air extérieur, soumis à des
frottements répétés pendant le coït et contre les vêtements ;
il en résulte que ses téguments se durcissent, deviennent
épais, peu sensibles, comme tannés, presque semblables
à la peau, ce qui les expose peu à subir l'action des causes
que nous avons énumérées. Aussi la balanite ne se déve-
loppe-t-elle guère **que chez les** individus dont le prépuce
est long, recouvre presque complètement le gland : car
alors celui-ci reste dans les conditions de finesse, de sen-

sibilité, requises pour s'enflammer avec la plus grande
facilité. De plus, c'est chez ces individus à fourreau allongé
que s'amasse surtout la matière grasse dont nous avons
parlé, et dont le **contact** permanent suffît à produire l'inflammation du gland. Rien d'étonnant dès lors à ce que
celle-ci soit particulièrement fréquente et tenace chez ces
individus, à ce qu'elle dure longtemps et récidive à tout
moment chez eux, tandis qu'elle est rare, fugace, facile à
guérir chez ceux qui se trouvent dans des conditions inverses.

Que l'inflammation débute par le gland ou par la surface intérieure du prépuce, peu importe : elle ne tarde
pas à s'étendre aux deux organes et est facilement reconnaissable dans tous les cas. Elle donne lieu à une abondante production d'un liquide épais, jaune-verdâtre, qui
couvre les parties malades, adhère à leur surface, et souille
les linges dont on les couvre. Si par un lavage à l'eau
tiède on fait partir cette couche liquide, on trouve sur le
gland et sur le prépuce une rougeur vive ou foncée, non
uniforme, mais répartie par petites surfaces, représentant
des îlots de forme variable, à bords irréguliers, déchiquetés, rappelant ces contours qu'on voit sur les cartes de
géographie. Ces petits îlots, entre lesquels existent des
points sains, ayant la coloration normale, sont comme
dépolis, excoriés superficiellement. Pour bien les apercevoir, il est nécessaire d'attirer fortement le prépuce en
arrière, de façon à voir non seulement la face profonde de
celui-ci, mais encore la partie la plus reculée du gland:
car c'est en ce point, là où le gland forme une sorte de
rebord saillant et arrondi qu'on nomme sa couronne, et
dans le sillon situé encore plus en arrière, que l'inflammation commence et est toujours le plus prononcée.

Mais cette petite manœuvre, qui consiste à retirer le
prépuce, n'est pas toujours commode à exécuter; car si
l'inflammation est intense, le fourreau augmente de
volume, s'épaissit et s'allonge au devant du gland, qui,
étant lui-même très tuméfié, ne peut plus être découvert:
on ne peut plus décalotter, comme on dit vulgairement, ou,
pour parler le langage médical, on a un phimosis accidentel

Il arrive même quelquefois que les deux organes sont irrémédiablement soudés entre eux par des brides qui se portent de la fa ce interne du fourreau à la surface du gland. Toutefois ces complications sont rares. Rare aussi est le passage de l'inflammation à l'état chronique, aboutissant à la production de végétations, ou à une rigidité, à une dureté toute spéciale du fourreau, qui ne peut plus glisser sur le gland. Ces cas ne s'observent que chez les individus malpropres, qui ne suivent aucune hygiène, qui ne se soignent pas. La règle est qu'avec un traitement très simple la balanite diminue d'intensité en huit ou dix jours et disparaît en deux à trois semaines sans laisser aucune trace.

Les sensations perçues par le malade au cours de la balanite sont insignifiantes, presque nulles. Des démangeaisons du gland au début, plus tard un peu de cuisson au même niveau, et c'est tout. Il n'existe pas de douleurs véritables, pas plus dans les moments où l'on urine que dans l'intervalle. Quelquefois une ou deux glandes se prennent dans l'aine ; mais cet engorgement est loin d'être habituel : quand il existe, il dure seulement quelques jours et n'est douloureux que dans la marche et à la pression.

Peut-on confondre la balanite avec la chaudepisse ou avec la vérole ? Non le plus souvent : les symptômes sont trop différents pour que la confusion soit possible. Dans la chaudepisse comme dans la balanite il y a un écoulement jaune verdâtre à l'extrémité de la verge : mais dans la première le liquide vient manifestement du canal de l'urètre ; dans la seconde il est évidemment fourni par le gland et le prépuce. Il est vrai que son origine est plus difficile à affirmer dans le cas où le prépuce, long et étroit, ne peut être assez tiré pour que le gland soit mis à découvert : mais alors, comme dans toute autre condition, un signe distinctif de la plus grande valeur se tire de la douleur en urinant, qui existe toujours dans la blennorrhagie vraie, qui manque dans la balanite.

Celle-ci ne se confondra pas davantage avec le chancre ou avec les plaques muqueuses de la syphilis : car l'inflam-

16.

mation du gland donne lieu à une sécrétion purulente
bien plus abondante, bien plus épaisse que les manifestations de la vérole. De plus, l'ulcération chancreuse a
une étendue, une induration, que ne possèdent pas les
petites érosions superficielles qui caractérisent la balanite;
la disposition de ces érosions en îlots rouges et dépolis n'a
non plus rien de commun avec l'aspect grisâtre et uni des
plaques muqueuses. Enfin la balanite s'étend ordinairement
à tout le pourtour du gland, tandis que le chancre et les
plaques muqueuses n'en occupent habituellement qu'une
partie. Cependant des erreurs ont été commises, et par
des syphiliographes très expérimentés ; j'en trouve la
preuve dans les deux faits suivants, que rapporte le
Dr Jullien.

La première erreur fut faite par Langlebert, au début de
sa pratique. Un jeune homme étant venu le consulter, il
crut reconnaître une simple balanite, et déclara qu'il
suffirait de quelques jours pour la faire disparaître. Mais
quelle ne fut pas sa surprise en apprenant que cette chaudepisse bâtarde, qui d'ailleurs avait disparu dans les
délais prévus, fut suivie au bout de cinq ou six semaines
d'une roséole ne laissant aucun doute sur sa nature ! « Le
fait que je viens de rapporter, ajoute Langlebert, ne pouvait
dans l'espèce avoir de suites fâcheuses que pour le malade;
mais supposons qu'au lieu d'un voyage de quelques jours
il eût été question d'un mariage prochain... »

La seconde erreur est personnelle au docteur Jullien.
« B***, commis voyageur, vint me consulter en août 1874
pour une balanite persistante, dont il attribuait l'opiniâ-
treté aux fatigues d'un voyage et au défaut absolu non
seulement de traitement, mais d'hygiène. A l'aspect
d'érosions rougeâtres, irrégulières, occupant une bonne
partie du gland, sécrétant une quantité modérée de pus,
je portai le diagnostic de balanite, rassurai pleinement
mon client, et ne crus pas devoir le dissuader d'un
mariage dont plus de deux mois d'ailleurs nous séparaient.
Un seul indice eût pu m'éclairer : l'aine gauche était le
siège d'une tuméfaction plus considérable que n'en détermine habituellement la balanite : mais B*** me prévint

qu'il en était porteur depuis plusieurs années, et j'eus foi en cette trompeuse affirmation, si familière à ce genre de malades. Deux mois s'écoulèrent. Trois jours avant son mariage, B..., que je n'avais pas revu, vint me remercier. Grâce au nitrate d'argent, les ulcérations avaient disparu en moins d'une semaine, et je me félicitais à la fois et du diagnostic et du traitement quand, recherchant les causes d'un enrouement passager dont il se plaignait, je découvris sur les piliers, le voile et les amygdales, les plaques muqueuses les plus caractéristiques. Il fallut bien se rendre à l'évidence ; la prétendue balanite n'était autre qu'un chancre syphilitique. A l'honneur du malade, je le décidai sans peine à une rupture, que les circonstances rendirent plus éclatantes que je n'eusse voulu et pour lui et pour moi. Mais il me fut moins facile de l'arracher aux idées de suicide qui l'obsédèrent, et dont il ne fut délivré que par une expatriation momentanée. »

Malgré ces faits déplorables, il est aussi facile, je le répète, dans l'immense majorité des cas, de distinguer la balanite de la vérole que de la chaudepisse vraie, si on s'examine avec attention et si on a présents à la mémoire les signes différentiels que nous avons indiqués.

Cette distinction faite, quelle conduite convient-il de tenir contre la balanite ? D'abord, il faut se mettre en état d'y échapper, et la chose est souvent possible. Puisque l'inflammation est fréquemment engendrée par l'irritation que cause la matière grasse accumulée dans le sillon situé en arrière de la couronne du gland, il est indiqué d'enlever cette matière une fois au moins par jour, en découvrant le gland jusqu'à sa partie la plus reculée, et trempant l'organe dans un vase contenant de l'eau tiède additionnée d'une petite pincée de carbonate de soude (vulgo, soude ou cristaux de soude) : ce sel a la propriété de dissoudre toutes les graisses ; il dissoudra celle-ci comme les autres et l'entraînera dans l'eau. Si elle ne partait pas d'elle-même, on la ferait disparaître à l'aide de quelques pressions exercées sur le gland avec les doigts. Rien de plus simple, et aussi de plus nécessaire, que cette petite manœuvre, qui doit faire partie de la toilette du

matin, et qu'il faudrait de bonne heure enseigner aux
enfants. D'autre part, la balanite est rare chez les individus dont le gland est découvert, fréquente chez ceux
dont le prépuce est long et étroit; par conséquent il est
bon de remédier à ce dernier état, qu'on nomme phimosis,
et qui crée une susceptibilité spéciale à toutes les maladies vénériennes, en faisant pratiquer sur les petits
garçons qui le présentent l'opération dite de la circoncision : nous en reparlerons dans un autre chapitre.

Quand la balanite existe, la première condition de
traitement, la plus importante à coup sûr, consiste dans
des soins de propreté, ayant pour but de débarrasser le
plus souvent possible le gland du pus qui le souille. On
trempera donc cet organe plusieurs fois par jour, toutes
les deux ou trois heures environ, dans un liquide quelconque, que bien entendu on renouvellera chaque fois :
l'eau fraîche, l'eau blanche, l'eau boriquée (à 2 ou 3 pour
100), l'eau de fleur de sureau ou de racine de guimauve,
conviennent également bien pour cet usage. Souvent ces
soins suffisent ; au bout d'une huitaine de jours la sécrétion purulente diminue, la rougeur du gland pâlit, indices
certains d'une guérison prochaine. Cependant celle-ci
peut être hâtée par l'emploi de substances astringentes
ou légèrement caustiques, qui agissent directement sur
l'inflammation en modifiant les surfaces morbides : les
plus employées de ces substances sont le nitrate d'argent
et le sulfate de zinc. Après avoir lavé le gland comme il a
été dit, on touche légèrement les points rouges et excoriés, soit avec l'extrémité finement taillée d'un crayon de
pierre infernale, soit, ce qui vaut mieux, avec un pinceau
légèrement imbibé d'une solution de nitrate d'argent au
300e, ou de sulfate de zinc au 150e : 50 centigrammes du
premier sel ou 1 gramme du second pour 150 grammes
d'eau. La guérison complète peut ainsi être obtenue en
moins d'une semaine. Dans tous les cas il faut avoir soin,
après chaque lavage, d'isoler soigneusement la face
interne du prépuce et la surface du gland, afin d'éviter
que ces organes s'accolent entre eux : pour cela on glisse
entre les deux organes un linge fin ou quelques brins de

charpie, ou mieux on les saupoudre avec la poudre de calomel, de riz ou d'amidon.

Passons maintenant aux *bubons*, dont le nom, emprunté à un terme grec qui désigne l'aine, indique suffisamment que c'est dans ce pli que siège l'accident vénérien dont il s'agit. Par un mécanisme que je n'ai pas à expliquer ici, les ganglions de l'aine peuvent s'engorger à la suite de blessures ou d'affections du pied, de la jambe ou de la cuisse, n'ayant rien de commun avec les maladies vénériennes : c'est ce qui arrive quand un cor coupé trop profondément a été le point de départ d'une plaie qui suppure, quand une varice est ulcérée, quand un point quelconque du membre inférieur est écorché, etc. Pourtant on n'emploie pas alors le terme de *bubon*, qu'on réserve spécialement à l'engorgement des glandes de l'aine qui est sous la dépendance d'une maladie des organes génitaux ou de l'anus. Du reste, en règle générale, les glandes engorgées n'ont pas la même disposition dans les deux cas : dans le bubon proprement dit, ce sont les glandes situées horizontalement, dans la même direction que le pli de l'aine lui-même, qui s'engorgent ; dans l'engorgement consécutif à une maladie simple, non vénérienne, des membres inférieurs, ce sont les glandes situées verticalement, dans le sens de ces membres, qui sont prises. Si donc vous vous sentez une grosseur perpendiculaire au pli de l'aine, cherchez à votre pied ou à votre jambe, c'est là qu'est l'origine du mal ; si la grosseur est parallèle à ce pli, explorez vos organes génitaux, c'est là qu'en est le point de départ.

Nous avons vu, il y a un instant, que le bubon survient parfois dans le cours de la balanite : mais il est alors beaucoup plus rare que dans la chaudepisse, et surtout qu'avec le chancre, simple ou syphilitique. C'est donc dans ces trois maladies que nous avons à chercher comment il se comporte. Il est évident qu'on le rencontre aussi bien chez la femme que chez l'homme, puisque chancres et chaudepisse existent dans les deux sexes.

Dans la blennorrhagie, le bubon survient quelquefois dès les premiers jours de l'inflammation de l'urètre ou de la vulve, en même temps que les cuissons du début, avant même que l'écoulement purulent soit établi. Mais le plus souvent il apparaît d'une façon plus tardive. Rappelez-vous la célèbre complainte du vénérable ecclésiastique, qui s'en va conter ses malheurs à Ricord, en vers s'il vous plaît et sur **sur** un air connu.

> J'ai un gros bubon dans l'aine,
> Une c...... qui me gêne,
> Je coule comme la Seine.
> Ah ! docteur, je suis bien pris !

C'est en effet au moment le plus pénible, quand les douleurs sont déjà cuisantes, que l'écoulement se fait à flots c'est à ce moment que se développe le bubon, venant joindre ses ennuis nouveaux aux anciens. Tantôt le malade éprouve en marchant une gêne inaccoutumée, une pesanteur qui lui fait porter la main dans l'aine, où il ressent cette lourdeur, et où il trouve une petite boule, ou plutôt une amande ou une olive, au choix, qui roule sous le doigt et qui est sensible à la pression. Tantôt il s'aperçoit par hasard de la présence de cette grosseur, soit qu'un choc fortuit lui ait indiqué là une sensibilité inaccoutumée, soit même que sans rien avoir éprouvé d'anormal il ait senti la petite tumeur en explorant les environs de ses organes génitaux. En tout cas, la glande engorgée grossit peu, reste peu douloureuse, ne s'enflamme guère, ne suppure presque jamais. Pour qu'elle se transforme en abcès, il faut que celui qui la porte soit manifestement scrofuleux : alors, la mauvaise constitution aidant, la suppuration peut se produire. Mais cette complication est exceptionnelle, elle est le fait de la scrofule plus que de la chaudepisse, elle aurait pu avoir lieu en l'absence de celle-ci.

Le bubon blennorrhagique n'a par lui-même que de la tendance à la guérison, et celle-ci est rapide en général. Seulement il faut être prévenu que toutes les fatigues, la station debout [prolongée, les longues courses, le provoquent et peuvent le faire reparaître plusieurs fois dans le cours d'une chaudepisse, alors qu'il avait complètement

disparu. Un repos relatif est donc indiqué pour tout individu qui, atteint de blennorrhagie, voit paraître une
grosseur dans l'une de ses aines : il n'est nullement tenu
de garder le lit, ni même la chambre ; il suffit qu'il marche peu et reste le moins possible debout. Ce sont là tous
les soins que réclame le bubon blennorrhagique, qui, je
le répète, se termine spontanément d'une façon favorable.
Si cependant il grossissait ou se prolongeait outre mesure,
il y aurait avantage à le badigeonner chaque soir avec la
teinture d'iode, ou à le couvrir deux fois par jour d'une
pommade contenant deux grammes d'iodure de potassium
et autant d'extrait de belladone pour trente grammes
de vaseline.

Tout autre est le bubon qui accompagne le chancre mou,
et qui est bien plus sérieux que celui de la blennorrhagie,
d'abord par sa durée, ensuite par ses complications. Aussi
avait-il attiré l'attention des anciens médecins, comme
l'indique ce passage de Antoine Lecocq, écrivant en 1540 :
« Le virus se jette sous les aines et en tumifie les glandes ;
si la tumeur suppure, c'est souvent un bien. Cette maladie s'appelle *bubon* ou *poulain*, par un trait de raillerie
contre ceux qui en sont attaqués, d'autant qu'ils marchent en écartant les jambes, comme s'ils étaient à cheval. » On ne saurait mieux justifier l'expression de poulain,
qui de nos jours encore est souvent employée pour désigner l'engorgement ganglionnaire de l'aine d'origine vénérienne. Mais pour ce qui est du bonheur que Lecocq
éprouve à voir suppurer les glandes de ses malades, c'est
une autre affaire. Il confondait certainement le chancre
mou et le chancre syphilitique : c'est pourquoi il s'esti-
mait heureux que le virus de la syphilis sortît avec le pus
au lieu d'infecter l'économie. Or nous savons à présent
que le chancre mou n'est nullement syphilitique, qu'il
reste toujours un accident localisé au point où il s'est développé et aux ganglions du voisinage, que l'organisme
n'est jamais empoisonné par lui. Nous n'avons donc pas
à redouter cette infection, et nous ne pouvons que déplo-
rer la suppuration du bubon.

Quoi qu'il en soit, le bubon du **chancre mou** est plus

fréquent que celui de la chaudepisse, moins commun cependant que celui du chancre induré. Sa fréquence est difficile à apprécier d'une façon mathématique, les statistiques ne concordant pas à ce sujet : cependant on est bien près de la vérité en fixant à 50 pour 100 le nombre des cas dans lesquels il existe. C'est ordinairement dans les premières semaines après l'apparition du chancre mou que le bubon survient ; mais il peut être en retard, ne se montrer que un ou deux mois après, alors que le chancre lui-même est déjà en voie de cicatrisation. Très rarement les deux aines sont prises : habituellement un seul pli est atteint, celui qui correspond au côté des organes génitaux où siège le chancre, et dans ce pli une seule glande est engorgée. Celle-ci est très douloureuse ; de vives souffrances se font sentir à son niveau au moindre mouvement, à la plus légère pression, de sorte qu'il est pénible ou impossible pour le malade de marcher, ou simplement même de remuer la cuisse correspondante. Dans l'aine on sent une grosseur qui augmente rapidement de volume, et qui, après avoir facilement roulé sous le doigt dans les premiers jours, devient immobile, adhérente à la peau qui la recouvre. Cette peau s'enflamme, rougit, se tend et se soulève au-dessus de la grosseur. En même temps les douleurs vont en augmentant et la fièvre se déclare.

Tous ces phénomènes résultent de ce qu'il se forme un abcès, à la fois profond, dans l'épaisseur de la glande, et superficiel, dans la peau susjacente : car dans le bubon du chancre mou la suppuration est presque constante. Enfin la peau s'amincit, se perfore, et le pus de l'abcès se fait jour à l'extérieur ; le liquide n'est pas épais et jaune comme dans les abcès ordinaires, il est fluide, jaune grisâtre ou brun chocolat. L'ouverture, loin de tendre à se fermer, s'agrandit de jour en jour ; ses bords se décollent, soulevés par le liquide purulent qui s'insinue au loin sous les téguments. Bref la plaie prend les caractères d'un ulcère, n'a aucune tendance à la cicatrisation : en un mot c'est un véritable chancre qui s'est formé dans l'aine, au niveau de la glande atteinte, consécutivement au chancre des organes génitaux. Et ce qui prouve bien que c'est à un véritable et nouveau chancre qu'on a affaire, c'est que, comme le chancre des parties sexuelles, la glande de l'aine peut présenter tous les caractères du phagédénisme dont nous avons parlé à propos de celui-ci. Alors on voit l'ulcération envahir en surface une grande partie de l'abdomen ou de la cuisse, ou bien gagner en profondeur de façon à atteindre et à ouvrir des vaisseaux sanguins : d'où la possibilité d'hémorragies plus ou moins abondantes et graves.

Toutefois les choses ne se passent pas toujours de façon aussi terrible. Le plus souvent les accidents sont prévenus ou enrayés par les soins pris dès le début : alors, une fois l'abcès ouvert, la plaie reste limitée, le pus s'écoule par un petit orifice, puis cesse de se produire, la plaie se cicatrise en quelques jours, et tout est dit. Mais j'ai volontairement poussé les choses au noir pour inculquer dans l'esprit du lecteur les dangers qui le menacent, et pour lui inspirer l'idée salutaire de se soigner à fond et en temps utile.

La première chose à faire est de suspendre toute occupation, pressante ou non : la santé avant tout! Ce n'est plus, comme dans la blennorrhagie, d'un repos relatif qu'il s'agit, mais d'un repos complet, absolu. Donc, dès qu'un individu, homme ou femme, atteint d'un ou plusieurs chancres mous, se sent dans l'aine une grosseur anormale, douloureuse, gênant la marche, il doit rester étendu au lit ou sur une chaise longue. Puis il appliquera sur cette grosseur cinq ou six sangsues d'abord, ensuite de la glace en permanence, ou mieux, s'il en a le courage, un vésicatoire volant, laissé en place pendant 8 heures, et ayant un diamètre proportionné aux dimensions de la glande engorgée. Les badigeonnages avec la teinture d'iode, les onctions avec la pommade à l'iodure de potassium et à l'extrait de belladone, ou avec l'onguent mercuriel, sont ici peu efficaces : on ne les emploierait qu'à défaut du vésicatoire. Un excellent moyen, qui peut être mis en usage concurremment avec les précédents, ce sont les grands bains chauds, répétés chaque jour et ayant une durée d'une heure environ.

Tout cela a pour but de prévenir la suppuration. Mais nous avons vu que celle-ci est si fréquente qu'on peut la considérer comme presque fatale. Elle est annoncée par le redoublement des douleurs, par l'augmentation de la fièvre, par la rougeur de la peau. Aussi quand ces trois symptômes apparaissent, le malade n'a plus que deux choses à faire : remplacer tous les topiques par l'application de cataplasmes chauds et arrosés de laudanum, qui calmeront ses souffrances et hâteront la maturation de l'abcès; faire appeler le médecin, si ce n'est déjà fait. Le praticien fera une incision qui, donnant rapidement passage au pus, abrégera la maladie et préviendra les complications; puis, l'abcès ouvert, on pansera la plaie comme on panse le chancre mou, puisque c'est un vrai chancre de l'aine qui existe. Si par malheur le phagédénisme se déclare, c'est encore par les mêmes cautérisations au niveau du chancre phadégénique qu'on agira. Quant au patient, il n'a qu'à se résigner, à accepter les yeux fermés l'opération proposée par l'homme de l'art, à suivre ponctuellement tous ses conseils, s'il veut guérir *cito et tuto.*

Autant la marche du bubon est tapageuse quand il accompagne le chancre mou, autant elle est insidieuse lorsque l'engorgement glandulaire se fait dans le cours du chancre syphilitique. Sa fréquence est si grande dans ce dernier cas, que Ricord a pu dire : « Le bubon accompagne invariablement le chancre, il le suit comme l'ombre suit le corps, c'est son compagnon obligé. » Cette affirmation, qui serait bien exagérée à propos du chancre simple, est rigoureusement exacte pour ce qui concerne le chancre syphilitique : car alors c'est à peine si le bubon manque une fois sur cent. Et ce n'est pas seulement par sa présence presque constante qu'il se distingue, c'est encore par les caractères spéciaux qu'il présente.

Il survient ordinairement à la fin de la première semaine qui suit l'apparition du chancre, ou dans le courant de la deuxième semaine. Dès son début il se manifeste par l'engorgement de plusieurs glandes: l'une d'entre elles, à la vérité, paraît plus atteinte que les autres; mais à côté de celle-là on trouve plusieurs glandes qui, tout en étant de moindres dimensions que la première, sont cependant plus grosses qu'à l'état normal ; il existe dans l'aine une pléiade, un chapelet ganglionnaire. Le volume de chacune des glandes engorgées varie de celui d'un haricot à celui d'une noisette. Toutes restent mobiles sous la peau qui les recouvre, et qui conserve sa coloration et sa température habituelles, parce qu'il n'y a jamais de tendance à la suppuration, à la formation d'abcès. Toutes restent indolentes : elles ne causent pas de douleurs, même à la pression, elles gênent à peine la marche et les mouvements de la cuisse ; aussi passent-elles souvent inaperçues du malade, au moins au début. Toutes ont une consistance dure, presque ligneuse, facilement perçue par le doigt. Enfin jamais aucune d'elles ne se ramollit ni ne s'ouvre à l'extérieur, jamais il n'y a de phagédénisme à leur niveau : elles disparaissent d'elles-mêmes, mais au bout d'un temps habituellement très long, bien après que le chancre est complètement cicatrisé.

Ainsi le bubon syphilitique est multiple, porte sur plusieurs glandes ; il ne cause aucune douleur ; il ne détermine aucune inflammation ni suppuration ; il a et conserve jusqu'au bout une dureté très grande. Voilà qui le distingue nettement du bubon du chancre mou, dont les caractères sont précisément inverses. Il en résulte qu'en cas de doute sur la nature de l'ulcération des organes génitaux, il suffit à en faire affirmer la nature syphilitique, infectieuse : l'induration et l'indolence sont surtout importantes, elles sont aussi marquées que sur le chancre lui-même. Tout autant que le chancre, le bubon montre l'existence de la syphilis et la nécessité d'un traitement général. Quant au traitement local, il est absolument inutile, puisqu'il n'y a ni douleur ni inflammation, et que les grosseurs disparaîtront sans lui. C'est en traitant la syphilis elle-même, par le mercure pris à l'intérieur, qu'on viendra à bout du bubon.

Il me reste à parler des *végétations* et de l'*herpès* des parties génitales. Les *végétations* étaient bien connues des anciens, qui les nommaient *fics* ou *thyms*, en les comparant au fruit du figuier ou à la fleur de thym. J'ai déjà dit que, dans une de ses épigrammes, Martial fait allusion à une famille romaine, dont tous les membres et serviteurs étaient atteints de fics, bien qu'aucun figuier n'existât dans le champ familial. Ambroise Paré les décrit de façon plus médicale : « *Thymus* est une petite verrue éminente, représentant haut la fleur du thym. Elle est dure et raboteuse, estroitte en sa base, et vient communément aux hommes entre le prépuce et le gland et aux femmes au col de leur matrice, engendrée d'humeur melancholic de maligne qualité et souvent de la verolle. » Aujourd'hui on les désigne indifféremment sous les noms de *végétations*, *crêtes-de-coq*, *choux-fleurs* ou *poireaux*.

Ce sont des excroissances charnues, qui siègent au prépuce ou au gland chez l'homme, à la vulve chez la femme, à l'anus dans les deux sexes. Elles naissent par le fait d'une irritation quelconque des organes génitaux. Aussi peuvent-elles accompagner la chaudepisse ou la vérole sur un individu : car le pus blennorrhagique qui s'écoule incessamment à l'extrémité de la verge ou à l'orifice du vagin, l'humeur fournie par les chancres ou les plaques muqueuses siégeant dans les mêmes points sont par eux-mêmes irritants et peuvent, par suite, engendrer les végétations. Mais celles-ci ne sont pas forcément d'origine blennorrhagique ou syphilitique. Elles peuvent exister chez des petites filles ou des petits garçons qui n'ont subi aucune espèce d'attentats ou d'attouchements quelconques : les premières sont assez souvent atteintes d'inflammation de la vulve, qui donne lieu à un écoulement de liquide aussi irritant que celui de la chaudepisse : les seconds ont souvent le gland dans un état de malpropreté entretenu par la longueur du prépuce ; dans les deux cas les excroissances peuvent se développer aux points irrités. La même chose peut arriver chez l'adulte : chez l'homme, les végétations résultent alors de l'irritation causée par des excès de coït avec une personne parfaitement saine ou simplement atteinte de flueurs blanches, par une balanite tenace, par la masturbation, par les frottements de l'extrémité de la verge contre la culotte pendant la marche; chez la femme, elles sont dues à la leucorrhée, et sont surtout fréquentes pendant la grossesse, où les sécrétions vaginales sont accrues.

Le nombre et le volume des végétations sont extrêmement variables. Tantôt elles sont très petites, rares, disséminées, analogues à quelques grains de chènevis répartis sur le gland ou la vulve. Tantôt elles sont encore de petit volume, mais beaucoup plus nombreuses, et forment un semis à la surface de ces organes. Mais le plus souvent, elles se développent en hauteur et en largeur, dépassent le niveau de cette surface, se réunissent en prenant diverses formes, dont les plus fréquentes sont celles de crêtes de coq ou de choux-fleurs: dans le premier cas, elles représentent une sorte de lame à bords frangés; dans le second cas, plusieurs excroissances à pédicule plus étroit que leur extrémité se réunissent en une masse mamelonnée, constituée par un grand nombre de lobules. Leur couleur diffère peu de celle des parties voisines: quelquefois plus blanche, elle est ailleurs plus rouge, quand le manque de soins et les frottements répétés les ont enflammées. Elles sont ordinairement peu douloureuses et seulement gênantes au moment du coït. Leur développement est parfois rapide, surtout chez les femmes enceintes ; plus souvent il se fait avec une sage lenteur, ce qui permet aux individus qui s'observent de se soigner avant que les végétations aient pris un volume considérable. Ces soins sont des plus simples quand les excroissances sont encore peu volumineuses : il suffit de les laver plusieurs fois par jour avec le vin aromatique, et de laisser à leur contact, dans l'intervalle des lavages, une pincée de poudre de sabine, d'alun, de tanin ou d'iodoforme ; ces substances les dessèchent, les momifient pour ainsi dire, les séparent peu à peu des tissus vivants, et on n'a plus qu'à les enlever avec l'ongle. Un moyen plus expéditif consiste à les cautériser avec l'acide nitrique pur, ou avec une solution concentrée d'acide phénique ou chromique: mais cette méthode ne doit être appliquée qu'avec d'extrêmes précautions, consistant à déposer une seule gouttelette du caustique sur chaque végétation, à l'aide de l'extrémité d'un petit morceau de bois ou d'une baguette de verre, pour ne pas brûler les parties saines du voisinage. Quand les saillies sont anciennes, grosses, nombreuses, les procédés qui précèdent ne suffisent plus à les faire disparaître : il faut les enlever avec l'instrument tranchant, bistouri ou ciseaux, opération qui ne doit être pratiquée que par le médecin, en raison de l'hémorragie à laquelle elle expose, quand elle n'est pas faite suivant certaines règles.

Les végétations sont-elles contagieuses ? Peut-être, et, bien que le fait ne soit pas absolument démontré, il est plus prudent de s'abstenir de tous rapports sexuels avec une personne qui en est atteinte.

Mais, ce qui est absolument certain, c'est que c'est une lésion purement locale, qui n'engendre jamais ni la chaudepisse ni la vérole, et qui ne présente aucune espèce de gravité ; elle est parfois gênante, et voilà tout.

J'en dirai tout autant de l'*herpès génital*, qui présente moins d'intérêt par lui-même que par la confusion à laquelle il expose avec le chancre. Il siège, chez l'homme, sur le prépuce, sur le gland, et dans le sillon situé derrière celui-ci ; chez la femme, autour du clitoris, sur les grandes et petites lèvres, et sur les divers autres points de la vulve. Il consiste dans l'éruption de très petits boutons contenant un liquide transparent, ou vésicules, qui, au bout de deux ou trois jours, se rompent, en laissant à nu une petite excoriation à fond rouge : les vésicules se touchant par leur bord, les excoriations qui leur succèdent sont également contiguës les unes aux autres, et se confondent même en une seule érosion, plus ou moins large, suivant le nombre des boutons qui y ont pris part ; mais comme chaque vésicule avait ses bords propres, il en résulte que le pourtour de l'érosion n'est pas absolument uniforme, on y distingue une quantité de petits arcs de cercle juxtaposés, représentant les bords des boutons rompus. Ajoutez à cela, d'une part, les démangeaisons et la cuisson que cause l'herpès, d'autre part, l'extrême rareté des bubons auxquels il donne lieu, et vous aurez tous les éléments nécessaires pour le distinguer des autres maladies vénériennes.

En effet, avec laquelle de ces maladies peut-on le confondre? Pas avec la chaudepisse assurément, ni avec la balanite, puisqu'il n'y a aucun écoulement de liquide venant de l'intérieur ou de la surface des organes génitaux. C'est du chancre seulement que l'herpès génital se rapproche. Or, dans le chancre, il y a une ulcération plus ou moins profonde, dont la circonférence est limitée par un bord rouge, parfaitement continu, et non interrompu par les angles saillants et rentrants qui donnent à l'herpès un aspect festonné, découpé; de plus, il existe toujours un ou plusieurs bubons qui manquent dans l'herpès; enfin la nature de celui-ci est indiscutable, quand on a remarqué la présence des vésicules dans leur intégrité, avant qu'elles se rompent. En outre, l'ulcération du chancre mou est bien plus étendue; bien plus profonde que l'érosion de l'herpès; celle du chancre syphilitique n'est le siège d'aucune cuisson ni démangeaison, et présente une induration très marquée: c'est l'inverse dans l'herpès.

Celui-ci ne présente aucune gravité, aucun lien avec la vérole ni avec la chaudepisse; il dépend aussi bien de la constitution générale que d'une irritation locale; son seul inconvénient est de récidiver souvent chez le même individu, surtout chez les femmes, à l'époque des règles. On le soigne en lavant fréquemment les surfaces malades avec l'eau blanche, le coaltar étendu d'eau, les solutions de borax ou d'alun, et en les couvrant, dans l'intervalle des lavages, de poudres d'amidon, de bismuth ou de calomel. Il est souvent utile, quand l'herpès récidive, de suivre un traitement interne consistant, suivant la constitution du malade, dans l'usage des toniques, des alcalins ou de l'arsenic; et de faire une cure dans une station d'eaux minérales, comme celles d'Uriage, de Saint-Gervais, de Bagnères de Luchon.

XV

MALADIES DES ORGANES GÉNITAUX PROPRES AU SEXE FÉMININ

SOMMAIRE. — Les flueurs blanches. — Leurs causes. — Aspect
de l'écoulement. — Troubles occasionnés par les flueurs blanches. — Traitement des flueurs blanches. — Façon dont doivent
être prises les injections vaginales. — Liquides à employer en
injections. — Inflammation de la vulve et du vagin. — La métrite. — Influence du refroidissement, des suites de couches, du
corset. — Signes de la métrite. — Utilité de l'examen au spéculum. — Traitement de la métrite. — L'hystérie. — Sa nature.
— Ses manifestations.

Bien des fois déjà, dans les chapitres précédents, nous
avons fait allusion à la leucorrhée, ou, ce qui est la même
chose, aux flueurs blanches, dont tant de femmes sont
atteintes. C'est cette maladie qui souvent communique à
l'homme, par l'intermédiaire des rapports sexuels, une
urétrite ou une balanite dont les signes se confondent
absolument avec ceux de l'inflammation du gland ou de
l'urètre engendrée par le pus blennorrhagique ; c'est elle
qui dans beaucoup de cas est le point de départ des végétations des organes génitaux, soit sur la femme qui en est
affectée, soit sur l'heureux mortel qui a obtenu ses
faveurs. Le moment est donc venu d'en parler avec de
plus amples détails, moins pour en énumérer les signes,
faciles à constater et connus de tout le monde, que pour
en indiquer les causes et le traitement. C'est du reste
l'introduction la plus naturelle à l'étude des maladies
sexuelles de la femme, puisque les flueurs blanches accompagnent presque toutes, sinon toutes, ces maladies.

17.

Qu'est-ce donc que la *leucorrhée*? Qu'est-ce que les *flueurs blanches*? Les deux termes sont synonymes : le premier, plus scientifique, est tiré de deux mots grecs qui indiquent qu'il s'agit d'un écoulement blanc; le second, peut-être plus vulgaire, mais tout aussi expressif, entraîne la même idée. Mais, je vous prie, prononcez bien *flueurs*, et laissez à votre concierge le monopole du mot *fleurs blanches* : les fleurs, même d'oranger, n'ont rien à faire en cette occurrence; c'est d'hygiène et de médecine que nous nous occupons et non d'horticulture.

Ainsi un écoulement d'un liquide quelconque, autre que le sang, se faisant par la vulve, mais pouvant venir de plus haut, du vagin ou de la matrice : voilà ce qui constitue la leucorrhée. Les causes en sont nombreuses, mais peuvent pourtant être réparties en deux classes : tantôt l'écoulement a son point de départ dans une lésion localisée aux organes sexuels; tantôt il est indépendant de toute altération primitive de ces organes, et est sous l'influence d'une cause générale, portant sur l'économie entière.

Le premier cas est le plus fréquent : aussi lorsqu'une femme est atteinte de flueurs blanches, la première idée qui doit venir à l'esprit est que sa matrice, son vagin ou sa vulve, ne sont pas en bon état. Ce trouble local est le plus communément une inflammation, c'est-à-dire une métrite, une vaginite ou une vulvite : je ne fais pour le moment que citer ces trois maladies, sur lesquelles je reviendrai dans un instant. Si aucune d'elles n'existe, ce qu'indique l'absence de leurs symptômes propres, tels que nous les verrons bientôt, à quoi peut-on penser? D'abord à l'irritation produite par un pessaire dérangé, trop étroit ou trop large, laissé en place depuis trop longtemps, durci ou oxydé, etc. : il suffit d'être prévenu de cette éventualité pour rapporter la leucorrhée à sa véritable cause. Si on ne porte pas de pessaire, si on éprouve des douleurs dans le bas-ventre et dans les reins, si les règles ont de grandes irrégularités, si les symptômes habituels de la métrite et de la vaginite font défaut, alors l'écoulement qui se fait par la vulve a probablement sa source dans une tumeur de la matrice, un polype ou un cancer, soit que la présence de cette tumeur excite l'organe qui en est le siège, soit qu'elle-même fournisse un liquide sécrété par sa surface ulcérée. N'oublions pas enfin la machine à coudre, cette mécanique qui a été certainement inventée pour la rémission des péchés de la femme, à laquelle elle cause une foule de désagréments, les flueurs blanches entre autres.

En somme, dans toutes les circonstances qui précèdent, c'est à une irritation ou une inflammation locale que sont dues les flueurs blanches ; dans les suivantes, les causes se résument en une débilité générale de l'organisme. C'est dans les grandes villes, parmi les ouvrières d'usines et d'ateliers, parmi les ouvrières en chambre qui travaillent du matin au soir pour gagner un maigre salaire, que la leucorrhée exerce ses ravages. Mais nulle classe de la société n'y échappe, ce qui faisait dire à un illustre professeur, en plein cours de l'Ecole de médecine, que toutes les femmes de Paris avaient des flueurs blanches, que sa femme en avait, que sa fille en avait. C'est peut-être un peu exagéré, mais pas beaucoup.

D'où vient cette prédilection pour les grandes cités ? De ce que l'air y est rare, vicié, confiné, surtout dans les pièces étroites où les habitants sont entassés, avec des appareils de chauffage et d'éclairage qui l'altèrent encore. Dans ce milieu malsain on peut devenir chlorotique ou tuberculeux, états qui s'accompagnent presque toujours de flueurs blanches ; mais resterait-on exempt des pâles couleurs et de la phtisie qu'on aurait quand même de la eucorrhée : car celle-ci est un des premiers symptômes de la détérioration de l'organisme.

C'est de la même façon, en affaiblissant l'économie, qu'agit un régime alimentaire vicieux : celles qui se nourrissent mal, qui mangent trop peu ou des aliments de mauvaise qualité, ont des flueurs blanches parce qu'elles s'affaiblissent lentement, mais sûrement. Le café au lait, ce fameux déjeuner du matin qui, au dire de certaines personnes, est l'auteur de tout le mal, n'a pas d'autre action : il ne détermine la leucorrhée que si on le prépare

avec du lait de qualité douteuse, si on remplace une partie
du café, qui est tonique, par une forte proportion de chicorée, qui est laxative, si on compte sur ce repas pour
attendre une ou deux heures de l'après-midi avant de se
nourrir vraiment. Alors, oui, le café au lait est cause de
flueurs blanches. Mais si vous avez du lait qui ne soit pas
de l'eau et du café qui ne soit pas de la chicorée, si vous
ne comptez tirer du mélange que ce qu'il peut donner, un
moyen d'attendre le déjeuner substantiel de onze heures,
midi au plus tard, vous n'aurez pas de flueurs blanches ;
du moins ce n'est pas lui qui vous les aura données.

Les constitutions naturellement faibles, ou accidentellement débilitées par une maladie grave, de longue
durée, sont particulièrement exposées à la leucorrhée :
aussi est-elle fréquente chez les personnes lymphatiques,
scrofuleuses, convalescentes. Les femmes dartreuses, her-
pétiques ou rhumatisantes, y sont aussi plus sujettes que
les autres : c'est ce qui explique d'une part, que les flueurs
blanches ne sont pas très rares à la campagne, dans les
localités froides et humides qui développent les tendances
au rhumatisme ; d'autre part, qu'elles existent dans toutes les classes sociales, puisqu'aucune n'échappe aux dartres et au rhumatisme. Il n'en est pas moins vrai que les
citadines, mal logées, mal nourries, débilitées, en état de
misère physiologique, en sont plus souvent atteintes que
les femmes qui vivent dans des conditions inverses, notion importante, dont nous ferons notre profit à propos
du traitement.

Quelle que soit leur cause, les flueurs blanches considérées en elles-mêmes, indépendamment des maladies
qui peuvent leur donner naissance et qui ont leurs symptômes propres, n'ont qu'un caractère essentiel et commun :
l'écoulement d'un liquide. Mais il faut bien savoir que cet
écoulement, loin d'être toujours blanc ainsi que semblerait l'indiquer son nom, est très variable comme couleur.
Si même on veut prendre le lait ou la neige comme type
de blancheur, on peut dire que le liquide n'est jamais
blanc. Le plus souvent il est gris, semblable à l'empois
d'amidon, dont le rapproche encore sa consistance, quoi-

qu'il soit un peu plus fluide que ce dernier. Fréquemment il est jaune plus ou moins foncé, quelquefois verdâtre ou franchement vert. On n'en continue pas moins à lui donner le nom de flueurs blanches, ce qui n'a pas d'inconvénients du moment qu'on s'entend sur la signification de ce terme : liquide autre que le sang s'écoulant par la vulve. Peut-on de ces différences de coloration tirer quelque indication sur l'origine du liquide, ou sur la cause qui le fait couler ? Pas le moins du monde. Habituellement il vient à la fois du vagin et de la matrice, ou du vagin et de la vulve, ces organes étant si intimement unis que la lésion de l'un retentit sur l'autre ; mais le point de départ serait il unique que cela ne changerait rien à l'affaire puisque, d'où qu'il vienne, le liquide qui paraît à l'extérieur est déjà mélangé à ceux que fournissent normalement les parties qu'il traverse.

En somme, la couleur varie du blanc grisâtre au vert foncé : voilà tout ce qu'on en peut dire. Ajoutons que le liquide est ordinairement visqueux et filant ; que son abondance est extrêmement variable, depuis la simple humidité dont les femmes s'aperçoivent seulement au moment de leur toilette, jusqu'au véritable flot qui les oblige à se garnir comme au moment de leurs règles ; qu'il donne au linge une raideur toute particulière, l'empèse par places, et y forme des taches à bords irréguliers, toujours moins foncées à la circonférence qu'au centre, où il faut chercher sa couleur vraie.

Presque toujours les femmes atteintes de flueurs blanches éprouvent un peu de cuisson et de démangeaisons à la vulve, par suite du passage du liquide irritant ; souvent celui ci tombe sur les cuisses, le périnée, fait rougir ces parties et les rend douloureuses, surtout pendant la marche et chez les personnes douées d'un embonpoint exagéré. De plus, elles sont pâles, faibles, languissantes, apathiques ; elles ont des tiraillements ou des crampes d'estomac, des troubles digestifs se manifestant par une diminution de l'appétit, une pesanteur à l'épigastre après les repas, des gaz abondants qui les forcent à desserrer leurs vêtements, une constipation opiniâtre. Tout cela s'explique

aisément par l'affaiblissement que causent les pertes incessantes d'un liquide, qui en définitive se forme aux dépens
de l'économie. Mais si les flueurs blanches peuvent engendrer cet état d'anémie et d'affaiblissement, celui-ci peut
aussi préexister et engendrer les flueurs blanches. On se
trouve ainsi en présence d'un double cercle vicieux. D'une
part, l'irritation des organes génitaux provoque l'écoulement, et celui-ci devient à son tour irritant pour les organes ; d'autre part les troubles digestifs et l'affaiblissement général mènent à la leucorrhée, et celle-ci nuit à
la régularité des digestions et à la réparation des forces.
Il s'ensuit que dans la majorité des cas le traitement des
flueurs blanches n'est pas aussi simple qu'on pourrait le
croire, et qu'il se compose de deux parties : traitement
local et traitement général.

Le traitement local par excellence, ce sont les injections
vaginales, et à ce propos je voudrais dire un mot de la
façon de prendre les injections. C'est très simple en apparence ; pourtant je vois chaque jour commettre des fautes
à ce sujet. D'abord pour bien prendre une injection, il
faut être couchée, allongée sur le dos. Pour les soins jour
naliers de la toilette, cette précaution n'est peut-être pas
indispensable ; elle l'est dans les cas où on ne veut plus
seulement être propre, mais où on doit soigner une
maladie. Une femme debout ou assise au-dessus d'une
cuvette, d'un seau, ou d'un de ces petits meubles qu'on
nomme bidets, fera rarement pénétrer le liquide dont elle
se sert au delà de la première moitié du vagin ; le liquide
n'atteindra pas le fond de ce conduit, encore moins la
matrice, ou, s'il l'atteint, il ne restera pas à son contact
pendant un temps suffisant. Donc il faut prendre les
injections dans son lit, en ayant soin bien entendu de
placer sous son siège un bassin de faïence ou de métal
destiné à recevoir le liquide qui ressort des parties où on
l'a fait pénétrer.

L'instrument dont on se sert est tantôt un irrigateur,
tantôt un injecteur, appareil qui chasse le liquide au
moyen d'un levier assez semblable à celui des pompes à
incendie ou à l'aide d'une poire de caoutchouc faisant

ventouse. Tout cela est mauvais ou insuffisant. L'irrigateur,
outre qu'il est souvent détraqué et passe une partie de
son existence chez le fabricant, ne contient jamais qu'un
demi-litre, un litre au plus de liquide : si, ce qui est fréquent, on doit injecter une plus grande quantité, il faut
remplir l'instrument, le remonter de nouveau, s'assurer
qu'il marche, ce qui est assommant, dangereux même
pour la patiente, qui pendant ce temps reste à découvert.
Les injecteurs sont en général si mal construits, font si
imparfaitement le vide, qu'ils envoient autant d'air que
de liquide; de plus, leur manœuvre finit par être fatigante
pour celle qui la fait; enfin le jet est interrompu. Servez-
vous donc de préférence de l'instrument que les accou-
cheurs emploient, à l'exclusion de tout autre, du bock en
fer émaillé; prenez-le de la contenance de deux à trois litres,
et muni d'un thermomètre extérieur qui vous indiquera
exactement la température du liquide : il marche toujours,
n'exige aucune aide, ne cause aucune fatigue, débite son
liquide d'une façon continue, avec la rapidité et la pression
qu'on désire et qui sont subordonnées à la hauteur où est
placé le clou auquel est accroché l'instrument; il est
inutile que le clou soit très élevé, que l'écoulement soit
très rapide ni la pression très forte, l'injection devant
être un bain local plutôt qu'une douche. De la partie inférieure du bock part un long tube de caoutchouc souple,
qui permet d'amener le liquide à une assez grande distance, et qui se termine par une canule destinée à être
introduite dans le vagin. Les canules en verre ne sont
indiquées que si le liquide renferme un agent capable
d'altérer les autres substances : au verre, qui est d'un
maniement délicat, qui peut se casser, on préfère ordinairement le caoutchouc durci. En tout cas, la canule doit
être courbée dans un de ses sens, de façon à suivre l'in-
flexion naturelle du vagin; de plus, son extrémité doit
être percée de plusieurs trous latéraux, présenter l'aspect
d'une petite pomme d'arrosoir, de façon que le liquide
s'échappe par plusieurs points.

Ainsi pour prendre une injection dans de bonnes conditions, on a un bock contenant le liquide indiqué, de

quantité et à la température voulues; on l'accroche au voisinage du lit; on se couche sur le dos; puis, pendant que les doigts de la main gauche entr'ouvrent la vulve, la main droite introduit la canule dans le vagin, sans brusquerie, et la pousse jusqu'à ce que son extrémité soit arrêtée par un obstacle qui est la matrice : alors la main gauche devenue libre ouvre le robinet adapté au tube de caoutchouc, et le liquide passe dans les organes génitaux, d'où il s'écoule spontanément dans le bassin placé sous le siège. Il se fait ainsi une irrigation continue, qui met toutes les surfaces malades en contact avec les agents médicamentaux.

Voilà comment doivent être prises les injections dans toutes les maladies des organes génitaux. Mais revenons à la leucorrhée, et voyons comment en pareil cas nous composerons le liquide à injecter. Ce sont les substances astringentes qui doivent faire les frais de cette composition. On peut les emprunter au règne végétal ou au règne minéral : les premières sont l'écorce de chêne, les feuilles de noyer, l'écorce de quinquina, les feuilles de myrte, les roses de Provins, la noix de galle, le tanin; les secondes sont l'alun, l'acétate de plomb ou extrait de Saturne, le sulfate de zinc, le perchlorure de fer. Il est bon de changer assez souvent la préparation, une même substance ne convenant pas à tout le monde, et d'accroître progressivement l'action astringente. On commencera donc par les feuilles de myrte ou les roses de Provins, bouillies dans l'eau à la dose d'une petite poignée par litre; puis on passera aux feuilles de noyer ou à l'écorce de chêne, qui sont un peu plus actives, et dont on fera également une décoction dans l'eau, avec les mêmes proportions. Ces liquides s'emploient frais de préférence : en hiver cependant on peut les faire dégourdir, mais sans arriver à une température élevée. Si on n'a pas réussi par ces premiers moyens, on ajoute aux liquides précédents de l'eau blanche (solution d'extrait de Saturne), dans la proportion de trois ou quatre grandes cuillerées par litre; plus tard on remplace l'eau blanche par la même quantité de coaltar saponiné, ou par une pincée d'alun ou de tanin en poudre; plus tard

encore on recourt au sulfate de zinc ou au perchlorure de
fer, et on ajoute 10 grammes du premier, 20 à 30 gouttes
du second, par litre. Il est indispensable de faire au minimum deux injections par jour, et de faire passer chaque
fois dans les parties sexuelles un litre au moins de liquide.

Pour prolonger pendant l'intervalle des injections l'effet
de celles-ci, il est bon d'introduire et de laisser au fond
du vagin un tampon de ouate roulé dans la poudre d'amidon, de riz, de lycopode, de bismuth, si on veut seulement
absorber le flux blanc à mesure qu'il se forme et l'empêcher d'irriter les parties avec lesquelles il est en contact;
imprégné d'un mélange d'une de ces poudres avec le tanin ou l'alun, ou même de ces derniers purs, si on désire
en même temps modifier l'état des surfaces malades. Rien
n'est plus simple que cette introduction : avec de la ouate
bien fine on fait un tampon de la longueur d'un pouce et
de la grosseur des deux pouces réunis; on le serre bien en
son milieu avec un fil long de 20 à 25 centimètres, et on
le roule dans une des poudres indiquées; puis avec l'index
de la main droite on l'introduit dans le vagin, au fond
duquel on le pousse doucement jusqu'à ce qu'il soit au
contact de la matrice, en laissant pendre à l'extérieur l'extrémité du fil qui dépasse à peine la vulve. Quand on veut
enlever le tampon, il n'y a qu'à tirer sur le fil qui l'entraîne au dehors.

Mais, ne l'oublions pas, les soins locaux ne sont qu'une
partie du traitement de la leucorrhée. Celle-ci étant souvent sous l'influence d'un état général, il lui faut aussi un
traitement général et, même lorsqu'elle ne relève que de
lésions locales, l'hygiène a une grande influence sur sa
durée. Il faut donc modifier son genre de vie, quitter les
habitations malsaines, les localités froides et humides,
pour vivre dans un air pur, à la campagne de préférence :
car il n'est pas rare de voir une leucorrhée jusque-là
rebelle à tous les traitements céder en quelques jours à
un changement de milieu. Une nourriture assez abondante, bien choisie, avec prédominance d'aliments fortifiants, des repas bien réglés, à heures fixes, du vin de
bonne qualité, sont nécessaires à toutes les femmes ayant

des flueurs blanches. L'exercice et l'hydrothérapie sont aussi utiles, en relevant puissamment les forces générales, dont l'affaiblissement a causé la leucorrhée et est entretenu par elle. De plus, les médicaments reconstituants, comme le fer, le vin de quinquina, doivent être pris pour fortifier l'économie ; et si la constitution est dartreuse ou rhumatismale, c'est en la modifiant qu'on arrivera à se débarrasser des flueurs blanches ; mais cela devient l'affaire du médecin. En tout cas, qu'on se rappelle bien que c'est une affection qui, si on ne la soigne à temps, a des chances de se prolonger indéfiniment, et qu'elle est fâcheuse, non seulement pour la malade elle-même, à laquelle elle laisse mille ennuis et malaises, mais encore pour son conjoint qui y trouve une superbe occasion de gagner une chaudepisse dont il se passerait bien.

Parmi les causes les plus communes des flueurs blanches, nous avons cité l'inflammation de la vulve, du vagin et de la matrice. Mais ces maladies des organes sexuels de la femme ont elles-mêmes des causes et des symptômes propres, sur lesquels il nous faut revenir. Vulvite et vaginite sont ordinairement réunies, tandis que la métrite existe essez souvent seule : nous parlerons donc des deux premières ensemble et de la troisième séparément.

L'inflammation de la vulve et du vagin est fréquemment associée à la blennorrhagie, à la syphilis, aux végétations : nous avons suffisamment parlé de cette origine pour n'avoir pas à y revenir. Mais elle peut aussi être simple, indépendante de toute inflammation blennorrhagique ou autre. Souvent alors elle est engendrée par la malpropreté, la vulve et le vagin s'enflammant, comme le gland chez l'homme, quand ils ne sont pas quotidiennement débarrassés de la matière grasse qu'ils sécrètent, et qui, en fermentant, devient acide et irritante. Aussi la vulvo-vaginite n'est-elle pas rare chez les petites filles qu'on ne tient pas dans un état de propreté suffisant. Au même âge, une inflammation identique peut résulter de la présence de petits vers ou du travail de la dentition. Les vers en question, qu'on nomme des oxyures, sont blancs, assez semblables à des fils droits et très courts, et

si petits qu'ils passeraient inaperçus sans les mouvements
dont ils sont animés : ils habitent ordinairement la fin de
l'intestin; mais de là ils gagnent l'anus, puis la vulve, où
ils causent des démangeaisons et dont ils provoquent
l'irritation, soit par leur seule présence,, soit par les grat-
tages incessants qu'ils provoquent. Quant à la dentition,
elle enflamme la vulve, comme elle cause la diarrhée ou
les convulsions, en mettant toute l'économie dans un état
anormal qui se fait sentir au niveau des organes génitaux
comme ailleurs. Du reste la vulvo-vaginite est si bien sous
la dépendance d'un état général, qu'elle est parfois épidémique.

La masturbation, solitaire ou à deux, cause fréquemment la même maladie, chez les jeunes filles et les jeunes
femmes qui ont contracté cette déplorable habitude, d'autant plus funeste qu'elle est pratiquée avec plus de frénésie : si celle-ci est nécessaire pour produire cette inflammation chez les grandes personnes, chez les nymphomanes qui se livrent avec rage à l'onanisme, elle n'est pas
indispensable chez les enfants, dont les organes génitaux
s'enflamment avec des attouchements légers, mais souvent
renouvelés ; surveillez donc vos filles, c'est affaire d'hygiène autant que de morale. Les excès vénériens ont le
même effet : les frottements répétés de l'organe viril contre
les grandes et petites lèvres, l'introduction trop brusque
de la verge dans le vagin, la prolongation du coït, son
retour trop fréquent, sont autant de causes d'inflammation ; aussi celle-ci est-elle fréquente chez les jeunes
mariées tombées au pouvoir de brutes sans scrupules. On
a vu des hommes restés trop continents avant le mariage
défoncer littéralement leurs jeunes épouses, produire la
rupture du vagin et la communication de ce conduit avec
l'intestin, d'où hémorragies graves, péritonite, et même
mort. Ces cas sont assurément rares ; ce qui l'est moins,
c'est de voir des femmes nouvellement mariées se désoler des douleurs qu'elles éprouvent, de l'écoulement qu'elles
ont par les parties génitales : elles se croient faites autrement que d'autres, ou accusent leurs maris de leur avoir
communiqué une maladie vénérienne, alors qu'ils ne sont

coupables que d'une ardeur exagérée. Les prostituées, il est vrai, ne sont pas souvent atteintes d'inflammation des parties sexuelles malgré les excès de coït auxquels elles se livrent; mais cela tient à ce que l'habitude de l'acte a enlevé à ces parties toute sensibilité, et du reste on a vu de ces femmes laissées dans un état lamentable après des assauts furieux qu'elles avaient subis de gré ou de force.

Enfin, à tout âge, un coup ou une chute sur les organes en question peut être suivi d'inflammation, sinon de plaie : cette cause se retrouve en toute autre région du corps et n'a ici rien de spécial.

Des symptômes et du traitement de l'inflammation vulvo-vaginale je ne dirai qu'un mot : ils sont exactement semblables à ce qu'ils sont dans l'inflammation blennorrhagique. Gonflement et rougeur des parties, cuissons et douleurs locales, surtout pendant la marche et au moment du passage de l'urine, écoulement liquide, tout se retrouve dans les deux cas : l'abondance, la couleur, la durée de l'écoulement, ne diffèrent pas sensiblement, et ne sont pas plus prononcées quand la cause est blennorrhagique que quand elle est simple. Je prie donc mes lectrices de se reporter, pour plus de détails, au chapitre où nous avons parlé de la blennorrhagie chez la femme.

Là aussi, elles trouveront les renseignements nécessaires pour soigner l'inflammation de la vulve et du vagin, puisque les soins à prendre sont toujours les mêmes. Seulement, je répète qu'il ne faut pas, de prime abord, soupçonner chez les petites filles des attouchements ou des attentats dont elles auraient été victimes, il peut se faire que la cause de l'inflammation leur soit absolument personnelle. On cherchera donc d'abord si cette cause ne serait pas un défaut de soins qui a laissé s'amasser une matière irritante, et, après avoir fait disparaître celle-ci par des lavages répétés à l'eau blanche, on soignera la vulvite par les moyens ordinaires (bains, cataplasmes, lotions émollientes), et on ne retombera pas dans les mêmes errements. Si cette cause ne peut être invoquée, on pensera aux vers et à la dentition : les premiers, reconnaissables surtout à leurs mouvements, se traitent par les moyens ordinaires; pour la dentition, on n'a qu'à attendre patiemment qu'elle soit passée, en employant pendant ce temps tous les moyens propres à diminuer l'intensité de l'inflammation. Enfin, lorsqu'il n'y a ni vers ni travail de dentition sous roche, il faut penser à la masturbation ou à une influence épidémique, catarrhale : dans le premier cas, il n'y a qu'à se livrer à une surveillance attentive; dans le second, c'est un moment à passer, qui disparaît vite, et pendant lequel les grands bains, les lotions calmantes, le bon air, la bonne nourriture, sont ce qu'il y a de mieux. Quant aux femmes, la meilleure précaution que j'ai à leur indiquer, en dehors des soins proprement dits qu'elles trouveront ailleurs, c'est d'éviter les excès de coït. Cette recommandation s'adresse autant à leur seigneur et maître qu'à elles-mêmes, bien qu'en général elles sachent très bien modérer l'ardeur de leurs époux.

De la vulve et du vagin à la matrice la distance est courte : on ne sera donc pas surpris de trouver une certaine analogie entre les causes et les symptômes de la vulvo-vaginite et ceux de la métrite. Celle-ci pourtant mérite quelques considérations spéciales. D'abord elle est exceptionnelle chez les petites filles, ne se montre guère avant la puberté, et a son maximum de fréquence dans la période d'activité sexuelle de la femme entre 20 et 45 ans. Ses rapports avec la menstruation sont si intimes, que c'est presque toujours au moment des règles qu'elle se manifeste avec le plus d'intensité. Rien n'est plus commun que de la voir apparaître lorsque les règles sont brusquement interrompues par un refroidissement subit, lequel peut se produire de trente-six façons. Dernièrement encore, j'ai constaté son fâcheux effet sur une jeune grisette du quartier latin (est-ce la dernière?), qui, le dernier jour de ses règles, avait trouvé gentil de prendre un bain de pieds froid sous prétexte qu'elle attendait son amant le lendemain : des douleurs atroces dans le ventre furent le résultat de ce soin de propreté intempestif. D'autres femmes arrêtent leurs règles en trempant leurs mains dans l'eau glacée, en hiver; celle-ci se refroidit au

coin d'une rue en attendant l'omnibus; celle-là, étant en
sueur, avale une glace à petits coups ou boit d'un trait
un verre de liquide bien froid. Dans tous les cas, le sang
s'arrête subitement, des douleurs vives se font sentir, la
métrite est constituée. Quelquefois le froid, le froid
humide surtout, agit lentement, mais d'une façon continue : ce qui prouve bien son influence sur la métrite,
c'est que celle-ci cesse comme les flueurs blanches qui en
sont la conséquence, quand on se transporte dans un
pays chaud et sec.

Les suites de couches comptent aussi parmi les causes
les plus communes de la métrite, et ici encore c'est
l'imprudence des dames qui cause ordinairement le mal.
S'il est un préjugé aussi faux que répandu, c'est celui
qui fixe à 9 jours le temps pendant lequel l'accouchée doit
se tenir tranquille au lit. Pourquoi 9 jours plutôt que
8 ou 10 ? Celles mêmes qui répètent cette absurdité
seraient bien en peine d'en donner la raison. Ce qu'il
faut attendre pour satisfaire son impatience de se lever,
c'est que la matrice ait repris sa place, que la plaie qui
s'est ouverte dans son intérieur soit cicatrisée : or, tout
cela n'est achevé qu'au bout d'un temps qui varie avec la
façon dont l'accouchement et ses suites se sont passés,
mais qui n'est jamais inférieur à 20 ou 25 jours. Ce n'est
qu'après ce laps de temps que la vie habituelle, active,
peut être reprise, et encore d'une façon progressive, en
suivant les conseils du docteur, seul apte à savoir si tout
est rentré dans l'ordre. Si on en fait à sa tête, la matrice
encore saignante, irritée par le travail qu'elle a eu à
accomplir, s'enflamme, et quelquefois l'imprudente paye
par plusieurs années de misères l'avance de quelques
jours qu'elle a prise sur l'ennemi, je veux dire sur le
médecin. Je ne parle pas, bien entendu, ici de la fièvre
puerpérale, ni d'autres complications dont la gravité est
autrement grande que celle de la métrite ordinaire : je
dis que celle-ci est bien souvent due aux imprudences
commises après l'accouchement le plus naturel, bien que
fréquemment elle n'apparaisse que quelque temps après
celui-ci.

La fausse couche exige, du reste, autant de précautions que l'accouchement à terme, et c'est une grande erreur de croire qu'on puisse, après la ponte d'un embryon de deux ou trois mois, se lever plus tôt qu'après la mise au monde d'un enfant vivant: la même prudence est de règle dans les deux cas. Quant à la fausse couche provoquée, à l'avortement criminel, le danger y est plus grand à cause de la blessure de la matrice à l'aide de laquelle on l'obtient presque toujours, et qui forcément laisse cet organe enflammé : mais les femmes qui se livrent à de pareilles pratiques savent à quoi elles s'exposent, je n'ai rien à leur apprendre.

Le corset, ce cruel ennemi des femmes, a aussi une grande part dans la production de la métrite, surtout lorsqu'il est muni en son milieu d'un busc résistant et descendant jusqu'au bas-ventre. Serrant fortement la poitrine et l'abdomen, il refoule en bas toute la masse intestinale, qui est exprimée pour ainsi dire, comme dans une filière, et qui retombe de tout son poids sur la matrice, qu'elle surcharge et irrite. La chose est facile à comprendre et connue de tout le monde: les médecins l'ont si souvent répétée! Mais comme la mode et la coquetterie sont les reines du monde, on voit encore bien des métrites qui n'ont pas d'autre cause. Voilà pourquoi je signale une fois de plus les dangers de cet instrument de torture, qui ne disparaîtra de la circulation que le jour où les femmes seront devenues raisonnables. Le seront-elles jamais?

En plus de ces causes spéciales à la métrite, il en est d'autres qui sont un peu plus banales, en ce sens qu'elles agissent sur les organes génitaux aussi bien que sur la matrice. Tels sont les coups et les chutes sur le bas-ventre, les fatigues exagérées, les excès vénériens de toute sorte, le défaut d'hygiène locale et générale. Ayant parlé précédemment de ces diverses influences, je ne m'y arrêterai pas davantage, non plus que de la blennorrhagie et de la syphilis, qui, nous l'avons dit, attaquent moins souvent l'utérus que la vulve et le vagin.

Je passe donc aux signes de la métrite, dont un des principaux est la leucorrhée. Elle a ici les caractères que nous avons attribués aux flueurs blanches en général: écoulement d'un liquide visqueux, filant, tachant et empesant le linge, d'une coloration variable du blanc gris au vert foncé. Ce n'est donc **pas** ce liquide qui pourra nous mettre sur la voie de la métrite. Serons nous plus heureux avec les autres symptômes? Nous trouvons d'abord la douleur qui est constante. Habituellement elle siège à la fois dans le bas-ventre, ou plutôt dans un côté de cette région, et dans les reins, plus peut-être en ce dernier point que dans le premier; elle s'étend au périnée et aux cuisses. Tantôt continue, tantôt revenant par élancements, elle est en tout cas provoquée ou accrue par l'apparition des règles et surtout par tout ce qui ébranle la matrice, comme le coït, la marche, les courses en voiture sur un pavé cahotant, l'action de descendre un escalier ou un chemin incliné. Son intensité varie beaucoup d'une femme à l'autre et chez la même femme, aux diverses périodes de sa maladie, depuis une simple sensation de pesanteur, de lourdeur, jusqu'à des souffrances vives et insupportables.

La menstruation est presque toujours troublée de diverses façons. Le plus souvent les règles sont moins abondantes, reviennent plus rarement, durent moins que d'habitude, et sont alors l'occasion de vives douleurs. Mais quelquefois elles sont augmentées de fréquence et d'abondance, reviennent tous les quinze jours ou toutes les trois semaines, et se prolongent six, huit, dix jours.

La maladie ne se borne pas à ces troubles locaux, elle retentit sur l'économie entière. Au début, les nausées, les vomissements, la fièvre, ne sont pas rares; puis l'appétit diminue, devient capricieux, se perd; les digestions se font mal, sont pénibles, s'accompagnent de ballonnement du ventre par des gaz produits en excès; il y a des alternatives de diarrhée et de constipation. Alors la malade pâlit, maigrit, devient irritable, nerveuse, perd ses forces; son teint est terreux, comme celui des jeunes personnes atteintes de pâles couleurs; ses traits sont tirés, ses yeux cernés; elle présente souvent sur le front et les joues ces taches brunâtres qui constituent le masque des femmes enceintes. Elle a des battements de cœur, se débilite chaque jour, et arrive à un état d'affaiblissement qu'augmentent encore les flueurs blanches et les pertes de sang quand elles existent.

Tels sont les signes de la métrite les plus essentiels à connaître. Les troubles de la menstruation, et les caractères des douleurs localisées aux reins et au bas-ventre, en particulier, ne se retrouvent pas dans la vulvo-vaginite, et suffisent à attirer vers la matrice l'attention mise en éveil par les flueurs blanches. Cependant s'ils montrent que la matrice est malade, ils n'indiquent pas à coup sûr qu'elle est enflammée: car les tumeurs, polypes ou cancer, dont elle peut-être le siège, donnent lieu à des phénomènes très analogues. Comment donc arriver à une certitude? Par l'exploration directe des organes génitaux, par l'examen de la matrice pratiqué par le médecin. Ne vous révoltez pas d'avance contre cette nécessité, elle est inéluctable. Un ouvrage médical du xiv° siècle propose un moyen de diagnostic bien simple, mais fort insuffisant. « Prenez, dit l'auteur de la *Fleur de Lys de la médecine*, un drapel net et délié, et le baignez en menstrues, puis le mettez sécher, puis le lavez, et s'il se tire à rougeur c'est cause de sang; s'il se tire à couleur citrine, c'est colère; s'il est blanc, c'est flemme; si c'est à liveur, c'est mélancolie. Et par ce on cognoyt l'humeur péchant et la cause de la retenue, et la cause de stérilité et des semblables. » Les médecins de l'antiquité, plus éclairés ou plus audacieux, exploraient du mieux qu'ils pouvaient les organes génitaux et l'utérus lui-même. Mais ces explorations n'eurent plus cours au Moyen Age, soit parce que les croisés avaient pris chez les Orientaux l'habitude de soustraire les femmes à tous les regards, et plus encore à un examen masculin; soit parce que les moines avaient le monopole de l'instruction et de la médecine, et s'occupaient peu des maladies féminines. Quoi qu'il en soit, des matrones inexpérimentées avaient seules la charge de soigner les maladies, et il faut arriver au xviii° siècle pour voir un médecin du nom d'Astruc oser dire que « on pourrait se servir du spéculum utérin ou de quelque autre dilatoire plus simple

18

pour pouvoir, à la faveur de la dilatation du vagin, juger à l'œil de ce que le doigt n'aurait pu distinguer ». Encore n'est-ce qu'au commencement de ce siècle qu'un médecin français, Récamier, inventa un spéculum vraiment pratique, qui, souvent amélioré depuis, a maintenant acquis la perfection.

Aujourd'hui peu de femmes résistent à cet examen, aucune ne devrait s'y refuser. Un médecin honnête et instruit le pratique avec tous les ménagements désirables et en tire une certitude qu'il ne peut avoir sans cela. La femme qui s'y soumet n'en souffre aucunement. Il faut se dire d'ailleurs que la santé est en jeu, et du reste, pour sauvegarder toute pudeur, il est bon de faire assister à l'examen une parente ou une amie, plutôt que le mari qui en pareil cas fait une figure assez drôle.

Le traitement de la métrite consiste d'abord dans l'éloignement des causes qui l'ont engendrée et qui l'entretiennent, et comme les fatigues sont une de ces causes, elles doivent être évitées avant tout. Toutefois il faut nous entendre. La métrite est une maladie longue, qui se prolonge souvent des mois et des années ; il ne saurait donc être question de tenir la malade au repos absolu jusqu'à guérison complète, comme on l'a proposé : on la priverait ainsi d'air et de soleil, on supprimerait du coup son appétit, déjà languissant. Ce qu'il faut, c'est un exercice très modéré, qui ne donne lieu à aucune secousse : les voitures, même bien suspendues, sont généralement mauvaises en pareil cas, tandis qu'une marche à pied, courte, faite à petits pas, sur un terrain uni, est une bonne chose. Pour plus de sûreté, et pour éviter toute secousse à la matrice, on fera bien de porter sur le ventre une ceinture très simple, sans armatures ni pelotes d'aucune sorte, en tissu élastique, souple, qui maintienne sans comprimer, et s'applique bien sur les hanches et le bas-ventre : la femme de chambre ou la couturière est aussi apte que le bandagiste à confectionner cette ceinture.

Mais ce qui est sévèrement interdit, ce sont les courses prolongées, la danse, l'équitation, et tous les exercices violents. De plus, au moment des règles, il est sage de garder le repos le plus complet, de se tenir étendue sur une chaise longue sans bouger : c'est l'affaire de quelques jours. Quant aux rapports sexuels, je sais bien qu'il est difficile de les interdire complètement, la vertu de Monsieur serait mise à une trop grande épreuve ; mais du moins qu'ils soient rares !

Pour le traitement proprement dit, il consiste en premier lieu dans l'emploi des injections. Je ne reviens pas sur la façon de les prendre, je l'ai indiquée à propos des flueurs blanches : notons seulement que la canule doit être entrée assez profondément pour que le liquide arrive au contact de la matrice. La composition de ce liquide varie **un** peu, suivant la période et la forme de la maladie. Quand les **douleurs** sont vives et forment le principal symptôme, chaque injection sera faite avec un litre d'eau tiède, dans laquelle on aura fait bouillir, pendant quinze à vingt minutes, une poignée de racine de guimauve fraîche et une tête de pavot coupée en morceaux et débarrassée de ses graines ; pour rendre ce liquide plus calmant, on y ajoutera, au moment de l'injection, vingt à vingt-cinq gouttes de laudanum. Quand la période de vive inflammation est passée, que les douleurs ont diminué, que l'écoulement prédomine, on remplace le liquide précédent par un de ceux dont nous avons parlé à propos des flueurs blanches : injections prises froides, et composées de substances astringentes, feuilles de noyer, écorce de chêne, tanin, eau blanche, etc. Si l'écoulement a une odeur forte, on ajoute à ces liquides quelques cuillerées de coaltar saponiné ou une demi-cuillerée à café d'acide borique. Si les règles sont trop abondantes ou trop prolongées, il faut se garder d'employer, comme on le faisait autrefois, des injections froides, qui ont une action trop passagère : il faut, au contraire, user d'eau très chaude, entre 40° et 45°, ou plutôt aussi chaude qu'on peut l'endurer, et y ajouter vingt à trente gouttes de perchlorure de fer.

Extérieurement, sur le ventre, deux sortes de moyens sont à employer. En cas de douleurs vives, on appliquera de larges cataplasmes de farine de lin, peu épais, préparés avec l'eau de guimauve ou de tête de pavot, arrosés avec une cuillerée à café de laudanum, recouverts d'une flanelle, et renouvelés toutes les deux heures : chaque fois qu'on les changera, on fera sur le bas-ventre une onction légère avec le baume tranquille, l'huile de camomille camphrée ou le chloroforme. Si la maladie se prolonge, tend à devenir chronique, on fera sur le même point des badigeonnages avec la teinture d'iode, répétés chaque soir pendant trois à quatre jours de suite, interrompus pendant huit jours, et recommencés de nouveau ; ou bien on appliquera sur le point le plus douloureux une mouche de Milan. Mais on se gardera autant que possible des vésicatoires, qui ont l'inconvénient de forcer à garder le lit et de causer par eux-mêmes d'assez vives douleurs.

Les bains jouent un rôle important dans le traitement de la métrite. Les grands bains tièdes, prolongés pendant une heure, répétés tous les deux jours, valent mieux que les bains de siège, plus commodes à prendre à domicile, mais fatigants au bout de quinze à vingt minutes. Dans l'eau du bain on peut ajouter du son, de l'amidon, une livre de cristaux de soude, mais pas de substances aromatiques ni excitantes ; les bains sulfureux sont mauvais. Au lieu de prendre des bains simples, il est préférable, quand on le peut, de faire une saison dans une station d'eaux minérales, dont le choix sera subordonné aux malaises accusés par la malade. D'une façon générale, les eaux chaudes, peu fortes, comme celles de Plombières, Luxeuil, Néris, sont les plus indiquées ; mais si les règles sont peu abondantes et très douloureuses, Balaruc, Salies-de-Béarn, Salins, Bourbonne, valent mieux ; si les troubles digestifs sont très marqués, c'est à Royat, Pougues, la Bourboule, la Malou, Vals, Vichy, qu'on donnera la préférence.

Enfin on aura grand soin d'entretenir la liberté du ventre, la première des libertés nécessaires, à l'aide de purgatifs doux qui, outre qu'ils combattent la constipation habituelle dans la maladie, produisent une révulsion sur l'intestin, c'est-à-dire détournent l'inflammation de la matrice. Il est bien inutile pour cela de s'adresser à l'aloès, au jalap, et autres purgatifs violents : un verre d'eau de

Pulna, de Hunyadi- Janos, de Birmenstorf, pris le matin à jeun, deux fois par semaine, suffit.

Tels sont les moyens que tout le monde peut employer en cas de métrite, et qui ont les plus grandes chances de venir à bout de cette maladie. Il est un autre genre de traitement qui agit directement sur la matrice et la modifie puissamment: c'est l'emploi des caustiques et la pratique de certaines opérations. Mais comme ce traitement ne peut être appliqué que par le médecin, je n'en dirai qu'un mot : c'est que les chirurgiens de notre époque ont vraiment trop de tendance à en user. Les cautérisations avec la pierre infernale ou le fer rouge sont usitées depuis longtemps, elles n'en sont pas moins inutiles quand on les emploie à tout bout de champ ; car elles ne peuvent convenir qu'aux cas où il existe un ulcère du col de la matrice. Quant à l'opération, d'invention beaucoup plus récente, qu'on nomme curetage, elle est devenue d'un emploi si banal qu'il y a lieu de se demander si on connaît vraiment bien les cas où elle est indiquée. Donc, sans conseiller à mes lectrices de refuser systématiquement une cautérisation ou une opération que leur médecin leur propose, je les engage à ne pas implorer l'intervention chirurgicale sous prétexte que Madame une telle a passé par là et a été guérie, et à ne pas forcer la main à la Faculté comme cela arrive trop souvent. Il y a métrite et métrite comme il y a fagot et fagot: ce qui convient à l'une est inutile ou nuisible à l'autre.

En résumé, Van Helmont avait bien raison de dire : *Propter solum uterum mulier est id quod est*, c'est uniquement par la matrice que la femme se distingue. C'est cet organe et ses annexes, le vagin et la vulve, qu'elle doit avant tout soigner : d'abord dans son propre intérêt, parce que c'est le siège de maladies graves, incessantes ; ensuite dans l'intérêt de l'homme qui y trouve une source de félicités infinies, et aussi de bien des chaudepisses, vraies ou fausses.

Je terminerais ici ce chapitre si je ne devinais l'étonnement éprouvé par le lecteur en ne trouvant pas au milieu des maladies des organes génitaux de la femme

18.

une affection qu'on a l'habitude d'en rapprocher, l'hystérie.
C'est en effet une idée vieille comme le monde que l'hystérie a son siège dans l'utérus ; c'est même de là que lui
vient son nom. Voici par exemple Gordon, qui en 1305
nous dit que « suffocation de matrice, c'est la matrice qui
monte de bas jusqu'au diaphragme pour humeurs corrom-
pues venimeuses par lesquelles avient compression des
membres spirituels, et sincopine, et ablacion de sens, et
mouvement en tout le corps ». C'est la même explication,
à peu de chose près, que donne en 1652 Louise Bourgeois,
sage-femme de Marie de Médicis : « La ratte voisine de la
matrice et siège du sang mélancolique, enflée et surchar-
gée de cette humeur, presse la matrice, qui est une partie
qui veut bien presser, mais elle ne veut pas être pressée, et
partant, elle se dépite et fait tout ainsi qu'un glorieux fait
à la presse, car en s'eslevant elle donne des suffocations
estranges, et l'estomach en étant pressé remonte pressant
le poulmon, la gorge enfle et mesme tout le visage et les
yeux. »

Il est bien certain que la perte de connaissance et les
mouvements de tout le corps observés par Gordon, l'en-
flure de la gorge et du visage signalée par Louise Bourgeois, se rapportent à l'hystérie, et même à l'attaque hystérique complète. Mais le point de départ ne s'en trouve
nullement dans cette ascension fantastique de la matrice :
celle-ci peut bien se dévier, s'incliner en avant, en arrière
ou de côté, elle ne quitte jamais sa place pour émigrer à
distance. Du reste, la meilleure preuve que l'hystérie n'a
pas son siège dans les organes génitaux de la femme, c'est
qu'elle existe chez l'homme. Ce n'est pas une fois qu'on l'y
a constatée, c'est vingt, c'est cinquante fois, et depuis que
l'attention est attirée sur ce sujet, les observations se sont
multipliées, on l'a trouvée souvent dans l'armée, où c'est
un cas de réforme.

Qu'est-ce donc que l'hystérie ? C'est une maladie nerveuse, générale, qui n'atteint pas plus le sens génital que
les autres fonctions, qui porte sur tout l'organisme. C'est
un Protée aux mille formes, rien n'est plus variable que
ses manifestations. Dans les grandes attaques, qui res-

semblent assez à celles de l'épilepsie, l'hystérique a la sensation d'une boule qui part, non du bas-ventre, mais de l'estomac, et qui, arrivée au cou, produit une espèce d'étouffement, de strangulation : alors surviennent la perte de connaissance, la chute sur le sol, des mouvements convulsifs très violents, remuant le corps en entier et tels qu'un clown seul pourrait les reproduire ; le malade se débat, saute sur son lit, exécute parfois des mouvements rythmiques du bassin. Cette dernière circonstance, jointe à l'écoulement liquide qui a quelquefois lieu par les organes génitaux, a fait croire que les hystériques étaient très portés aux actes vénériens. C'est une grande erreur : un des caractères de l'hystérie est la frigidité génésique, allant avec l'affaiblissement de toutes les fonctions. Si le corps se remue dans un certain sens, ce n'est pas dans un but lubrique, que le malade sans connaissance ne peut avoir, c'est par suite du mouvement convulsif qui l'agite ; du reste, ce rythme manque très souvent, et quand il existe, il n'est pas continu, il alterne avec d'autres mouvements. Quant à l'écoulement de liquide qui se fait par les organes génitaux, il n'a pas plus de signification que les pleurs ou l'urine qui coulent dans les mêmes moments. Enfin la boule est une sensation fausse : ce n'est pas un organe qui se déplace, ce sont les voies respiratoires qui se resserrent spasmodiquement de bas en haut jusqu'à produire la suffocation.

Mais les grandes attaques ne sont pas les manifestations les plus communes de l'hystérie. Souvent tout se borne à la sensation d'une boule produisant une gêne à la gorge, à une défaillance passagère, à un besoin irrésistible de repos et de grand air, sans perte de connaissance, sans grands mouvements convulsifs : en quelques minutes tout est fini. Mais dans l'intervalle des attaques, petites ou grandes, une grande excitation nerveuse subsiste, se traduisant de diverses façons. Les hystériques sont généralement fort intelligentes, d'une conversation très agréable, d'une grande vivacité d'imagination. Aussi sont-elles recherchées en mariage par les jeunes gens que séduisent

ces dehors brillants, et qui déchantent le lendemain de
l'union.

« Si j'étais le mari de certaines de mes clientes, me disait
un médecin, j'irais sur le Pont-Neuf et je me jetterais
dans la Seine! » Il était encore bien gentil, ce confrère :
tant d'époux battent leurs femmes hystériques au lieu d'en
chercher l'oubli dans la mort! C'est qu'elles ont, comme
on dit, les défauts de leurs qualités, et qu'elles sont rapidement rendues insupportables pour ceux qui vivent côte
à côte avec elles par la mobilité extrême de leur esprit,
par leur caractère variable et irascible, par les rires et
les pleurs non motivés dont elles sont coutumières, par les
mensonges sans cesse renouvelés qu'elles débitent incons-
ciemment, par l'irrésistible besoin qu'elles éprouvent de
se faire remarquer. Au point de vue physique, le stigmate
le plus sûr de l'hystérie est une paralysie de la sensibilité
sur quelques points limités d'un côté du corps chez une
jeune femme qui n'a eu ni congestion cérébrale ni apoplexie.

Enfin c'est parmi les hystériques que se recrutent les
sujets les plus aptes à être hypnotisés, et à subir la
volonté d'autrui pendant le sommeil artificiel ou même à
l'état de veille, à être comme on dit suggestionnés. J'ai
étudié complètement les rapports de ces deux états, hypnotisme et hystérie, dans un autre ouvrage auquel je renvoie le lecteur, et où la question de l'hystérie était mieux
en situation qu'ici (1). Car, je le répète, l'hystérie est une
maladie générale du système nerveux, et non une affection
spéciale aux organes génitaux. De plus, elle ne développe
pas du tout le tempérament amoureux, au contraire; et
si un amour contrarié, la jalousie, des conversations ou
des lectures érotiques, y conduisent parfois, elle peut
aussi survenir sans cela, par hérédité ou par nervosisme
exagéré : la plupart des troubles qu'on nomme vapeurs,
maux de nerfs, attaques de nerfs, ne sont pas autre chose
que de l'hystérie.

1. Voyez L'Hypnotisme théorique et pratique, par le Dr Paul
Marrin.

XVI

VICES DE CONFORMATION DES ORGANES GÉNITAUX NUISANT AUX RAPPORTS SEXUELS

Absence de la verge. — Défaut et excès de volume de la verge — Blessures de la verge. — Tumeurs des bourses. — Le phimosis. — La circoncision. — Le paraphimosis. — Abaissement de la matrice. — Absence de la vulve et du vagin. — L'hermaphrodisme.

Jusqu'ici nous nous sommes occupés des misères, petites et grandes, occasionnées par les rapports sexuels. Nous avons vu que si parmi elles il en est qu'on peut accepter d'un cœur léger, avec l'assurance qu'un traitement sérieux en viendra à bout et qu'en tout cas elles ne laisseront pas de traces bien méchantes, d'autres sont infiniment plus graves, parce qu'on n'est jamais certain de les guérir et qu'elles peuvent avoir des conséquences terribles. Et pourtant il existe sur terre beaucoup d'individus qui donneraient gros pour pouvoir braver les dangers auxquels exposent les plus fâcheuses des maladies vénériennes, fût-ce la vérole en personne! Ce sont les misérables mortels dont les parties génitales sont faites de telle sorte qu'ils doivent renoncer à tout espoir d'opérer la conjonction de leur centre avec celui d'une personne de l'autre sexe, et qui, nouveaux Tantales, ne peuvent étancher leur soif à la coupe des voluptés.

Tantôt ces vices de conformation sont si prononcés qu'ils sont au-dessus des ressources de l'art; tantôt le chirurgien peut y remédier et restaurer ce que la nature a mal construit. L'homme et la femme sont également sujets à ces malformations; l'un et l'autre peuvent en être atteints dès leur entrée dans le monde, de naissance, ou plus tardivement, par suite d'un accident. Nous allons dire un mot de ces différents cas, en nous rappelant toutefois que nous avons en vue uniquement les rapports sexuels, et non la fécondation qui peut en être la conséquence. Il ne s'agit pas pour nous d'avoir ou de n'avoir pas des enfants, mais seulement de pouvoir donner satisfaction à l'instinct génital qui, à partir d'un certain âge, pousse tout animal vivant et bien portant à se chercher une compagne ou un compagnon de plaisir; il s'agit en un mot de pouvoir se livrer au coït quand on le désire, et pas d'autre chose.

Chez l'homme un seul organe prend part au coït, c'est la verge. Il suffit que celle-ci existe et soit en bon état pour que la copulation puisse avoir lieu. Son absence totale est extrêmement rare et incompatible avec l'existence: car nous savons qu'elle ne prend pas seulement part aux rapports sexuels, mais qu'elle sert aussi à transmettre l'urine au dehors, et, comme cette dernière fonction est absolument nécessaire, l'enfant qui viendrait au monde sans pouvoir l'accomplir ne vivrait pas. C'est une monstruosité dont nous n'avons pas à nous occuper.

Plus souvent la verge existe, mais est réduite à une sorte de moignon, percé seulement d'un orifice pour le passage du liquide urinaire, et incapable de remplir les autres fonctions dévolues à l'organe viril. Elle est inextensible, trop courte pour être introduite dans le vagin. Ce vice de conformation peut être congénital: certains enfants viennent au monde avec un rudiment de verge qui n'acquiert jamais ses dimensions habituelles, comme d'autres naissent avec un bec-de-lièvre, avec un seul bras ou un seul pied, etc. Ailleurs cette malformation est la conséquence d'une opération chirurgicale nécessitée par une tumeur de l'organe, un cancer par exemple, qu'il a fallu amputer pour sauver la vie du malade. Dans les deux cas le coït est rendu absolument impossible, il faut en faire son deuil.

Sans être réduite à d'aussi minimes proportions, la verge peut avoir un volume assez restreint pour rester fort maigre, même au moment de l'érection, et pour ne satisfaire qu'à moitié celui qui en est porteur aussi bien que sa compagne. Tel était le cas d'un étudiant dont parle le Dr Roubaud, et dont le membre viril atteignait à peine les dimensions d'un piquant de porc-épic. Une pareille infirmité a de quoi désoler le jeune homme qui en est atteint. Mais qu'y pouvons-nous ? Absolument rien. S'il est sage, il se résignera à son sort, et tournera vers d'autres plaisirs l'activité qu'il ne peut dépenser de ce côté-là. Du reste il n'est pas commun de voir la verge avoir un si petit volume qu'elle ne puisse être utilisée d'aucune façon en vue des voluptés qu'elle fournit : le tout est de savoir s'y prendre, et chacun finira bien par trouver, en plus d'un artifice à sa convenance, une amie compatissante qui se prêtera aux difficultés de la situation. Nécessité rend ingénieux.

Quant à l'excès de volume de la verge, il est bien rarement un obstacle réel au coït. Il peut, les premiers jours, rendre celui-ci douloureux pour la femme qui reçoit un membre de volume énorme ; mais elle s'y fait vite, surtout si l'homme, ayant conscience de l'exagération de sa vigueur génitale, apporte dans l'introduction de ce membre tous les ménagements convenables. « On ne saura jamais ce que peut contenir un vagin, » disait un accoucheur célèbre ; et à l'appui de son dire il racontait que, se trouvant auprès d'une femme en couche qui avait une hémorragie grave, et voulant l'arrêter à tout prix, il avait successivement fourré dans le vagin saignant des mouchoirs, des serviettes, des torchons, une nappe ; son habit même, prétendait-il, y avait passé. Certes l'excellent homme exagérait, et du reste les organes génitaux de la femme ont au moment de l'accouchement un calibre qu'ils n'ont plus en d'autres ciconstances. Cependant il faut convenir qu'ils sont très dilatables, et peuvent quand on s'y prend bien, avec prudence, admettre des corps qu'on est tout surpris d'y voir entrer : tels sont certains spéculums dont le volume est tel qu'on se demande au premier abord à quelles géantes ils peuvent bien être destinés, et qui cependant ne causent aucun mal à des femmes de taille moyenne. En somme, quoi qu'elles en disent, les femmes sont plus souvent heureuses que contrariées de rencontrer des organes masculins de belle prestance, et les membres virils aussi développés que celui de ce chirurgien qui était obligé, pour être admis quelque part, de se réfugier dans le sein d'une chanteuse de café-concert, célèbre aussi par son envergure, ne courent pas les rues.

Dans les cas qui précèdent, il n'y a aucun remède à apporter à l'infirmité existante. On ne peut adapter une verge artificielle, qui ferait peut-être grand plaisir à celle qui la recevrait, mais ne donnerait aucune satisfaction à celui auquel on la poserait; on ne peut rien ajouter, rien retrancher, à un membre viril dont le volume pèche par insuffisance ou par excès. Au contraire le chirurgien est suffisamment armé pour corriger les malformation masculines dont il nous reste à parler.

Ainsi lorsque la verge a été blessée ou brûlée sur la face postérieure, qui pend au-devant des bourses, elle peut devenir adhérente à celles-ci, au moment où la cicatrisation se produit, par suite de brides qui unissent les deux surfaces, quand on n'a pas eu soin de les isoler. Il est évident qu'alors le coït ne peut avoir lieu puisque la verge, solidement maintenue en place, est dans l'impossibilité de s'étendre, de s'allonger comme il faut au moment de l'érection. Mais il n'est pas moins évident que, si on parvient à détruire ces brides, la verge recouvre sa liberté et reprendra la faculté de se porter en avant, du côté du vagin, au moment voulu. Or, rien n'est plus simple, en général, que d'arriver à ce résultat : il suffit de s'adresser à un chirurgien qui, coupant les adhérences avec le bistouri ou les brûlant avec les caustiques, les fera disparaître sans retour.

Au lieu d'être accolée aux bourses, la verge peut être pour ainsi dire perdue dans leur épaisseur au point de disparaître presque entièrement, d'être englobée par elles et de ne pouvoir s'en séparer au moment de l'action. Supposons que les bourses, atteintes d'hydropisie, d'une her-

nie considérable, d'**une** grosse tumeur quelconque, aient
doublé, triplé de volume, qu'elles aient atteint les dimensions d'une noix de coco ou d'une petite tête d'enfant,
comme cela arrive quelquefois. Que devient la verge en
pareil cas? Elle reste piteusement en arrière, elle est
complètement débordée par les parties voisines, de sorte
que, même lorsqu'elle entre en érection, jamais elle ne
peut devenir absolument libre. Allez donc en pareil équi-
page vous approcher d'une femme ! Vous avez beau prendre les positions les plus abracadabrantes, trouver dans
votre compagne toute la bonne volonté imaginable, vous
mettre dessous, de côté, en arrière ; vous n'arriverez à
rien. Ces artifices peuvent réussir en cas d'obésité, parce
qu'alors le ventre seul empêche le contact désiré et qu'en
cherchant bien on finit par trouver le joint, le mode dans
lequel les deux parties peuvent s'atteindre. Mais ici c'est
la verge elle-même qui manque de longueur, non d'une
façon absolue, mais relativement à l'accroissement pris par
les bourses, dont elle ne peut plus dépasser le niveau.
Aussi, si on ne veut pas dire un éternel adieu à Vénus, à
ses pompes et à ses œuvres, il n'y a qu'un parti à prendre:
consentir bravement à l'opération qui, supprimant tumeur
ou hernie, rendra aux bourses leur volume normal, et
par suite restituera à la verge la possibilité de rendre les
amoureux services qu'on en attend.

Un dernier vice de conformation des organes génitaux
de l'homme, capable de nuire aux rapports sexuels, et
très commun celui-là, est connu en médecine sous le nom
de *phimosis*. Qu'est-ce que le phimosis? C'est l'étroitesse
exagérée que le prépuce ou fourreau présente normalement au-devant de l'extrémité de la verge.

Rien n'est plus variable que la façon dont le prépuce
recouvre le gland. Chez beaucoup d'individus celui-ci est
constamment à découvert dans toute son étendue : cette
disposition a l'inconvénient d'endurcir le gland par suite
des frottements fréquents auxquels il est exposé, de le
tanner pour ainsi dire, et par suite de diminuer l'intensité
des sensations voluptueuses dont il est le siège pendant
le coït ; en revanche elle a l'immense avantage de faciliter

les soins de propreté nécessaires, et d'amoindrir la prédisposition aux maladies vénériennes en raison justement
de ce tannage, qui le rend moins sensible. D'autres ont le
gland à moitié recouvert : ça c'est le comble du bonheur:
les sensations sont conservées sans que l'hygiène ait à
souffrir. D'autres encore ont le prépuce assez long pour
dépasser l'extrémité de la verge, et son aspect se rapproche
plus ou moins de celui du museau du tapir ; les conditions
sont alors inverses des précédentes : impression vive au
moment des rapports sexuels, mais difficulté de tenir le
gland absolument propre et susceptibilité très grande aux
inflammations blennorrhagiques et autres. Toutefois,
alors même que le prépuce recouvre le gland quand la
verge est flasque, inerte, il se retire en arrière au moment
de l'érection, par suite de sa mobilité qui lui permet de
glisser sur l'organe qu'il couvre.

Jusque-là tout est normal. Mais voici où le vice de conformation commence, où le phimosis existe. C'est lorsque
le gland ne peut plus dans aucune circonstance, pas plus
dans l'érection qu'à d'autres moments, être découvert,
tellement le prépuce le serre étroitement, tellement son
orifice est de petit diamètre ; c'est, en un mot, quand on
ne peut plus décalotter. Alors l'urine est gênée dans sa
sortie au niveau de l'ouverture du fourreau ; elle s'échappe
en vrille, en tire-bouchon, en bavant. Parfois même,
quand les choses sont poussées à l'extrême, le liquide sort
goutte à goutte ou ne sort pas du tout, il s'amasse sous le
prépuce et y forme une véritable tumeur.

Tantôt le phimosis est congénital, existe au moment de
la naissance ; tantôt il est accidentel, acquis, consécutif à
une maladie vénérienne survenue à un âge quelconque.

Dans le premier cas, on s'en aperçoit bien vite en exa-
minant le nouveau-né. On voit que le prépuce a une longueur exagérée, qu'il glisse mal sur les parties sous-jacentes, que le jet d'urine n'a pas le volume et la direction
habituels. Alors il n'y a pas à hésiter : il faut faire débarrasser l'enfant de son infirmité par une petite opération,
qui est la circoncision. A quel âge doit-elle être pratiquée?
A mon avis le moment à choisir dépend des circonstances.

Si l'urine ne sort que goutte à goutte, difficilement, si surtout elle ne sort pas, c'est dès le lendemain de la naissance qu'il faut intervenir, le contact de l'urine retenue pouvant amener l'inflammation, la suppuration, la gangrène des parties dans lesquelles elle séjourne. Si au contraire le liquide s'écoule suffisamment au dehors, si le bébé ne paraît éprouver aucun malaise, mieux vaut attendre le milieu ou la fin de la première année : ses tissus, ayant acquis plus de résistance, supporteront mieux l'opération sans qu'on ait à craindre de déchirures accidentelles, se cicatriseront plus régulièrement et plus vite après avoir été incisés.

La circoncision, on le sait, est de coutume très ancienne. Elle existait de longue date chez les Égyptiens et les Éthiopiens avant d'être en honneur chez les Juifs. Abraham, dit-on, fut le premier à la conseiller à son peuple. Mais elle ne devint d'un usage courant et obligatoire qu'à partir de Moïse, qui l'imposa comme pratique religieuse, sans doute pour que personne ne se dérobât à ce qu'il considérait comme une mesure d'hygiène indispensable. N'est-ce pas dans une intention semblable que l'Église catholique a institué le carême, cette période de sobriété utile au début du printemps? Mahomet aussi a conseillé la circoncision aux croyants ; mais tandis que les Hébreux la pratiquent dès la naissance, les Turcs attendent la septième ou la huitième année.

En quoi consiste la circoncision ? L'excellent Montaigne va nous dire d'abord en quoi elle consistait au xvie siècle: car dans la relation du voyage que l'auteur des *Essais* fit en Italie, en 1580, relation due à la plume de son secrétaire, on y trouve ceci : « Le trentième jour de janvier, il fut voir la plus ancienne cérémonie de religion qui soit parmi les hommes, et la considéra fort attentivement et avec une une grande commodité : c'est la circoncision des Juifs. Elle se fait aux maisons privées, en la chambre du logis de l'enfant la plus commode et la plus clère... Ils le circoncisent le huitième jour de sa naissance. Le parein s'assoit sur une table et met un oreiller sur son giron ; la mareine lui porte là l'enfant et puis s'en va... Sur la table où est assis ce parein, il y a quant et quant un grand apprêt de tous les utils qu'il faut à cette opération. Outre cela, un homme tient en ses mains une fiole pleine de vin et un verre. Il y a aussi un brasier à terre, auquel brasier le ministre chauffe premièrement les mains, et puis trouvant cet 'enfant tout destroussé, comme le parein le tient sur son giron, la teste devers soy, il lui prant son mambre et retire à soy la peau qui est au-dessus d'une main, passant de l'autre la gland et le mambre au dedans. Au bout de cette peau qu'il tient vers ladite gland il met un instrument d'argent qui arreste là cette peau, et empesche que, la tranchant, il ne vienne à offencer la gland et la chair. Après cela, d'un couteau il tranche cette peau, laquelle on enterre soudein dans de la terre qui est là dans un bassin parmi les autres apprêts de ce mystère. Après cela le ministre vient à belles ongles à froisser encore quelque petite pellicule qui est sur cette gland, et la deschire à force, et la pousse en arrière, au-delà de la gland. Il semble qu'il y ait beaucoup d'efforts en cela et de dolur, toutefois ils n'y trouvent nul dangier, et la plaie est guérie en quatre ou cinq jours. Le cri de l'enfant est pareil aux nostres qu'on baptise. Soudein que cette gland est ainsi descouverte, on offre hastivement du vin au ministre, qui en met un peu à la bouche, et s'en va ainsi sucer la gland de cet enfant, toute sanglante, et rand le sang qu'il en a retiré, et incontinent reprend autant de vin et jusqu'à trois fois. Cela faict, on lui offre, dans un petit cornet, d'une poudre rouge qu'ils disent estre du sang de dragon, de quoy il couvre toute cette plaie, et enveloppe proprement le mambre de cet enfant avec des linges taillés exprès. Cela faict, on lui donne un verre plein de vin, lequel vin, par quelques oraisons qu'il faict, ils disent qu'il bénit. Il en prend une gorgée, et puis, y trempant le doigt, en porte par trois fois avec le doigt quelques gouttes à sucer dans la bouche de l'enfant ; et ce verre après, en ce mesme état, on l'envoie à la mère et aux femmes qui sont en quelque endroit du logis pour boire ce qui reste de vin. »

Les choses se passent à peu près de la même façon de

nos jours, sauf qu'on a obtenu des rabbins qu'ils s'abstiennent de sucer la plaie, dans leur intérêt comme dans celui de l'enfant. Car si vertueux qu'on les suppose, il n'est pas exorbitant de conjecturer qu'ils ne sont pas toujours d'une continence absolue, que quelques-uns peuvent avoir aux lèvres un chancre ou une plaque muqueuse, et qu'ils pourraient ainsi donner la vérole à l'enfant dont ils veulent sauver l'âme. Par contre, celui-ci peut avoir une syphilis héréditaire, et comme nous savons que le sang des syphilitiques donne la maladie par contagion, ils pourraient l'attraper.

En chirurgie, la façon de procéder est un peu moins empirique, et soumise à des règles qui en assurent l'innocuité et la réussite. Je ne m'arrêterai pas sur les détails de l'opération, qui ne peut être faite que par le chirurgien. Je me borne à répéter qu'elle est indispensable chez les enfants et les adolescents dont le prépuce est trop long : c'est le moyen d'éviter la balanite, si souvent engendrée par la matière accumulée sur un gland qu'on ne peut convenablement nettoyer, et de se mettre dans une certaine mesure à l'abri de la blennorrhagie, de la vérole et des végétations, en diminuant la susceptibilité du gland à l'égard des agents irritants ou violents. C'est aussi, chose qui n'est pas à dédaigner, un moyen de faciliter le coït : car celui-ci est entravé, rendu difficile par un prépuce trop long qui, au moment de l'érection et de l'introduction de la verge, est fortement tiraillé, devient douloureux ; de plus, le filet qui l'attache au gland peut être écorché, déchiré.

Si le phimosis expose aux maladies vénériennes, par contre il n'est pas une de celles-ci qui ne puisse causer le phimosis, lequel est alors dit accidentel. La chaudepisse et la balanite, le chancre mou et le chancre syphilitique, les plaques muqueuses et les végétations, en un mot toutes les maladies qui siègent sur le gland, peuvent avoir cette complication. Qu'arrive-t-il en effet dans ces diverses circonstances ? C'est que le gland et le prépuce sont plus ou moins irrités ; c'est que le premier se gonfle en même temps que le second devient plus épais, plus dur : par suite l'orifice du prépuce devient trop étroit relativement au gland, et le fourreau laisse d'autant moins sortir cet organe qu'il a lui-même peu de facilité à glisser en arrière.

Le plus souvent en pareil cas des topiques émollients ou astringents suffisent, et permettent d'attendre la disparition de l'inflammation, qui entraînera celle du phimosis. On prendra donc un grand bain tiède quotidien, ou on prendra plusieurs fois par jour un bain local d'eau également tiède, dans laquelle on aura fait bouillir de la racine de guimauve ou de la fleur de sureau. De plus, à l'aide d'une petite seringue de verre dont la pointe est introduite avec précaution par l'orifice du prépuce, on fera entre celui-ci et le gland des injections légèrement astringentes, avec l'eau additionnée d'eau blanche, de sulfate de zinc, de tanin ; on aura soin, au moment de l'injection, de tenir la verge verticalement, dans la position de l'érection, afin de prolonger le contact du liquide avec les parties qu'il doit baigner. Le plus souvent ces moyens, joints à l'absence de fatigues, suffisent contre le phimosis accidentel, qui ne tarde pas à guérir, souvent même avant la maladie vénérienne qui l'avait causé. Il est rare qu'on soit obligé d'arriver à une opération, plus ou moins analogue à la circoncision ordinaire.

Au lieu d'être allongé en avant du gland, le prépuce peut être fortement rétracté en arrière de lui, au point de ne pouvoir revenir de lui-même à sa place : le phimosis est remplacé par ce qu'on nomme le *paraphimosis*, défaut de conformation plus rare que le précédent, mais qui, outre qu'il peut avoir des conséquences graves si on n'y remédie pas promptement, gêne assez les rapports sexuels pour que nous devions en parler ici. Le paraphimosis n'est jamais congénital ; il se produit accidentellement dans plusieurs circonstances, dont voici les principales.

Un matin de l'année derrière, je voyais accourir chez moi, l'air très effaré, un jeune homme que je connaissais depuis longtemps, et qui, marié de la veille, venait me conter ses peines. Aussi rosier que sa jeune femme, il savait cependant que les enfants ne se font pas par l'oreille, et avait pris le droit chemin, comme un vieux troupier. Mais en battant en retraite après le premier assaut, il s'était aperçu que son gland, encore tout palpitant de bonheur, restait à découvert et que le fourreau qui le couvrait ordinairement demeurait loin en arrière. Plein d'angoisse, ne sachant que faire, sourd aux conseils de la volupté qui l'incitait à recommencer l'attaque, il avait passé la nuit dans l'inaction, attendant que le lever de l'aurore lui permît décemment de quitter sa compagne et de venir me trouver. Je lui remis vivement les choses en place et le renvoyai plus heureux qu'un roi ; j'ajoute que pareil accident ne lui est pas survenu de nouveau. Eh bien, ce fait n'est pas rare ; marié ou non, le jeune homme qui pour la première fois se livre à ces ébats peut se trouver dans la même situation, surtout lorsque la vulve de sa partenaire est étroite ; car alors le prépuce est brusquement refoulé en arrière, et, comme l'érection augmente encore après l'introduction, il peut se faire que le volume du gland s'oppose au retour du fourreau, même chez l'individu le mieux constitué.

Les jeunes enfants trop curieux de voir comment ils sont faits, ou fervents adeptes de la masturbation, sont exposés au même accident, par le même mécanisme : le prépuce glisse en arrière, puis se trouve dans l'impossibilité de revenir spontanément à sa place. Enfin il est assez commun de voir le paraphimosis succéder au phimosis chez les individus atteints d'une maladie vénérienne quelconque : agacés de ne pouvoir décalotter, ils refoulent le prépuce de vive force ; mais comme le gland enflammé a un volume exagéré, et que le fourreau rigide glisse difficilement, il reste en arrière.

Dans tous les cas, si on n'y porte pas promptement remède, le paraphimosis peut être l'origine d'accidents graves : le gland s'enflamme, gonfle et rougit pour ainsi dire à vue d'œil ; le prépuce comprimé de toutes parts perd sa vitalité et peut finir par se gangréner. Pour prévenir ces complications, il faut, dès qu'on s'est aperçu de l'existence du paraphimosis, graisser le prépuce et le gland avec de l'huile ou du cérat ; puis, saisissant le premier avec la main gauche, le second avec la main droite, on les repousse en sens contraire, en agissant principalement sur le gland, qu'on refoule en arrière. Lorsque la manœuvre est faite immédiatement, elle réussit facilement en général; mais, si on échoue, si on a déjà laissé passer un certain temps, mieux vaut ne pas se livrer à des essais répétés qui, entre des mains inexpérimentées, pourraient devenir nuisibles : il faut sans plus tarder se confier aux soins du médecin, toute minute perdue pouvant faire apparaître la gangrène de l'organe.

Tels sont les vices de conformation qui, chez l'homme, gênent ou empêchent les rapports sexuels. Voyons maintenant ceux qui, chez la femme, peuvent avoir le même effet. Je ne parlerai pas de l'absence ou des maladies des ovaires, qui peuvent bien causer la stérilité, mais n'ont aucune influence sur le coït. A celui-ci le vagin suffit, avec son orifice naturel, la vulve. Cependant tout au fond du vagin se trouve la matrice, et si celle-ci n'a ordinairement que des rapports assez peu intimes avec la verge, il peut se faire parfois qu'elle la gêne dans ses ébats. C'est ce qui arrive quand la matrice fait dans le vagin une saillie très prononcée, résultant par exemple de ce qu'elle s'est déplacée de haut en bas.

Tantôt l'utérus est simplement abaissé, mais séjourne encore au fond du vagin; tantôt il est presque tout entier hors de la vulve : entre l'abaissement simple ou descente, et la chute complète ou précipitation, tous les degrés possibles peuvent être observés. Naturellement plus le degré est prononcé, et plus le coït est rendu douloureux; il est totalement impossible quand l'organe est arrivé à la vulve ou un peu au-dessus. Ces déplacements de la matrice sont souvent une conséquence de l'âge : c'est alors un phénomène presque normal, et qui, survenant à un âge où Vénus n'a plus rien à faire, ne nous regarde pas. Mais fréquemment aussi ils existent chez des femmes encore jeunes, surviennent peu de temps après l'accouchement, et résultent de ce qu'on s'est levé trop tôt, de ce qu'on a repris trop vite les occupations et fatigues habituelles. Alors les ligaments qui tiennent l'utérus suspendu en l'air, comme un battant de cloche, et qui ont été tiraillés

fortement à la fin de la grossesse par le poids de la
matrice pleine, n'ont pas eu le temps de reprendre leur
tension normale ; ils sont restés relâchés, allongés,
impropres à retenir l'organe dans sa descente. On ne
saurait donc trop répéter combien la prudence est nécessaire à la suite de l'accouchement, pour empêcher les
déplacements de la matrice aussi bien que son inflammation.

Au début, ces déplacements peuvent être soupçonnés
par suite de l'existence d'une gêne, d'une pesanteur, siégeant au périnée plus encore qu'au bas-ventre et dans les
reins, et prononcée surtout pendant la marche ; de douleurs se faisant sentir au moment du coït : d'envies
fréquentes d'uriner et d'une constipation opiniâtre, tenant
à ce que la vessie et la fin de l'intestin sont excitées ou
comprimées par la tumeur que forme la matrice déplacée.
De plus, bien souvent la malade, en introduisant la canule
destinée aux injections quotidiennes, sent au bout de son
doigt un corps qu'elle ne trouvait pas auparavant, et qui
n'est autre que la matrice. Cependant une certitude ne
peut être donnée que par un examen direct, médical.

A ce degré, le déplacement est parfaitement guérissable,
et par des moyens simples, qui sont les ceintures et les
pessaires. Pour les ceintures, il ne faut pas prendre la
première venue, toute faite, qui ne servira à rien qu'à
gêner la marche et augmenter les douleurs : elles rendent
au contraire de grands services quand elles sont faites
sur mesure, par un orthopédiste soigneux et expérimenté.
Quant aux pessaires, on sait que ce sont des instruments
de métal ou de caoutchouc qui, introduits dans le vagin,
tiennent la matrice en place, de sorte que, outre qu'ils
évitent la gêne et les douleurs produites par l'utérus
abaissé, ils amènent la guérison du déplacement en
épargnant tout effort aux ligaments suspenseurs, qui ont
ainsi le temps de se reposer et de reprendre leur élasti-
cité normale. Pour la première application du pessaire,
je conseille de s'adresser au médecin qui indiquera la
forme d'instrument qu'il faut choisir, et montrera la
façon de le placer et de l'enlever : car il est indispensable

de retirer le pessaire de temps à autre, tous les dix ou quinze jours pour le nettoyer ; sans quoi il se couvrirait des mucosités fournies par le vagin et la matrice, s'altérerait, deviendrait un petit foyer de fermentation, dont la présence suffirait à engendrer une métrite.

Arrivons à la vulve et au vagin. Pour juger des difficultés que la mauvaise conformation de ces organes apporte aux rapports sexuels, et des contestations auxquelles elle peut donner lieu, permettez-moi de reproduire intégralement le récit d'un fait raconté par le Dr Gallard. « Une personne inscrite sur les registres de l'état civil, sous le nom de Justine J... se marie le 20 décembre 1866, étant alors âgée de 25 ans. La conformation de ses organes est telle que la consommation du mariage est rendue impossible, mais celui qui l'a épousée reste fort longtemps sans se plaindre et c'est seulement au bout de deux ans, qu'il introduit une demande en nullité de mariage, fondée sur ce que la personne qu'il a épousée n'est pas une femme, « *qu'elle ne possède aucun des organes naturels dis-* « *tinctifs de la femme, qu'elle n'a ni seins, ni ovaires, ni ma-* « *trice, ni vagin; que son bassin est conformé plutôt comme* « *celui d'un homme que comme celui d'une femme, et que,* « *quoique âgée de 27 ans, elle n'a jamais eu encore ni règles,* « *ni douleurs lombaires et abdominales périodiques* ». Le tribunal ordonne que l'état de Justine J... sera constaté par une expertise, à laquelle elle refuse de se prêter, tout en présentant un certificat dans lequel ses parties sexuelles sont décrites dans les termes suivants par un médecin fort honorable et fort instruit, M. le Dr Carcassonne :

« Mme Justine J... a toutes les apparences du sexe féminin. Les parties externes de la génération, mont de Vé-« nus, grandes et petites lèvres, clitoris et ouverture du « méat urinaire, tout est conformé comme chez la femme, « mais *il n'y a pas de vagin,* ou du moins ce conduit, s'il « existe, est imperforé. Il suit de là que l'*acte de la copu-* « *lation est impossible,* et, par suite, la fécondation.

« Les seins sont peu développés, le bassin peu large, « mais rien, du reste, ne rappelle le sexe masculin ni ses « attributs. »

« Cette affaire a été portée devant la Société de médecine
légale qui, d'après un rapport très sage et très sensé de
M. Dolbeau, a refusé de se prononcer sur la grave question
qui lui était posée, ne trouvant pas, dans les pièces dont
elle avait reçu communication, des éléments suffisants
pour motiver une réponse aussi nette et aussi catégorique
que celle qu'on lui demandait. Cependant, et tout en
m'associant à la décision qui a été prise, j'ai cru devoir
émettre cet avis qu'en cas pareil, si l'on tient compte
d'une part du certificat ci-dessus, d'autre part des ensei-
gnements fournis par le fait que je viens de rapporter, il
y a lieu de supposer que Mme Justine J... est une femme
mal conformée et non pas un homme mal conformé,
comme l'a prétendu celui qui avait intérêt à faire déclarer
la nullité du mariage qu'il **avait** contracté avec elle.

« Tel n'a pas été l'avis de la justice puisque, après de
longues discussions, il a été rendu un jugement qui a
déclaré la nullité de ce mariage, et autorisé par suite
l'ancien époux de Justine J... à en contracter un nouveau
plus conforme à ses goûts, ce qui du reste a été fait. »

Que le tribunal ait bien ou mal jugé, peu nous importe ;
le développement des seins, la largeur du bassin, la possibilité d'une fécondation, ne nous intéressent pas beaucoup plus. Mais ce qu'il vous faut retenir, c'est que dans
le cas de Justine J... la copulation était impossible. Pourquoi ? Parce que le vagin n'existait pas ou était imperforé.
Que le vagin soit indispensable au coït, nous le savons
tous ; mais qu'il puisse manquer, c'est ce que beaucoup
de personnes ignorent. Le fait n'est cependant pas très
rare : les ouvrages médicaux contiennent un bon nombre
d'observations semblables à la précédente, et où à la place
du vagin existe un cordon plein, n'ayant aucune apparence du conduit destiné à recevoir le membre viril.

Cette anomalie existe ordinairement dès la naissance.
Mais elle passe inaperçue si l'enfant a une vulve à peu
près normale, et on l'inscrit comme fille à l'état civil. Puis
vient l'âge de la puberté : alors, quand les ovaires et la
matrice existent, des douleurs périodiques se **font** sentir
chaque mois, produites par le sang des règles qui ne peut

s'écouler au dehors ; elles deviennent si fortes qu'on se décide à consulter un médecin, et le mystère s'éclaircit. Lorsque, au contraire, il n'y a ni ovaires ni utérus, aucune douleur ne survient, et on attribue l'absence des règles à un simple retard dans l'évolution. Cependant les seins se développent plus que chez l'homme, les cheveux poussent plus longs et plus abondants, la voix reste grêle, le caractère et les goûts sont féminins. Voilà comment **un mariage** ou des tentatives de rapprochements sexuels peuvent avoir lieu, sans que pourtant le coït soit entièrement consommé.

Ailleurs le vagin existe, mais la vulve manque : ses lèvres sont accolées, l'orifice vaginal est hermétiquement fermé ; le résultat est le même que précédemment au point de vue de l'écoulement des règles et de l'exercice du coït, qui sont également impossibles. Il en est de même encore lorsque l'hymen est imperforé, ne présente aucun orifice permettant la sortie du sang menstruel, et que cette membrane a une résistance telle que les efforts du membre viril ne parviennent pas à l'enfoncer.

Au lieu d'être congénitales comme précédemment, les occlusions du vagin et de la vulve sont parfois accidentelles, résultent d'une brûlure ou d'une plaie qui, par suite d'une cicatrisation vicieuse, a amené une soudure et une obstruction de ces parties habituellement béantes. Dans tous les cas, que leur **développement** soit antérieur ou postérieur à la naissance, ces anomalies ne peuvent être guéries par aucun traitement médical, par aucune pommade ou eau vulnéraire quelconque. Elles sont exclusivement du ressort de la chirurgie, qui, il faut le dire, a fait de tels progrès depuis ces vingt dernières années, qu'elle restaure assez facilement les parties en question. L'opération est délicate sans doute, plus quand il s'agit de refaire un vagin absent que quand il faut simplement ouvrir une vulve ou un hymen clos ; mais elle n'est jamais dangereuse pour l'existence, et elle est presque toujours couronnée de succès : c'est là l'essentiel.

Enfin il est des cas plus complexes où les sexes sont mélangés sur un même individu : c'est ce qu'on nomme

l'*hermaphrodisme*. Je ne saurais mieux faire, pour donner
une idée exacte de cette anomalie génitale, que de rapporter l'observation d'un de ces cas, que j'emprunte encore au Dr Gallard. « Catherine Hohmann est née en 1824,
dans un village de la Basse-Franconie. Elle a passé les
quarante premières années de sa vie en Allemagne, avec
un état civil et des vêtements féminins. Les organes génitaux et les mamelles se sont développés vers l'âge de
12 ans ; et, à 17 ans, elle prit un amant avec lequel elle
vécut en concubinage pendant près de vingt ans.

« Les rapports sexuels ont dû être très incomplets puisqu'il n'existait pas de vagin. Catherine affirmait néanmoins qu'elle ressentait un spasme voluptueux et que
chaque rapprochement sexuel était accompagné de l'écoulement d'un liquide visqueux par l'urètre, mais sans qu'il
y eût érection du clitoris. A 19 ans, un écoulement sanguin eut lieu par l'urètre et fut considéré par elle et son
amant comme les premiers signes de la menstruation. Cet
écoulement se renouvelait à des intervalles irréguliers, et
finalement il apparut régulièrement tous les mois, ayant
tous les caractères des menstrues, et accompagné du cortège ordinaire des symptômes : douleurs lombaires, tuméfaction des seins, écoulement d'un liquide séreux par les
mamelles, etc. Cette menstruation régulière se maintint
pendant près de vingt ans.

« Vers l'âge de 40 ans les règles devinrent moins abondantes et finirent par disparaître. C'est quelques années
avant cette cessation que se manifesta dans la vie de
notre sujet un phénomène physiologique très important.
Tout en subissant les approches de son amant et en
éprouvant des sensations voluptueuses pendant le coït
incomplet, Catherine se sentait entraînée vers le sexe
féminin. En 1860 elle éprouva des sensations étranges
en couchant avec une fille employée dans la même maison qu'elle. Le clitoris eut une véritable érection et elle
fit sur sa compagne quelques tentatives de coït qui furent
suivies de l'écoulement par l'urètre d'un fluide visqueux
assez abondant, qui différait entièrement de celui qui
s'était écoulé dans les rapprochements qu'elle avait eus

avec son amant. C'était une véritable éjaculation. Elle
répéta souvent cette expérience, et le clitoris qui était
d'abord très petit devint plus volumineux pendant l'érection et atteignit une longueur d'environ 7 centimètres.
Néanmoins, elle ne pouvait pratiquer l'intromission complète, car cet organe était fortement incurvé en bas pendant l'érection... En somme Catherine a pu, pendant plusieurs années, d'une façon incomplète il est vrai, remplir
alternativement le rôle de l'homme et de la femme dans
la fonction copulatrice.

« Les fonctions menstruelles cessèrent complètement en
1872, alors que Catherine était âgée de 44 ans. Étant alors
éclairée sur sa conformation sexuelle, et n'ayant plus rien
qui la rattachât au sexe féminin, elle quitta les vêtements
de femme et prit le nom de Karl.

« Ayant épuisé l'intérêt et la curiosité de l'Allemagne,
cet individu partit pour l'Amérique, où il épousa une
jeune fille à qui il avait sans doute dissimulé la difför-
mité de ses organes sexuels. C'est au mois d'octobre 1874
qu'il fut pour la dernière fois soumis à un examen scientifique par le docteur Mendé... Interrogé sur la facilité
avec laquelle il accomplissait le coït, Karl répondit que,
grâce à une certaine position qu'il avait adoptée, il accomplissait cette fonction d'une manière satisfaisante pour les
deux parties; il est évident néanmoins que l'incurvation
de la verge en bas s'opposait à l'intromission complète, et
que l'éjaculation du sperme ne pouvait avoir lieu dans le
vagin, ce qui rendait la fécondation à peu près impossible.

« On se demande ce qui adviendrait et quelle serait la
décision des tribunaux si, obéissant à un nouveau caprice
de sa fantaisie changeante, *Catherine-Karl* s'avisait de vouloir rompre sa dernière union, à laquelle il a donné une
consécration légale, et si, après être resté homme pendant
un certain temps, il avait la prétention de redevenir femme,
comme il l'a été pendant la première partie de sa vie. »

Je n'ai que peu de chose à ajouter à ce récit instructif.
Chez tout hermaphrodite il y a réunion de quelques-
uns des attributs des deux sexes : mais cet assemblage
présente plusieurs variétés. Il est rare que les organes

masculins et féminins aient un développement à peu près
égal, comme chez Catherine-Karl Hohmann et que la fonction copulatrice puisse s'exercer dans un sens ou dans
l'autre comme chez cet individu : l'hermaphrodisme est
alors dit bisexuel. Plus souvent il est unisexuel, c'est-à-
dire qu'il y a prédominance de l'un des sexes, et que le
sujet ainsi conformé a un goût plus prononcé pour le
sexe opposé, avec lequel seul il éprouve des sensations
voluptueuses. Enfin le plus souvent ces sensations elles-
mêmes manquent, les appétits vénériens sont rudimen-
taires, le coït ne peut aucunement être exercé : c'est pourquoi j'ai placé l'hermaphrodisme parmi les vices de conformation des organes génitaux qui nuisent aux rapports
sexuels. Mais à quelque variété qu'elle appartienne, cette
anomalie est incurable : on peut théoriquement et juridi-
quement faire de belles phrases à son sujet ; pratiquement,
on ne peut qu'en constater l'existence, sans y apporter
aucun remède.

XVII

IMPUISSANCE GÉNITALE

SOMMAIRE. — Frigidité et impuissance. — Impuissance de la femme. — Le vaginisme. — Impuissance de l'homme. — Faiblesse des organes génitaux. — Impuissance par continence exagérée. — Impuissance consécutive aux excès vénériens. — Influence du système nerveux sur la vigueur génitale. — Influence des émotions. — Impuissance sénile. — Impuissance par faiblesse générale. — Traitement de l'impuissance. — Les aphrodisiaques. — La flagellation. — Les lectures érotiques et les cartes transparentes. — La gymnastique génitale. — L'électricité.

Pour que l'homme puisse s'acquitter régulièrement de ses fonctions sexuelles, deux conditions sont nécessaires. Il faut d'abord qu'il éprouve des désirs vénériens ; il faut ensuite qu'il puisse introduire et faire séjourner son membre viril dans le vagin, jusqu'à ce que des sensations voluptueuses graduellement croissantes amènent l'éjaculation. L'absence de désirs vénériens s'appelle *anaphrodisie* ou *frigidité* ; l'impossibilité de consommer l'acte vénérien porte le nom d'*impuissance*.

En médecine, on distingue soigneusement et on décrit séparément ces deux états. Mais pour nous, qui faisons de la pratique, et non de la science pure, cette distinction n'a pas de raison d'être. Sans doute il peut arriver qu'on ait des désirs sans pouvoir les satisfaire : par exemple, lorsque la verge est d'un volume ridiculement petit, ou qu'elle est accolée aux bourses par une cicatrice, qu'elle est gênée dans son expansion par une tumeur de ces mêmes bourses, etc. Mais alors, il s'agit d'impuissance par obstacle matériel, par malformation physique des organes génitaux, et nous avons suffisamment parlé de ces vices de conformation dans le précédent chapitre, pour n'avoir pas à y revenir. L'impuissance que nous avons en vue ici, c'est celle dans laquelle les parties sexuelles sont en apparence bien constituées, ont leur volume et leur aspect normaux, et cependant, ne peuvent fonctionner régulièrement : les causes n'en sont pas tangibles, extérieures ; elles sont pour la plupart, disons-le de suite, d'origine nerveuse. Eh bien, en pareil cas, il n'y a aucun inconvénient à confondre l'anaphrodisie et l'impuissance proprement dite : car le point de départ et le traitement des deux états sont les mêmes, et il est bien rare que les désirs vénériens soient intacts, quand l'aptitude à opérer un coït complet a baissé ou disparu, et inversement.

Donc, anaphrodisie et impuissance seront pour nous une seule et même chose. Mais nous ne les confondrons pas avec la stérilité, dans laquelle le coït a lieu, mais n'est pas suivi de fécondation, et avec laquelle nous n'avons rien à faire, puisque nous envisageons le coït en lui-même, et non dans ses conséquences éloignées.

Occupons-nous d'abord de la femme, ainsi que la galanterie l'exige. Elle a, nous l'avons dit, un rôle absolument passif dans le coït, ou du moins celui-ci peut avoir lieu complètement sans que la femme y participe autrement qu'en se laissant faire : il suffit qu'elle n'oppose pas de résistance au moment voulu. Ses désirs vénériens, sinon ses sensations, sont infiniment moins prononcés que chez l'homme ; souvent même elle a un certain éloignement pour les rapprochements sexuels, pendant les premiers temps qui suivent la perte de sa virginité, à cause du souvenir des douleurs que cette perte lui a occasionnées, et plus tard quand, blasée sur l'acte vénérien, elle n'en voit plus que le côté répugnant. Elle ne s'en livre pas moins, sans plaisir, à son mari ou à son amant d'habitude, et cette anaphrodisie ou frigidité, même si elle est absolue, ne mérite pas de nous occuper. La femme de glace n'est pas une malade ; c'est un instrument inerte, dont le mécanisme n'a pas besoin d'être réparé, puisqu'il rend passivement les services qu'on est en droit d'en attendre. Peut-être d'ailleurs suffirait-il que l'artiste qui joue de cet instrument vînt à changer, eût un doigté spécial, pour que la situation se transforme et qu'une étincelle fasse subitement fondre ce bloc de glace ; mais cela n'est l'affaire ni de l'hygiéniste, ni du médecin.

La femme peut-elle être vraiment impuissante, inapte au coït? Assurément oui, et cela dans deux cas bien différents, qui n'ont plus rien à voir avec les désirs vénériens qu'elle éprouve ou n'éprouve pas. Tantôt un obstacle matériel s'oppose à ce que la verge pénètre dans le vagin, ce canal étant remplacé par un cordon plein, ou la vulve étant imperforée, ou la matrice étant notablement déplacée : nous avons parlé de tout cela précédemment, nous n'y reviendrons pas. Tantôt les voies féminines sont libres de tout obstacle tangible ; mais le vagin est dans un état d'excitation nerveuse tel que toute tentative de rapprochement sexuel lui cause une douleur intolérable, et qu'il se resserre convulsivement, instinctivement, au-devant du membre viril qui veut s'y introduire, comme s'il voulait éviter les souffrances que provoque le contact du visiteur. Aussi les femmes atteintes de cette infirmité, qu'on nomme *vaginisme*, redoutent-elles le coït, et sont-elles même dans l'impossibilité de s'y livrer : par le fait, elles sont impuissantes. Voici comment le vaginisme se produit et pourrait être évité, d'après le Dr Gallard :

« On le voit habituellement chez les femmes jeunes, nouvellement mariées ou peu de temps après les premières approches sexuelles, surtout chez les femmes nerveuses, prédisposées à l'hystérie, et qui sont en même temps d'un tempérament lymphatique et mou... La défloration, qui consiste dans la rupture de la membrane hymen, est une opération toujours douloureuse pour la jeune fille qui s'y soumet. Mais la douleur qu'elle provoque est compensée par la sensation voluptueuse qui lui succède aussitôt. Supposez que cette compensation fasse défaut, que la sensation voluptueuse ne survienne pas, il ne restera que l'impression de la douleur, dont le souvenir se retrouvera lorsque l'acte devra être répété, et sollicitera une appré-

hension d'autant plus vive **que** la première opération aura
été plus douloureuse.

« Continuez vos suppositions et admettez, pour un instant, que la première tentative n'ait pas été suivie d'un
succès parfait; que la membrane hymen, au lieu d'avoir
été déchirée, ait été seulement éraillée, et que l'intromission n'ait pas été complète, qu'arrivera-t-il alors? Aux
tentatives suivantes la douleur sera plus vive, la petite
déchirure faite à la membrane aura déterminé de l'inflammation, avec rougeur, gonflement et sensibilité plus grande
des parties, telle que le moindre attouchement sera intolérable. Dès lors le coït deviendra impossible; la femme,
loin de s'y prêter bénévolement comme à la première fois,
se dérobera, jettera des cris, se contractera à chaque nouvelle tentative, et, cet état d'exaspération allant croissant,
le vaginisme sera constitué. C'est ainsi que les choses se
passent dans un très grand nombre de cas. Un jeune mari,
dont l'ardeur est habituellement excitée par une continence plus ou moins prolongée, est à peine entré dans le
lit conjugal qu'il s'empresse, sans autre préambule, d'en
arriver aux fins du mariage. Mais combien calculent mal
leur élan, et voient tomber leur flamme avant d'avoir pu
atteindre le but désiré! Ceux-là ont à peine eu le temps
de frapper à la porte, et ils l'ont fait d'une façon à la fois
assez maladroite et assez brutale pour que de longtemps
ils ne puissent plus compter la voir s'ouvrir facilement
devant eux. C'est qu'en effet ils ont déterminé la douleur
sans avoir eu le temps ni l'occasion de procurer la sensation contraire qui doit la faire oublier. Chaque nouvelle
tentative à laquelle ils se livrent par la suite réveille cette
douleur qui les fait repousser de plus en plus énergiquement, et leurs efforts deviennent d'autant plus infructueux
que leur énergie morale et même physique se trouve
bientôt amoindrie par tous ces insuccès réitérés.

« Que faudrait-il donc pour éviter tous ces mécomptes?
Une seule chose bien simple: c'est que le premier élan
fût calculé de telle sorte qu'il permît d'arriver sans
encombre au but désiré, et que l'on retardât l'assaut
plutôt que de le livrer avant d'être bien certain que l'on

pourra pénétrer du premier coup jusqu'au centre de la place. »

Il est bien entendu que ces conseils s'adressent aux amants tout autant qu'aux maris, et que les uns et les autres feront bien de se persuader qu'ouvrir les portes vaut mieux que les enfoncer, dans leur propre intérêt comme dans celui de leur compagne : à celle-ci ils éviteront les douleurs qu'une fougue intempestive provoque ; pour eux-mêmes ils gagneront de pouvoir continuer, sans interruption et sans inspirer de prime abord une répulsion difficile à vaincre ensuite, des rapports dont ils n'ont personnellement qu'à se réjouir. Si au contraire ils ont agi avec brutalité du premier coup, au moins qu'ils ne récidivent pas ; qu'ils ne s'imposent pas de force à celle qui ne peut pendant un certain temps les considérer que comme des bourreaux ; qu'ils laissent reposer complètement l'organe malade, qui a pour le moment besoin de cataplasmes émollients et d'injections calmantes, avec le laudanum et les feuilles de belladone, plus que d'excitations d'aucune sorte.

Chez l'homme, qui a le rôle actif dans le coït, l'impuissance a des causes plus nombreuses, plus difficiles à prévenir ou à guérir que chez la femme, même en supposant, comme nous le faisons ici, que les organes génitaux soient en apparence parfaitement constitués. Car il ne suffit pas que ces organes ne présentent aucun vice de conformation palpable, extérieur, il faut encore qu'ils fonctionnent bien, et ce fonctionnement ne dépend pas seulement de la façon dont ils sont eux-mêmes conformés, mais encore de l'état du système nerveux, et enfin de l'état général de l'économie. Nous avons vu, en effet, que la verge ne peut entrer et rester dans le vagin qu'à la condition d'augmenter de volume et de présenter une rigidité spéciale : ce sont ces modifications qui constituent l'érection, laquelle n'est suffisante que si les centres nerveux d'où viennent les nerfs qui se rendent à la verge sont intacts, et si l'organisation ne présente aucune débilité qui restreigne l'action du système nerveux. On peut donc dire qu'un homme est impuissant quand il n'a plus

d'érection du tout, quelles que soient les excitations génitales auxquelles il est soumis, ou bien quand les érections
qu'il présente sont insuffisantes, soit qu'il n'ait jamais
que des demi-érections qui laissent son membre viril à
moitié flasque, soit que ses érections soient complètes,
mais ne durent que quelques secondes, au lieu d'avoir
leur durée normale. L'impuissance est absolue dans le
premier cas, relative dans le second; mais peu importe, il
y a toujours impuissance.

Quelles en sont les causes? Il peut se faire d'abord qu'il
existe dès la naissance une faiblesse particulière des
organes génitaux, qui naturellement ne se constate pas
dans les premières années de l'existence, mais qui plus
tard, au moment de la puberté, se révèle par une indifférence complète à l'égard de l'acte vénérien. De même
qu'on trouve dans les facultés intellectuelles, dans les
fonctions digestives, etc., de grandes différences individuelles, de même on constate des variétés notables dans
le développement de l'instinct sexuel : très prononcé chez
les uns, il est nul chez les autres, qui resteront impuis
sants toute leur vie. Ce vice originel, assez rare, est souvent incurable : il n'est pas moins permis d'en tenter la
guérison par les toniques généraux et locaux que nous
verrons plus loin.

Chez l'adulte l'impuissance succède parfois à une continence prolongée, quoique la chose semble bizarre du
premier abord. Un jeune homme absorbé par des études
arides ou des travaux manuels qui prennent tout son
temps, un mari qui voyage au loin et reste d'une scrupuleuse fidélité à l'égard de sa femme, passent un certain
temps sans se livrer à des rapprochements sexuels d'aucune
sorte; puis débarrassés de leurs occupations ou revenus
au foyer conjugal, ils se souviennent que leur sixième
sens existe et a besoin d'être satisfait; ils se délectent
d'avance à l'idée de la petite fête qui se prépare, et qui,
pensent-ils, sera d'autant plus complète qu'ils sont restés
chastes plus longtemps, Mais une fois assis à la table du
festin, ils restent cois : ce n'est pas l'appétit qui leur
manque, c'est la possibilité de le contenter. Pourquoi ?

Parce que les organes qu'ils ont laissé sans action ont perdu l'habitude de fonctionner, de même que les bras ou les jambes perdent leur vigueur quand leur propriétaire cesse tout exercice. Ils sont impuissants; mais heureusement cette impuissance est passagère, avec un peu de patience on en vient à bout : il suffit de se représenter deux ou trois fois à la porte du temple pour que l'entrée en redevienne possible, les excitations génitales ne tardant pas à redevenir assez fortes pour que les érections retrouvent leur intégrité.

Plus souvent c'est l'excès contraire, c'est l'abus des plaisirs vénériens qui mène à l'impuissance. Tantôt l'impuissant a abusé du coït naturel au point de surmener ses organes génitaux. Il a eu d'abord des érections incomplètes, lentes à venir, durant peu ; voyant ses facultés amoindries, il les a artificiellement relevées par des excitants divers, physiques et intellectuels ; mais un beau jour il a été forcé de s'avouer que tous les aphrodisiaques du monde ne peuvent plus rien sur lui, qu'il n'a plus d'érections du tout, qu'il est complètement impuissant. En pareil cas il faut s'armer de courage, fuir toute excitation génitale pendant un certain temps, s'abstenir de tout contact lascif, de toute lecture ou conversation érotique ; puis ce carême de pénitence achevé, on tâtera ses forces dans un premier rapprochement, qu'on ne rendra complet que si l'érection vient naturellement ; si celle-ci tarde à se faire, on battra immédiatement en retraite, quitte à renouveler l'épreuve quelques jours après : c'est ainsi que progressivement on recouvrera son ancienne vigueur, et que dûment averti on se gardera de retomber dans les excès passés.

Tantôt l'impuissance est le résultat d'une habitude invétérée de se livrer au coït d'une façon qui n'est pas naturelle, ou, ce qui est pis encore, à la masturbation. Les débauchés de cette sorte ne sont impuissants qu'à l'égard des rapprochements sexuels qui se font par les voies et moyens ordinaires, de sorte que s'ils parviennent, entre les mains de femmes expertes, à goûter un plaisir suffisant dans le coït naturel, ils seront guéris. Les stimulants ordi-

naires n'ont pas d'effet sur eux ; ils leur sont même nuisibles, tandis que l'exercice fréquent du coït naturel est
le moyen de salut par excellencé, à condition qu'il soit
pratiqué avec patience de leur part et habileté de la part
de leur compagne.

En dehors d'une faiblesse congénitale ou acquise des
organes génitaux, l'impuissance est fréquemment d'origine nerveuse. Laissons de côté les lésions matérielles,
durables, de la moelle épinière et du cerveau : elles déterminent souvent la disparition des plaisirs vénériens et
l'inaptitude au coït, mais sont du ressort de la médecine
proprement dite, et non du nôtre. Nous trouvons encore
un assez grand nombre de causes d'impuissance dans les
troubles passagers et purement fonctionnels du système
nerveux.

D'abord chacun connaît l'influence qu'ont les odeurs sur
le sens génital : le chien n'aspire-t-il pas avec délices
l'odeur qu'exhalent les parties sexuelles de sa femelle ?
L'homme, quoique moins bien doué que les animaux sous
le rapport de l'odorat, n'est-il pas vivement excité par
l'odeur qui se dégage du corps féminin ? Eh bien inversement, lorsque cette odeur n'est pas naturelle, qu'elle est
viciée par celle qu'engendre la malpropreté, une ulcération ou une tumeur des organes de la femme, on conçoit
parfaitement que l'érection soit anéantie, que les désirs
et la vigueur de l'homme disparaissent. Les courtisanes
le savent bien, elles qui parfument les endroits les plus
secrets de leur corps. Pourquoi les honnêtes femmes n'agi-
raient-elles pas de même, et ne stimuleraient-elles pas
l'ardeur de leurs époux par une minutieuse propreté et
un discret embaumement de l'autel cher à Vénus ? Il n'en
faut souvent pas davantage, Mesdames, pour combattre
une impuissance dont vous êtes les premières à vous
plaindre, et que des soins de toilette suffisent parfaitement à faire disparaître.

Le moral n'influe pas moins sur la vigueur génitale, et
celle-ci peut être passagèrement ou définitivement amoindrie par le fait d'une émotion brusque ou répétée. C'est
ainsi qu'agissait la coutume aussi absurde que vieille qui

consistait à « nouer l'aiguillette » au jeune mari qu'on voulait rendre impuissant la première nuit de ses noces : pour cela, on faisait trois nœuds à un fil ou à un ruban noir pendant la cérémonie religieuse, en prononçant le nom des conjoints et des paroles magiques, et on avait soin de faire savoir à l'époux le manège auquel on s'était livré : cela l'empêchait de consommer l'acte conjugal, à moins pourtant qu'il ne conjurât le sort en pissant à travers la bague de sa femme. Cet usage était si répandu qu'il n'a pas fallu moins de trois arrêts du parlement condamnant à mort ceux qui le mettraient en pratique pour le faire disparaître. Naturellement il ne réussissait que grâce à la peur qu'il inspirait, et si de nos jours on ne noue plus l'aiguillette, on constate encore souvent l'effet de l'imagination sur la vigueur génitale de l'homme.

« L'acte de la copulation, disait Fodéré, exige la confiance en ses propres forces, la complaisance de l'épouse, la tranquillité d'esprit, le silence, la solitude, le secret. » C'est le manque de tranquillité d'esprit qui nuit fréquemment aux jeunes mariés et les empêche d'accomplir comme il faut leur devoir conjugal. A quelques jours d'intervalle j'ai été consulté par deux jeunes gens, qui ne se connaissaient nullement, et qui venaient me conter leurs peines de façon identique. Mariés tous deux depuis moins d'une semaine, ils s'étaient aperçus, à leur grand désespoir, que le contact de leurs femmes, qu'ils adoraient cependant, ne parvenait pas à réveiller leurs facultés viriles engourdies ; ils avouaient que, si cela continuait, leurs épouses avaient des chances de rester vierges, mais qu'eux-mêmes ne survivraient pas à ce qu'ils considéraient comme une sorte de déshonneur. Comme leur conformation était parfaite et qu'avant leur mariage ils avaient donné maintes preuves de leur bravoure génitale, je pensai que leur moral seul était atteint et que la peur de ne pas réussir était l'unique cause de leurs échecs. Je leur prescrivis quelques pilules à base de mie de pain, et surtout je les rassurai de mon mieux, leur affirmant que les choses se passaient souvent ainsi au début d'une union, mais qu'ils ne tarderaient pas à retrouver l'usage complet de leurs facultés.

20

Le subterfuge eut tant de succès que je viens d'accoucher la femme de l'un, et que celle de l'autre ne tardera pas à réclamer le même office.

Il n'est pas rare non plus qu'un homme qui depuis longtemps désire posséder une femme en soit pour sa courte honte au moment où elle s'abandonne enfin à lui, vaincue et languissante. Est-ce alors la confiance en ses propres forces qui fait défaut? Est-ce le désir trop ardent et trop prolongé qui, après avoir surexcité les organes génitaux, les laisse anéantis, par une sorte de réaction très commune à l'économie animale ? Les deux causes se réunissent-elles pour engendrer l'impuissance ? Toujours est-il que celle-ci existe, mais ne dure guère. Si vous vous trouvez en pareille posture, suspendez immédiatement l'action, qui ne saurait être reprise de suite sans vous amener de nouveaux déboires ; laissez passer un certain temps qui permette à votre émotion de se calmer, et vous pourrez alors, retrouvant votre tranquillité d'esprit, faire un nouvel essai qui aura toutes les chances du monde d'être couronné de succès.

Toutes les émotions tristes et dépressives, la perte d'une personne aimée, les soucis d'argent ou autres, les ennuis et chagrins de toute sorte, peuvent aussi conduire à l'impuissance, en affaiblissant le système nerveux. Elle est alors plus durable que précédemment, mais reste cependant parfaitement curable, à condition toutefois que les chagrins s'envolent. Si la cause persiste, l'effet reste, c'est évident. Si au contraire la gaieté renaît, ou à son défaut le calme moral, l'impuissance disparaît sans autres soins.

Tout autre est l'impuissance sénile, celle qui est due aux progrès de l'âge. Le moment de l'existence où elle commence à paraître est impossible à fixer, et sous le rapport génital bien des hommes mûrs, des vieillards même sont plus vigoureux que des jeunes gens. Cependant en général, c'est entre cinquante-cinq et soixante ans que l'appétit vénérien commence à diminuer, que les érections deviennent moins complètes et moins fréquentes, que l'impuissance se manifeste ; c'est entre soixante et soixante-cinq ans qu'elle s'achève. Et cela n'a rien de sur-

prenant, puisque cet âge est aussi celui où l'économie
entière présente les premières traces d'une détérioration
qui va aller en s'accentuant chaque jour : comment les
fonctions génitales ne participeraient-elles pas à la déchéance qui frappe toutes les autres? Malheureusement
on ne veut pas convenir de cette décrépitude progressive,
on a recours à tous les moyens inventés par la débauche
pour ranimer un feu qui s'éteint, on se crée des besoins
ou des désirs artificiels, et, sous prétexte de rester jeune,
on diminue le nombre des jours qu'on a encore à passer
sur terre. Défiez-vous de ces fraudes exercées au détriment de la bonne nature, qui, n'aimant pas à être trom-
pée, se venge de ceux qui en agissent ainsi avec elle, et
souvenez-vous que si l'homme jeune a pour devise: Je fais
quand je veux, l'homme mûr doit modestement se contenter de celle-ci: Je fais quand je peux.

Pour en finir avec l'impuissance masculine, j'ai à citer un
certain nombre de causes qui n'agissent que très indirectement sur les organes génitaux. Tel est l'état de la santé
générale qui, chez les convalescents, chez les gens atteints
d'une maladie chronique grave, tuberculose, cancer, etc.,
présente un affaiblissement assez prononcé pour que
l'exercice du coït devienne impossible. De même l'abus
des liqueurs alcooliques détermine dans l'économie entière
une débilité qui finit par se faire sentir sur les organes
génitaux. La café et le tabac sont dans le même cas quand
on en fait un usage immodéré : ils diminuent alors les
désirs vénériens. Enfin certains médicaments pris à haute
dose conduisent au même résultat: tels sont les bromures
et iodures, et, comme le bromure de potassium est souvent administré dans la chaudepisse contre les érections
nocturnes, comme l'iodure l'est toujours pendant la
période tertiaire de la syphilis, on s'explique facilement
que les maladies vénériennes laissent parfois l'impuissance après elles, sans même qu'elles aient sérieusement
atteint les organes de la génération.

Lorsque l'impuissance est due à ce dernier ordre de
causes, abus de l'alcool, du café, du tabac, de certains
médicaments, rien n'est plus facile que de la faire dispa-

raître : il suffit d'être prévenu de cette origine possible et d'avoir la force de volonté nécessaire pour ne pas retomber dans les mêmes errements. Celle qui résulte d'une chasteté prolongée ou d'une émotion brusque n'est pas beaucoup plus difficile à vaincre : elle disparaît d'elle-même et très rapidement, pour peu qu'on soit patient, qu'on attende le moment propice pour tenter un nouvel essai quand les précédents n'ont pas réussi. Mais quand l'absence de désirs vénériens ou d'érections complètes est causée par des excès génitaux antérieurs, par les progrès de l'âge, par une dépression du système nerveux ou des forces générales, la situation est bien différente : l'impuissance est durable, se prolonge et s'accroît ; c'est pour cette variété, la plus fréquente de toutes, qu'ont été inventés les aphrodisiaques.

On nomme *aphrodisiaques* les moyens de diverse nature qui portent aux plaisirs de l'amour, ou qui du moins sont censés y porter : car si parmi eux il en est qui ont véritablement cet effet, beaucoup d'autres ont usurpé leur réputation. Certains aliments, par exemple, tels que les truffes, les champignons, les huîtres, le homard, les poissons de mer, passent pour stimuler le sens génital, et Brillat Savarin a fortement contribué à répandre cette opinion. Ils ont pourtant un pouvoir bien limité. Qu'ils puissent accroître une excitation qui existe déjà, c'est possible ; encore ne manifestent-ils guère cette action que lorsqu'ils sont pris dans des conditions particulières, échauffantes par elles-mêmes, que chacun devine. Mais deux bons bourgeois, depuis longtemps unis, pourront avaler en tête à tête toutes les truffes et tous les champignons du monde, sans que leur ardeur s'en trouve beaucoup accrue. En tout cas les aliments en question ne peuvent rien sur l'impuissance : ils attisent quelquefois un feu qui commence à flamber, ils ne tirent pas la moindre étincelle d'un amas de cendres. J'en dirai tout autant des aromates et des épices, comme poivre, anis, muscade, girofle, cannelle, etc.

Pour les médicaments dits aphrodisiaques, c'est autre chose. S'il en est, tels que le musc, le safran, les baumes et les essences, dont l'effet est douteux ou nul, d'autres ont une action énergique, trop énergique même. Ainsi les cantharides, le phosphore, la strychnine, réveilleraient un mort, et sont capables de remédier à une impuissance bien établie. Pourtant j'engage vivement mes lecteurs à ne pas en faire usage : ils sont trop dangereux pour qu'on les prenne en l'absence d'une prescription formelle du médecin, seul apte à juger du degré de tolérance que l'organisme du malade peut présenter à leur égard. Les cantharides, prises pendant longtemps, ou à forte dose, causent une intoxication lente ou un empoisonnement rapide et peuvent dans les deux cas amener la mort : rappelez-vous que les pilules dont faisait usage ce grand seigneur qui a posé pour le type du duc de Mora, dans le *Nabab*, étaient vraisemblablement à base de cantharides. Le phosphore est un poison si violent que les médecins n'en font pas prendre plus de 1 à 2 milligrammes par jour lorsqu'ils l'emploient dans les affections du cerveau ou de la moelle. Quant à la strychnine, il suffit de dire qu'à la dose quotidienne de 5 centigrammes elle tue un homme dans d'atroces convulsions, pour faire comprendre quelle prudence doit présider à son administration. Je ne nie certes pas l'efficacité de ces médicaments, de la strychnine surtout, contre l'impuissance : mais je dis qu'ils ne doivent être employés qu'à bon escient et avec le concours du médecin.

Beaucoup moins dangereuses, mais aussi beaucoup moins actives sont certaines pratiques qui ont la prétentention de faire atteindre le même but. Je veux parler de la flagellation, et des lectures et images obscènes. La flagellation consiste à frapper le bas des reins ou les fesses avec la main, des verges, des petites baguettes de bouleau : c'était autrefois un mode de traitement pour guérir l'amaigrissement et la paralysie ; c'est aujourd'hui une partie du bain russe et une correction à l'usage des enfants ; c'est enfin un stimulant de la sensibilité génitale engourdie. On trouve partout l'histoire de cette jeune Romaine qui avait pour amant Gallus, celui-là même auquel Virgile a dédié sa dixième églogue, et qui n'était jamais aussi ardente que lorsqu'une faute lui avait valu une fessée paternelle avant sa visite à l'ami de son cœur. Jean-Jacques Rousseau avoue qu'il s'est senti homme pour la première fois en recevant pareille correction des mains d'une dame qui dirigeait son éducation. Brantôme rapporte qu'une haute et honneste dame s'amusait à faire dépouiller de leurs vêtements ses femmes et ses beaux pages, et à les claquer vivement sur les fesses, en vue d'exciter ses propres désirs : ce qui prouve qu'une fessée donnée à autrui est presque aussi excitante que celle qu'on reçoit. Du reste il n'y a pas longtemps qu'un procès nous a révélé combien messieurs les Anglais apprécient l'emploi du martinet à l'usage des petites et grandes filles, pour se donner à eux-mêmes des sensations d'ordre spécial.

Conclurons-nous de tout cela que la flagellation est un moyen de guérir l'impuissance? Pas le moins du monde. Je conviens qu'au moment où elle est employée elle peut donner un résultat; mais ce résultat est passager, l'effet n'est même obtenu que les premières fois où le fouet est donné, en raison de la nouveauté de l'artifice : plus tard il épuise son action et ne produit plus rien. D'ailleurs, on en conviendra, l'homme qui est obligé de recourir à cette manœuvre toutes les fois qu'il veut entrer en érection, qui ne saurait y entrer sans cela, reste bel et bien impuissant.

On peut en dire autant des lectures, des dessins, des conversations, ayant des sujets obscènes. Ce n'est pas au nom de la morale que je réprouve ce genre d'aphrodisiaques : il est entendu que cette vieille personne nous reste étrangère. Mais je dis que jamais un impuissant ne s'est guéri en lisant une histoire pornographique ou en contemplant des cartes transparentes. On peut ainsi augmenter l'acuité des désirs, on peut même les faire naître passagèrement; on ne recouvre pas toute sa vigueur génitale, qui consiste à faire ce qu'on peut, quand on veut, où on veut. Il en est de la flagellation, des écrits et des images érotiques, comme de l'omelette appliquée chaude sur la région des reins ou sur les bourses, comme de tous les artifices semblables. Tout cela doit être laissé aux vieillards, qui ne cherchent qu'une excitation passagère, et qui l'obtiennent à leurs risques et périls, d'une façon bien inconstante et incomplète; ou aux jeunes libertins qui, blasés mais non impuissants, veulent accroître leurs sensations par le nouveau, le non encore senti : mais tout cela n'a jamais guéri l'impuissance.

Quels moyens avons-nous donc pour obtenir cette guérison? Ils sont de trois espèces : hydrothérapie et bonne nourriture, gymnastique génitale, électricité. Supposons que l'impuissance dépende d'un affaiblissement général, qu'elle se présente chez un convalescent ou chez un individu qui, sans avoir fait d'excès, sans être arrivé à la soixantaine, voit ses forces diminuer, et avec elles sa vigueur génitale : la première chose à faire en pareil cas, c'est évidemment de redonner du ton à l'économie, et pour cela des aliments reconstituants, des vins généreux, des douches froides prises quotidiennement, sont ce qu'il y a de mieux.

Supposons maintenant que ce soit une continence trop prolongée, ou des excès vénériens, ou des habitudes contre nature, ou encore une émotion, des chagrins, des soucis, la peur d'échouer au port, qui causent l'impuissance. Alors c'est la gymnastique génitale qui convient, et par là j'entends une méthode spéciale appliquée aux rapprochements sexuels. Ne pas multiplier les tentatives, savoir prendre son parti d'un échec, attendre pour faire un nouvel essai qu'un certain temps soit écoulé depuis le précédent, prendre confiance en soi-même, n'opérer jamais que lorsqu'on a l'esprit parfaitement calme, ne pas rechercher les occasions de coït, mais s'arranger de façon à profiter de toute érection qui vient naturellement, sans effort, ne s'introduire dans le sanctuaire que lorsque la verge a une rigidité et un volume normaux : telles sont les règles de cette gymnastique, autant qu'elles peuvent être données d'une façon générale; libre à chacun de les compléter et de les modifier en les appropriant à ses convenances personnelles.

Supposons enfin que l'impuissance soit évidemment de nature paralytique, qu'elle s'accompagne d'une paralysie du mouvement et de la sensibilité en d'autres points du corps, que les désirs soient aussi nuls que les érections. Alors deux moyens de traitement sont indiqués, tous deux antiparalytiques : la strychnine et l'électricité. Mais la strychnine, nous l'avons vu, a des dangers tels que le médecin seul peut la manier. Il en est de même de l'électricité, que les charlatans mettent malheureusement à toute sauce, et dont l'emploi est cependant si délicat qu'il ne saurait être utile que sous la direction d'un homme expérimenté.

En résumé, l'impuissance masculine a des causes si variées, que vouloir la guérir par un moyen unique, par une sorte de panacée, est une grande erreur. Pour la bien traiter, il faut autant que possible remonter à son origine. Cela fait, on dispose de deux sortes d'agents, dont les uns, peu dangereux, sont à la portée de tout le monde; dont les autres, plus efficaces, ne doivent être employés qu'avec le concours et la surveillance du médecin. Il faut accorder peu de confiance à la flagellation et autres procédés du même ordre. Mais chacun peut et doit, dès qu'il voit sa vigueur génitale baisser, se bien nourrir, prendre des douches, tâcher de délivrer son esprit de toute préoccupation obsédante, être réservé sur le chapitre des rapprochements sexuels, ne s'y livrer qu'à bon escient, attendre que le besoin naturel s'en fasse véritablement sentir. Chacun peut aussi sans inconvénients, mais sans en attendre de résultats bien certains, faire entrer dans son alimentation les épices, condiments et mets qui passent pour aphrodisiaques. Ce n'est qu'après avoir essayé de ce régime hygiénique avec patience, qu'il faut recourir aux agents médicamenteux : mais là il faut se défier de sa propre imprudence autant que de l'ignorance des empiriques, et le mieux est de s'adresser à l'homme de science, qui fera le nécessaire dans les limites qu'il jugera convenables.

XVIII

PERVERSIONS SEXUELLES

SOMMAIRE. — Le priapisme ou satyriasis. — La nymphomanie. — L'outrage public à la pudeur. — Les exhibitionnistes. — Les attentats aux mœurs. — Attentats commis par des femmes sur des petits garçons. — Inversion du sens génital. — La sodomie et la pédérastie. — La pédérastie comme moyen de chantage. — Signes de la pédérastie. — La bestialité. — La nécrophilie. — La masturbation. — Obsessions causées par les tabliers blancs, les bonnets de nuit, etc. — Les coupeurs de nattes. — La folie génitale ou érotomanie. — Causes des perversions sexuelles. — Influence des organes génitaux sur le moral.

Les sens, c'est-à-dire les appareils qui nous mettent en rapport avec les objets extérieurs quand ceux-ci les impressionnent, sont soumis dans leur fonctionnement à des variations considérables d'un individu à l'autre. Non seulement ils s'exercent avec une netteté plus ou moins parfaite, mais ils sont souvent la source d'illusions et d'hallucinations qui créent des sensations imaginaires ou dénaturent les sensations réellement perçues. Prenons la vue pour exemple. Nous constatons une énorme différence entre l'acuité visuelle du presbyte, qui voit l'heure d'une horloge à plus de cent mètres, et celle du myope, qui est obligé de se mettre le nez sur les objets pour les apercevoir. De plus, chacun sait que certains individus sont incapables de distinguer quelques couleurs, confondent le rouge avec le vert, le bleu avec le violet, etc. Enfin le mirage, qui fait paraître renversés les objets lointains, n'est pas autre chose qu'une illusion d'optique.

Le sens génital ou génésique présente des variations semblables. Je sais bien que les purs adeptes de la physiologie critiquent le terme de sens appliqué à l'appareil de la génération. Ils n'admettent que les cinq sens connus de tout le monde, et rangent parmi les instincts l'exercice de la fonction sexuelle : pour eux, le sixième sens n'existe pas. Mais peu nous importe. Qu'on l'appelle sens génésique ou instinct sexuel, toujours est-il que le fonctionnement des parties génitales n'est pas le même chez tout le monde, et qu'il peut être le point de départ de perversions, d'aberrations, rappelant de loin celles que présentent les sens proprement dits. C'est là ce qui nous intéresse ; ce sont les perversions et aberrations sexuelles que nous allons passer en revue, en commençant par les plus simples, celles qui consistent en une surexcitation génitale, pour arriver progressivement aux plus complexes, dont l'étrangeté dépasse l'imagination et permettrait de mettre en doute leur réalité, si celle-ci n'était démontrée par les observations médicales indiscutables. Nous parcourrons ainsi une gamme ascendante, dont la dernière note est donnée par la folie la mieux caractérisée. C'est seulement après avoir présenté des faits correspondants à chacune de ces dépravations, que nous essaierons d'en tirer quelques considérations générales, d'en interpréter l'origine et le développement.

Donc, en premier lieu, le sens génital peut, comme les autres, être plus ou moins développé. Chez l'un, il est rudimentaire, ne tient qu'une place très restreinte dans l'existence, se contente de peu ou même de rien ; c'est une variété d'impuissance qui existe dès la naissance, bien qu'elle ne se manifeste qu'à la puberté, et dont nous avons parlé dans le précédent chapitre. Chez l'autre, au contraire, ce sens est si développé, si impérieux, qu'il n'est jamais satisfait, et que ses exigences tiennent asservi le malheureux qui présente cette fâcheuse exubérance, laquelle se rencontre dans les deux sexes.

Chez l'homme, on nomme *priapisme* ou *satyriasis* cette surexcitation génitale qui met les organes sexuels en état de tension perpétuelle, d'érection incessante ; qui s'accompagne d'un sentiment continuel d'ardeur brûlante du côté de ces organes ; qui détermine une exaltation maladive et un penchant irrésistible à répéter l'acte vénérien. Cette maladie, car c'en est une, peut exister chez des individus qui ont gardé pendant longtemps une continence exagérée, ou qui ont abusé des cantharides et autres aphrodisiaques. Mais elle peut aussi être la conséquence d'un nervosisme excessif, et se manifester dès le jeune âge. C'est surtout pendant la nuit, sous l'influence de la chaleur, qu'elle se manifeste. Un névropathe de cinquante-cinq ans était forcé de passer une partie de ses nuits hors de son lit pour calmer l'excitation dont il souffrait. A peine le coït est-il consommé, que le besoin de recommencer se fait sentir, malgré l'épuisement que cause cette répétition des rapports sexuels, et bien que le plus souvent, ces rapports donnent moins de plaisir que de douleur. Résiste-t-on à ce besoin, toute occupation devient impossible, l'attention est exclusivement attirée sur les organes génitaux, et, si la résistance volontaire ou forcée se continue, une véritable folie survient, folie génitale qui a les mêmes organes pour principal objet des conceptions délirantes. C'est dans les calmants du système nerveux, dans le bromure à haute dose, la belladone, les grands bains tièdes et prolongés, joints à un exercice physique quotidien, au grand air, à la campagne, loin de tout contact féminin, que se trouvent les moyens de guérir le satyriasis.

Chez la femme, la même surexcitation se nomme *nymphomanie* ou *fureur utérine*. Elle est aussi caractérisée par un appétit vénérien extraordinaire, qui pousse à rechercher les rapports sexuels d'une façon irrésistible, et quelquefois avec le premier venu, avec des individus d'une condition bien inférieure à celle de la nymphomane. Ainsi, le Dr Magnan rapporte l'histoire d'une dame ayant dépassé la trentaine, mariée depuis dix ans à un négociant dont le physique, non plus que le moral, ne laissait rien à désirer. Un jour, elle s'éprend d'un charretier de la maison de commerce, homme plus qu'ordinaire, qu'elle est la première à reconnaître très inférieur à son mari. Elle pense nuit et jour à ce manœuvre, va le trouver dans le galetas qu'il habite, se livre à lui. Puis, confuse de son action, mais se sentant prête à recommencer, elle avoue à son mari la honteuse passion qu'elle ne peut vaincre. Bien avisé, l'époux s'arrangea de façon à séparer, sans bruit ni scandale, les deux amants malgré eux, et amena ainsi la guérison de sa femme, qui s'en tint là de ses aventures amoureuses.

Une autre dame de trente-cinq ans, instruite, bonne musicienne, avoue que depuis douze ans elle a presque tous les matins une crise d'excitation génitale, pendant laquelle elle éprouve une grande chaleur à la vulve, et qui se termine le plus souvent par des sensations voluptueuses analogues à celles que donne le coït, bien qu'elle fasse tout son possible pour détourner son esprit de ses parties sexuelles.

Une troisième déclare que fréquemment la présence d'un homme dans la pièce où elle se trouve la met dans le même état d'excitation, sans que cet homme ait rien de particulièrement séduisant, sans qu'elle ait avec lui le moindre contact, sans qu'elle puisse expliquer pourquoi tel jour, tel individu lui fait éprouver cette agitation particulière, alors que le reste du temps, devant les autres personnes du sexe masculin, elle reste parfaitement calme.

On voit que tantôt la nymphomanie procède par accès irréguliers, revenant à époques variables, et tantôt est continue ou reparaît chaque jour à la même heure. En tout cas elle peut, comme le satyriasis, mener à la folie, quand le besoin des rapprochements sexuels est trop longtemps contrarié. Aussi le célèbre médecin Alibert, consulté par les parents d'une jeune fille qui se trouvait dans cet état de fureur utérine, leur dit que le seul moyen de la guérir, et d'éviter pour elle l'aliénation menaçante, était de satisfaire ses désirs. Naturellement il entendait par là qu'un mariage rapide était nécessaire. Mais la jeune fille, qui écoutait aux portes, le comprit autrement et quitta furtivement la maison paternelle. Quelque temps après, le soir, Alibert la rencontre au coin d'une rue, dans un costume et avec une allure qui ne laissaient aucun doute sur la nature des propositions qu'elle pouvait faire aux passants. « Que faites-vous là, malheureuse ! s'écrie Alibert. — Vous voyez, docteur, je me soigne, répondit la jeune fille. » Heureusement il est d'autres moyens de guérison que celui-là : ce sont les mêmes que pour le satyriasis, et, quand il s'agit d'une jeune personne, un bon mariage est encore le meilleur traitement ; la première grossesse a bien des chances de faire disparaître toute trace de maladie.

Les nymphomanes et les satyriasiques sont peu difficiles sur le choix de ceux ou de celles qui doivent satisfaire leurs appétits vénériens. Pourtant ils ne recherchent guère que des personnes ayant atteint l'âge de la puberté, et n'usent pas de violence à leur égard. Il en est autrement dans les cas d'outrage public à la pudeur, d'attentat aux mœurs et de viol, termes qu'on prend souvent les uns pour les autres quoiqu'ils ne soient pas synonymes.

L'*outrage public à la pudeur*, c'est un délit consistant dans l'exhibition des parties génitales, la masturbation, la pédérastie, le coït, pratiqués dans un lieu public, sans violence. L'*attentat aux mœurs* est un acte exercé, avec ou sans violence, sur une personne dont la pudeur se trouve blessée par cet acte : les attouchements des parties secrètes du corps sont les attentats les plus communs. Le *viol* enfin est le coït complet accompli sur une femme non consentante, vierge ou non. Le plus souvent ces perversions sexuelles s'exercent sur les petites filles, mais parfois aussi les petits garçons en sont les victimes.

Un des cas les plus intéressants parmi ceux d'outrage à la pudeur est celui qui concerne les individus auxquels Lasègue a donné le nom d'*exhibitionnistes*. Ce sont des individus qui montrent leurs organes génitaux en public, aux petites filles de préférence, avec cette particularité qu'ils choisissent presque toujours, pour répéter cet acte, les mêmes endroits et les mêmes personnes, et qu'ils ne se livrent à aucune autre manœuvre lubrique. L'exhibition les satisfait, suffit à contenter leur instinct sexuel. Vous ne comprenez pas cela ? Moi non plus ; je constate

le fait sans l'expliquer, et, pour en donner un exemple,
je citerai l'observation suivante, empruntée justement au
Dr Lasègue. « J'appris, raconte le regretté professeur,
qu'une plainte avait été déposée contre un employé supérieur d'une administration, âgé de soixante ans, veuf et
père de famille. On l'accusait de se poster près de sa fe-
nêtre, et d'y faire l'exhibition de ses organes génitaux devant une petite fille de huit à dix ans qui demeurait en
face de lui ; elle s'était répétée pendant une quinzaine de
jours puis avait cessé pendant plusieurs mois, pour se reproduire dans des conditions identiques. Je connaissais
personnellement l'inculpé ; j'allai le voir et lui demandai
confidentiellement des renseignements qu'il ne refusa pas.
Il avouait tout, reconnaissant l'énormité et l'absurdité de
sa faute, sans savoir, disait-il, comment se défendre. L'excitation instinctive était intermittente ; mais dès qu'elle se
produisait, il la sentait invincible. J'appris qu'il était mort
un an après, à la suite d'accidents cérébraux ». Cet homme
avait donc une maladie du cerveau, qui certainement était
antérieure à l'éclosion de sa manie, les affections de cette
nature marchant avec une grande lenteur. Eh bien, dans
tous les cas semblables qui ont été publiés, les exhibitionnistes étaient également des gens dont le système nerveux
était détraqué, des épileptiques, des paralytiques généraux, des déments, etc. Ce sont des candidats à la folie,
sinon de véritables fous.

A propos de l'outrage à la pudeur, il est une erreur très
souvent commise, que je veux vous signaler parce qu'elle
peut avoir les conséquences les plus graves. Pris sur la
voie publique du besoin d'expulser le superflu de la boisson, vous vous approchez d'un urinoir, et, celui-ci étant
occupé par un homme d'âge, vous vous plantez derrière
lui, en attendant votre tour. Quelques minutes se passent
sans que la place devienne libre ; contemplant toujours le
dos de l'occupant, vous êtes surpris de le voir se livrer à
des gestes bizarres, à des contorsions dont vous ne trouvez l'explication que dans un acte obscène. Votre morale
s'effarouche, vous signalez à un gardien de la paix le
temps passé dans le petit monument par celui que vous

rêviez d'y remplacer, vous lui faites part de vos observations. Le représentant de l'autorité arrête le monsieur, dresse procès-verbal ; le prétendu délinquant passe en police correctionnelle, vous apportez un témoignage accablant, et peut-être avez-vous contribué à faire condamner un innocent. Car les vieillards sont souvent atteints d'affections chroniques des voies urinaires, rétrécissement, calcul, etc., qui les forcent à pisser goutte à goutte ou à se sonder toutes les fois qu'ils pissent, ce qui explique le temps passé dans l'urinoir et les manœuvres en apparence impudiques qui y ont lieu. Il y a donc un double intérêt à connaître cette particularité : on ne s'expose pas à faire punir un malade qui mérite la pitié et non une peine infamante ; on ne risque pas de se laisser condamner soi-même pour un délit absent, si on peut donner immédiatement une explication satisfaisante du fait qu'on vous reproche.

Quant aux attentats aux mœurs, ils consistent le plus souvent, avons-nous dit, en attouchements exercés par l'homme sur les parties sexuelles, l'anus, les cuisses des petites filles. L'âge de celles-ci varie ordinairement entre quatre ou cinq ans et douze à quinze ans : au delà c'est au viol plus souvent qu'au simple attentat qu'on a affaire ; en deçà de trois ans les attentats sont heureusement rares. Cependant ils ont été observés chez une enfant de onze mois par le Dr Brady, chez des enfants de dix-huit mois et deux ans par le professeur Tardieu : c'est abominable, mais c'est comme cela. Quant aux inculpés, c'est entre trente et soixante ans que leur âge varie le plus communément, puis entre seize et trente ; mais ceux qui ont dépassé la soixantaine sont loin d'être rares, et, comme le fait remarquer Tardieu, plus leur âge s'élève, plus celui des victimes s'abaisse. Les extrêmes se touchent !

Deux choses tendent à obscurcir la constatation des attentats aux mœurs, et peut-être à en accroître la fréquence, le jury hésitant à punir là où il n'y a pas de preuves certaines. La première obscurité vient de la grande difficulté qu'éprouve le médecin expert à affirmer que la petite fille soumise à son examen a été vraiment victime d'un attentat. Le public s'étonne de cette incertitude de la science, il lui semble qu'on devrait déclarer sans ambages si oui ou non des attouchements criminels ont été pratiqués. Si l'affirmation est souvent difficile, c'est que ces attouchements ne laissent pas toujours des traces quand ils ont été légers et passagers, et que, quand ils ont produit une inflammation de la vulve, elle se confond absolument avec celle qui survient spontanément chez les enfants mal tenus ou de mauvaise constitution. Sans doute, quand l'attentat a été violent, il détermine sur les cuisses et à la vulve des ecchymoses ou extravasations sanguines, de couleur bleu noirâtre, qui ne laissent pas de doutes sur leur origine; quand il est souvent répété, il provoque un développement prématuré des parties sexuelles, un épaississement des grandes lèvres, un allongement des nymphes ou petites lèvres, une augmentation de volume du clitoris. Mais en dehors de ces cas, l'affirmation est presque impossible.

Une autre cause qui rend le jury hésitant et clément, c'est l'opinion très justifiée que les attentats aux mœurs sont souvent l'occasion d'un chantage effréné de la part des parents de la prétendue victime. Que de fois a-t-on vu des parents éhontés signaler à leur petite fille un habitant, supposé riche, de la maison ou du quartier, la pousser à se trouver souvent sur son passage, à lui parler sous un prétexte quelconque; puis intervenir à un certain moment, soutenir qu'ils ont vu l'individu se livrer sur elle à des attouchements, lui faire une leçon qu'elle répète imperturbablement chez le commissaire de police, chez le juge d'instruction et jusque dans le prétoire des assises! En faut-il plus pour perdre un homme de réputation, et pour faire répéter par les badauds, s'il est acquitté, qu'il n'y a pas de fumée sans feu! Je vous le dis, en vérité : Défiez-vous des témoignages des enfants, défiez-vous des parents, défiez-vous de vos propres observations en fait d'attentats aux mœurs; il y a tant d'occasions de se tromper!

Du reste, voici un fait d'attentat qui, mieux que toute autre description, résume la façon dont les choses se passent habituellement, les lésions qui en résultent pour les parties sexuelles, la difficulté qu'on éprouve à interpréter les déclarations des enfants. C'est le cas, raconté par Gallard, « d'un individu qui a été condamné par la cour d'assises de la Seine, pour attentat commis sur sa propre fille. D'après les déclarations de l'enfant, le magistrat chargé de l'instruction avait cru d'abord que cet homme se livrait sur elle à des actes de pédérastie. Mais l'examen direct des organes me montra qu'il n'en était rien et que non seulement l'anus était sain, mais que l'hymen lui-même n'était ni déchiré, ni enflammé, quoique toute la vulve fût rouge, tuméfiée et baignée de mucosités purulentes. Le clitoris et les nymphes, particulièrement turgides, avaient acquis un développement anormal et proéminaient entre les grandes lèvres. Enfin, je constatai sur la partie antérieure de la chemise de nombreuses taches de sperme. J'en dus conclure que cet individu, ayant couché l'enfant **sur** le ventre, comme elle l'avait dit, puis se plaçant derrière elle, avait insinué son membre viril entre les cuisses sans chercher à pénétrer ni dans le rectum, ni dans le vagin, et s'était livré à une sorte de masturbation dans le cours de laquelle les parties antérieures de la vulve avaient dû être fortement titillées, soit par le contact du gland, soit par celui des doigts de l'homme dont les bras entouraient le corps de l'enfant... Les aveux faits à l'audience confirmèrent cette manière d'interpréter les faits. »

La débauche seule n'est pas toujours en jeu dans les attentats dont il s'agit. Un certain nombre d'entre eux ont pour origine l'absurde croyance, encore trop répandue de nos jours, que les maladies vénériennes sont guéries par les rapprochements sexuels qu'on peut avoir avec des enfants : quelques hommes, atteints de chaudepisse ou de vérole, se figurent qu'ils se débarrasseront de leur affection en la communiquant à une petite fille. Il est à peine besoin de dire combien cette opinion est erronée : si ces misérables, qu'un affreux égoïsme guide, arrivent à leurs fins, ils ne se guérissent nullement; il y a deux malades au lieu d'un, et voilà tout.

Les faits d'attentats commis par des femmes sur des petits garçons sont beaucoup plus rares; il en existe, cependant. Tardieu cite le cas d'une femme, dont la victime n'était autre que son fils âgé de neuf ans. Le plus souvent les coupables sont des domestiques, des bonnes d'enfants, des nourrices sèches qui satisfont leurs instincts lubriques sur les petits êtres confiés à leur garde. Quelquefois cet appétit contre nature se manifeste chez des femmes fort bien élevées, d'une condition sociale dans laquelle on ne s'attendrait pas à le rencontrer. Le Dr Magnan en rapporte deux exemples. Dans l'un, il s'agit d'une fille de 29 ans, qui depuis huit ans a éprouvé successivement un penchant anormal pour chacun de ses neveux. Elle en a cinq, dont l'aîné, âgé maintenant de 13 ans, a été l'objet de ses premiers désirs : la vue de cet enfant la mettait dans un état d'agitation extrême. A la naissance du deuxième garçon, c'est celui-ci qui devient l'objet de ses convoitises maladives; puis le troisième, le quatrième. Enfin, c'est actuellement le tour du cinquième et dernier neveu, qui a 3 ans, et qu'elle se sent poussée à convoiter, à attirer près d'elle. Cette personne présente quelques troubles cérébraux, une impulsion au vol, une crainte exagérée des épingles, un doute anxieux sur l'accomplissement de certains actes ou l'existence de certaines choses. Elle n'en comprend pas moins l'anomalie du penchant qui l'obsède, qui la désole, et que pourtant elle ne peut vaincre.

L'autre exemple est celui d'une femme de 32 ans, mère de deux enfants, qui un beau jour devient amoureuse d'un écolier de 13 ans, dont elle connaît les parents. Poussée par une irrésistible passion, elle ne craint pas de solliciter de ceux-ci la permission de cohabiter avec leur fils, et, comme naturellement la famille l'éconduit et rompt toutes relations avec elle, elle passe son temps devant l'école de celui qu'elle aime, cherchant à le voir, à lui parler.

Le plus souvent les femmes qui se livrent à des attentats sur des petits garçons sont poussées au délit qu'elles commettent par une impulsion dont elles ne sont pas maîtresses ; elles sont irresponsables. Il en est pourtant qui n'ont aucune excuse, qui sont naturellement vicieuses : **mais en général il existe dans leurs antécédents personnels ou dans ceux de leurs ascendants quelque indice de maladie nerveuse qui explique suffisamment la dépravation de leurs actes.**

Au lieu d'avoir pour objectif, comme c'est naturel, un individu du sexe opposé, le penchant peut incliner **vers** une personne du même sexe. On donne le nom d'*inversion du sens génital* à ce goût exclusif que présentent certaines femmes pour les petites filles ou pour les femmes faites, quelques hommes pour les petits garçons ou pour les hommes nus. Le type de *Mademoiselle Giraud, ma femme,* n'est pas absolument exceptionnel. Il est assez commun de voir deux amies de pension, qui ont charmé les ennuis de la réclusion par des baisers passionnés, **par des attou**chements réciproques, continuer les mêmes pratiques quand elles sont sorties de pensions : il n'est même pas rare qu'elles y trouvent un charme tel qu'elles soient férocement jalouses l'une de l'autre, qu'elles refusent de se marier pour ne pas interrompre leurs peu chastes amours, ou que, forcées de **prendre un époux,** elles n'é-prouvent pour les caresses de celui-ci qu'une véritable répugnance, tandis qu'elles continuent à rechercher celles de leur ancienne camarade. Parfois même l'inversion gé-nitale n'a pas pour excuse cette amitié du jeune âge : des femmes s'amourachent de petites filles ou de jeunes per-sonnes qu'elles voient pour la première fois, et sont pous-sées vers elles par un penchant irrésistible, alors qu'elles restent froides au contact des hommes et les fuient avec la même ardeur qu'elles mettent à se rapprocher des per-sonnes de leur sexe.

La même perversion sexuelle s'observe du côté des hom-mes, qui, insensibles à la vue et au contact de la femme, sont exclusivement impressionnés par les formes mascu-lines. Un petit garçon qui se déshabille, dont ils aperçoi-vent les parties génitales ou la région fessière, un homme qui paraît nu devant eux, leur causent des désirs véné-riens et même des sensations voluptueuses qu'aucune femme n'a jamais fait naître chez eux. Et ce n'est pas seulement dans les basses classes de la société qu'on constate ces étranges aberrations; c'est parfois dans les couches sociales les plus élevées, parmi les hommes les plus instruits. Un malade de Charcot et Magnan était d'une intelligence remarquable, puisque après de brillantes études il avait été à trente ans nommé professeur de Faculté : or cet homme, dans une confession dont la lucidité égale la franchise, avoue que dès l'âge de six ans il a commencé à prouver à la vue de jeunes garçons ou d'hommes nus une impression des plus vives, qui s'est toujours renouvelé dans les mêmes circonstances, à laquelle il a en vain essayé de résister, et qui ne s'est jamais produite au contact d'une femme.

Un client de Legrand du Saulle, qui présentait la même déviation génitale, était licencié ès lettres. Bien d'autres cas pourraient être cités, qui montrent que cette dépravation instinctive peut aller de pair avec l'instruction la plus étendue, et que l'une ne préserve pas de l'autre à coup sûr. Mais ici encore on trouve le plus souvent, chez les ascendants des individus cités, un défaut d'équilibration cérébrale qui explique le vice des descendants.

Des attouchements lubriques pratiqués sur les jeunes garçons à la pédérastie, il n'y a qu'un pas, souvent franchi, hélas ! Aussi allons-nous profiter de l'occasion pour dire un mot de ce vice immonde, ainsi que de la sodomie dont la pédérastie n'est qu'un cas particulier. Par *sodomie* on entend tout acte contre nature, toute introduction de la verge dans l'anus d'une personne de l'un ou de l'autre sexe. La *pédérastie* est le même acte, mais exercé exclusivement sur des jeunes garçons, mineurs ou plus âgés. Le premier terme a donc un sens plus étendu que le second, puisqu'il ne tient aucun compte du sexe des individus sur lesquels l'acte est commis, tandis que dans la pédérastie les deux acteurs appartiennent au sexe masculin.

Chose remarquable, c'est principalement dans les rapports conjugaux, et dans les premiers temps du mariage, que la sodomie s'exerce. Les prostituées savent à quoi s'en tenir à ce sujet; elles connaissent les douleurs que leur occasionne cet acte contre nature, et les délabrements qui peuvent en résulter pour leur région anale : aussi s'y refusent-elles en général, à moins qu'elles ne soient tentées par l'appât de la forte somme. Au contraire une jeune femme qui se marie sans connaître ses droits plus que ses devoirs conjugaux, qui a entendu dire qu'elle n'a rien à refuser à son mari, se prête dans son innocence à tout ce que celui-ci exige. Mais elle en souffre, elle ne tarde pas à éprouver les inconvénients qui résultent de la sodomie comme de la pédérastie, et que nous verrons dans un instant. Si elle peut se confier à sa mère ou à une intime amie, elle apprend qu'elle n'est nullement tenue de satisfaire cette passion anormale de son seigneur et maître, elle résiste à ses tentatives, et s'il veut passer outre, s'il emploie la violence physique pour la contraindre, elle a la ressource de s'adresser aux tribunaux : il est vrai que la sodomie n'est pas spécialement prévue par la loi ; mais elle peut, sur la plainte de la victime, être considérée comme attentat à la pudeur, et entraîner en cette qualité la condamnation du coupable. Mais si la jeune épouse ne peut ou n'ose raconter ses doutes et ses souffrances à son entourage, elle continue à subir le même attentat, et finit par voir sa santé compromise, sa vie même menacée. Que de cas de sodomie passent ainsi ignorés du public et de la justice, les médecins qui seuls en ont connaissance étant liés par le secret professionnel !

La pédérastie non plus n'est pas directement atteinte par la loi ; mais elle peut l'être accessoirement lorsque, ce qui n'est pas rare, elle est l'origine de chantage, de violences ou d'homicide. Alors elle est punie comme outrage public à la pudeur ou comme attentat aux mœurs, suivant qu'elle est exercée dans un lieu public ou dans un endroit clos et privé.

Le chantage surtout est un compagnon fréquent de la pédérastie. Voici ce qu'en dit Tardieu, qui a spécialement étudié ce malpropre sujet : « Les hommes qui se livrent au genre d'escroquerie dit chantage, et qui, dans leur argot, prétendent *s'occuper de politique*, ne sont le plus ordinairement que des voleurs d'espèce particulière, qui, sans être toujours adonnés eux-mêmes à la pédérastie, spéculent sur les habitudes vicieuses de certains individus, pour les attirer, par l'appât de leurs passions secrè tes dans des pièges où ils rançonnent sans peine leur honteuse faiblesse. Mais à côté de ces hommes enrichis par le vol et mis avec une certaine recherche, on trouve des jeunes garçons, corrompus et perdus par eux, qui sont à leurs gages, qu'ils enrôlent, qu'ils dominent et qu'ils désignent dans leur effrayant cynisme comme les *outils* dont ils se servent pour attirer leurs dupes et saisir leurs victimes. Ces misérables enfants, détournés quelquefois du travail honnête de l'atelier, plus souvent ramassés dans la boue des carrefours et dans l'oisiveté des mauvais lieux, sont lancés chaque soir dans les endroits déserts et bien connus où ils savent *lever* facilement leur triste proie. Tantôt se plaçant dans une foule, autour d'un bateleur ou devant l'étalage d'un marchand de gravures, ils provoquent les assistants qui se trouvent derrière eux en *faisant de la dentelle*, c'est-à-dire en agitant les doigts croisés derrière leur dos, ou ceux qui sont devant à l'aide de la *poussette* en leur faisant sentir un corps dur, le plus souvent un long bouchon qu'ils ont disposé dans leur pantalon, de manière à simuler ce qu'on devine et à exciter ainsi les sens de ceux qu'ils jugent capables de céder à leur appel.

« Lorsqu'ils ont réussi à se faire accoster, les individus avec qui ils marchent se présentent tout à coup, et, usur- pant la qualité et le langage d'agents de police chargés de faire respecter la morale outragée, finissent par se faire payer leur indulgence, et ne rendent les dupes à la liberté que moyennant la rançon d'une somme souvent considérable.

« Quelques-uns réunissent à la fois le double rôle de leveur et de chanteur. Après avoir provoqué à la débauche celui qui a eu le malheur de les aborder, ils changent tout à coup de ton, le prennent, comme ils disent, au *saute-dessus*, et, se donnant pour des agents de l'autorité, les menacent d'une arrestation qu'ils consentent à grand' peine à ne pas faire si leur discrétion est largement rétri- buée. »

En général les dupes ne se laissent pas prendre plusieurs fois à ce genre d'escroquerie, et finissent par déposer une plainte qui met un terme à leurs ennuis. Mais on voit des individus, par peur du scandale, se laisser exploiter pendant de longues années, donner par petites sommes une véritable fortune aux misérables sous la coupe desquels ils se trouvent, et dont ils ont bien tort de ne pas se débarrasser, même si l'enquête doit montrer que leurs mœurs ne sont pas d'une pureté idéale.

En pédérastie comme en sodomie, il y a un individu dont le rôle est actif et un individu qui est passif. Quels sont les stigmates auxquels on peut reconnaître leurs habitudes vicieuses ? Pour le pédéraste actif, Tardieu a indiqué un certain nombre de signes, dont les principaux sont une déformation spéciale du gland, qui est tantôt effilé en pointe comme le pénis du chien, tantôt aplati en forme de massue, et une torsion de la verge, dont le méat urinaire devient oblique ou même horizontal, de vertical qu'il est à l'état normal. Mais le professeur Brouardel a montré que ces signes n'ont pas grande valeur, et que la pédérastie active ne peut être reconnue.

Pour le pédéraste passif, c'est une autre affaire : les preuves en sont ordinairement indéniables. Quand la pédérastie est récente et passagère, l'anus est excorié, déchiré, rouge, douloureux, surtout pendant la marche et au moment d'aller à la selle ; les lésions peuvent même remonter plus haut, atteindre la fin de l'intestin, qui s'enflamme et suppure. Quand la pédérastie est habituelle, l'aspect de l'anus est caractéristique. Cet orifice est déprimé, refoulé au fond d'une sorte d'entonnoir que forment les fesses ; il est dilaté, relaché, béant, ne serre plus le doigt qui s'y introduit, ne peut plus retenir les matières fécales qui s'échappent sans que le malade en ait conscience ; parfois l'anus présente des végétations, un chancre, un écoulement blennorrhagique, qui, lorsqu'ils existent, sont un signe des plus probants, puisqu'ils indiquent qu'un membre viril porteur des mêmes maladies s'y est introduit.

Jusqu'où la lubricité ne peut-elle pas aller ! L'anus a maintes fois reçu, au lieu du membre viril, des corps aussi étranges qu'étrangers. Parmi les corps qui ont été introduits, on cite une navette, une fiole de verre, une bouteille d'eau de la reine de Hongrie, un flacon d'eau de Cologne, un gobelet en verre, un morceau de bois, un fragment de pelle à pain. L'anus d'une fille publique recélait une queue de cochon, dont l'extraction fut des plus laborieuses : car les mauvais plaisants qui avaient fait cette farce avaient entré la queue de l'animal dans le sens où les poils étaient abaissés, mais on ne pouvait la retirer qu'à rebrousse-poil. Un maître d'études, à la suite d'un pari absurde, s'était introduit dans le fondement un de ces grands verres à bière qu'on nomme des chopes, et n'avait pu le retirer ; il entra à l'Hôtel-Dieu de Paris, où on brisa le verre sur place à l'aide d'un forceps à accouchement pour l'extraire par fragments, mais le malheureux mourut de péritonite ; la chose se passait en 1847, et on peut voir au musée Dupuytren l'anus et l'intestin du mort, avec les morceaux de son instrument de supplice.

Des observations plus surprenantes encore ont été constatées. Telle est la *bestialité*, coït naturel ou **contre** nature exercé par un homme sur un animal, ou par un animal sur une femme qui s'y prête. Les cas en sont rares, il en existe pourtant plusieurs dans la science. Tardieu en cite trois : celui d'un nommé G..., âgé de 35 ans, qui avoua avoir introduit sa verge en érection dans le derrière de plusieurs poules, dont la plupart moururent à la suite de ces manœuvres ; G..., âgé de 31 ans, cultivateur, qui mourut pour avoir reçu dans l'anus le membre d'un taureau devant lequel il s'était mis nu, les fesses en l'air ; N..., cantonnier, qui fut surpris dans un bois au moment où il avait des relations de même nature avec un grand chien, lequel, paraît-il, s'était montré jusque-là de mœurs irréprochables. On rapporte encore l'histoire d'un homme qui avait eu des rapports avec une jument, et qui, au moment de l'examen médical auquel il fut soumis, portait encore des poils de l'animal entre le gland et le prépuce ; et l'histoire d'une jeune fille sur la vulve de laquelle on trouva plusieurs poils noirs et des spermatozoïdes de chien, ce qui laissait peu de doutes sur la nature du commerce qu'elle avait eu 'avec le toutou. Mais en général la bestialité n'a que des signes très incertains et ne peut être poursuivie que si elle pratiquée publiquement : aussi la fréquence en est-elle peut-être plus grande qu'on ne serait tenté de le croire.

Puisque nous allons de plus fort en plus fort, comme chez Nicolet, nous devons signaler en passant la *nécrophilie*, autrement dit l'amour physique des vivants pour les mortes, se manifestant par des outrages immondes exercés sur les cadavres. Cette odieuse profanation a lieu le plus souvent dans les cimetières, sur des corps jeunes, fraîchement enterrés, et les coupables bien souvent ont été des fossoyeurs. Mais ce n'est pas une règle absolue : tels sont les instincts lubriques de certains individus qu'on a vu des jeunes gens satisfaire leur perversité sur de vieilles femmes qu'ils étaient chargés de garder pendant la veillée funèbre, et les souiller par derrière aussi bien que par devant. Quand les outrages sont commis sur une jeune fille que le coupable a aimée pendant sa vie, qu'il a désirée sans rien pouvoir obtenir d'elle, on comprend encore l'attentat, sans l'excuser. Mais que dire de ceux qui s'adressent à la première venue, qui chaque nuit franchissent les murs d'une nécropole pour déterrer et souiller le cadavre féminin quelconque, enfoui **dans la** journée? Ce sont évidemment des maniaques, des fous, ou au moins leur état mental demande à être soigneusement examiné. Cela est si évident que je ne m'appesantirai pas davantage sur ce genre d'aberration. Du reste, tout le monde a présents à la mémoire les faits qui se sont récemment passés près de Paris, à Saint-Ouen, où plusieurs cadavres furent successivement profanés par une sorte d'aliéné, resté longtemps introuvable.

De toutes les perversions sexuelles, la plus fréquente assurément est la *masturbation* ou *onanisme*. Onan est un personnage biblique qui répandait sa semence par terre pour n'avoir pas d'enfants, et qui fut frappé par la colère de Dieu parce que l'acte auquel il se livrait était détestable. Combien d'individus, d'une réalité moins douteuse que celle d'Onan, se livrent aux mêmes pratiques que lui,

et excitent artificiellement leurs organes génitaux, avec
la main ou avec un corps quelconque, sans être mus par
la crainte de procréer, mais en vue de se procurer des
sensations agréables ! Il paraît que les habitudes de masturbation sont très répandues dans tous les couvents et
pensionnats d'Allemagne, au dire de M. Scanzoni ; je crois
que sous ce rapport, nous n'avons rien à envier à la
blonde Germanie. Chez nous aussi, ce vice sévit
dans les pensions de jeunes filles où, à défaut de la main
d'une camarade complaisante, on recourt à ses propres
doigts, à l'étui à aiguilles, à une carotte chipée au réfec-
toire, etc. ; dans les lycées et collèges, où les garçons
s'amusent tout seuls, ou se donnent mutuellement des
plaisirs dont ils ne connaissent pas le danger. La masturbation est également très fréquente dans le monde des
déments et des aliénés : le D{^r} Magnan cite une enfant de
sept ans, idiote, qui se masturbait sans cesse, avec rage, et
qui, au moment même où on la photographiait, retroussa
tout à coup ses jupes pour se livrer à son plaisir favori ;
aussi présentait-elle à un degré très prononcé les signes
habituels de l'onanisme.

Quand celui-ci est invétéré, existe depuis longtemps, il
détermine chez les petites filles l'augmentation de volume
du clitoris, l'élargissement de l'ouverture de l'hymen, une
rougeur livide des bords de cette membrane, et un aspect
spécial des organes génitaux qui, outre leur développement prématuré, paraissent flasques, ridés, flétris. Chez
les petits garçons, la verge reste en demi-érection, presque
continuellement, le gland est gonflé et violacé, les bords
du méat urinaire sont tuméfiés et rouges. Dans les deux
sexes, cette triste habitude amène la pâleur du visage,
l'amaigrissement, la perte des forces, des crampes d'estomac, le manque d'appétit, et des troubles nerveux de
toute sorte, vertiges, défaillances, apathie physique et
intellectuelle, irascibilité, hypocondrie, etc.

La masturbation est d'autant plus dangereuse qu'il est
très facile de s'y livrer : elle est absolument gratuite, et
peut être pratiquée à toute heure du jour et de la nuit.
De là l'extrême difficulté qu'on éprouve à déraciner ce

vice honteux. Une active surveillance, des corrections et
des récompenses distribuées à propos, sont le seul moyen
de traitement chez les enfants. Le mariage pour les jeunes
filles nubiles, dès rapports sexuels naturels pour les
jeunes gens, sont le meilleur remède : malheureusement,
la masturbation invétérée cause parfois une vive répugnance pour ces rapports, et même une réelle impuissance, de sorte qu'elle se continue à l'âge adulte, avec
autant et plus de frénésie que dans les jeunes années.
Un de mes confrères me citait dernièrement le cas d'une
de ses clientes, jeune femme mariée, qui n'éprouvait
aucun plaisir à recevoir les caresses de son mari, et qui
se masturbait avec une rage telle qu'elle était arrivée à
troubler fortement les fonctions de ses parties génitales et
à se donner par ce moyen des pertes utérines graves. On
ne saurait donc trop surveiller les enfants à ce point de
vue : on leur évitera ainsi de devenir plus tard un objet
de dégoût pour eux-mêmes, et de mépris pour ceux qui
connaissent leur vice.

Sommes-nous au bout de notre rouleau ? Pas encore.
Certains individus sont génitalement excités par la vue
ou le contact d'une partie du costume, et cette anomalie
a parfois pour objets des choses bien bizarres : deux malades du Dr Magnan sont à ce point de vue particulièrement instructifs. L'un, vers l'âge de quinze ans, aperçut sur
une haie un tablier qui séchait au soleil, et dont l'éclatante blancheur frappa vivement son attention, si vivement qu'il ne put résister au désir de s'en approcher, de
le palper, et de l'enlever furtivement, puis il en noua les
cordons autour de sa taille, et éprouva une telle excitation qu'il se masturba immédiatement. Depuis, il est
attiré de façon irrésistible par les tabliers, il en vole, est
condamné, et recommence sans cesse.

L'autre avait 5 ans lorsqu'il fut pris d'une obsession qui
ne l'a plus quitté. Il couchait alors avec un parent âgé de
30 ans, et entrait en érection dès que celui-ci mettait son
bonnet de nuit. Vers la même époque, voyant une vieille
servante se déshabiller et mettre sa coiffe nocturne, il eut
la même excitation, poussée jusqu'à l'érection. Plus tard

l'idée seule d'une tête de vieille femme ridée et laide, mais coiffée d'un bonnet de nuit, provoquait la même excitation, alors que les nudités de l'homme et de la femme le laissaient parfaitement froid. A 32 ans, il épousa une demoiselle de 24 ans qu'il aimait : la première nuit, son impuissance fut complète; la seconde nuit, ayant évoqué l'idée d'une vieille femme couverte d'un bonnet de nuit, il put sans difficulté remplir ses devoirs conjugaux; depuis cinq ans, il est réduit au même expédient.

C'est du reste un fait très connu et très commun que les parties blanches du vêtement féminin ont la propriété d'exciter la parties génitales de l'homme. Jupons blancs, pantalons, bas, partagent ce pouvoir aphrodisiaque; tous les « dessous » de la femme l'ont également. Il n'est même pas exclusif à la couleur blanche; les bas noirs ou rayés, si fort à la mode depuis quelque temps, n'ont nullement arrêté les regards de concupiscence dont les libertins caressent un mollet bien modelé. Il n'y a pour s'en convaincre qu'à observer ce qui se passe dans les rues quand la pluie force les dames à relever un coin de leurs jupes, ou aux bureaux d'omnibus quand une jeune femme descend de l'impériale. Les hommes les plus sains d'esprit se sentent alors fortement chatouillés dans leurs œuvres vives et plus d'un qui ne l'avoue pas va jusqu'à l'érection à l'aspect des rotondités dont la vue lui est gratuitement offerte. Mais au moins l'excitation génitale s'arrête là, sans que l'éjaculation s'ensuive, et puis les « dessous » en question renferment un corps féminin, et c'est du désir passager de ce corps que naît la sensation éprouvée. Il n'en est plus de même dans les cas que j'ai cités et dans ceux qui leur ressemblent. Que l'excitation soit créée par un tablier ou par un bonnet de nuit, qu'elle porte celui qui la ressent à se masturber ou qu'elle l'incite au coït, peu importe : elle est anormale en ce qu'elle est engendrée par des objets qui n'ont aucune raison de la produire, et en ce qu'elle est infiniment plus forte que celle que détermine habituellement la contemplation d'un objet à l'usage du beau sexe. C'est une véritable aberration sexuelle, qui ne laisse aucun doute sur le trouble existant dans le fonctionnement du sens génital.

C'est une perversion du même genre qui fait qu'on voit des hommes tomber en état d'extase amoureuse à l'aspect de souliers ou de cheveux féminins. Une sorte de maniaque interné dans un asile racontait dans ses moments de lucidité qu'il lui était maintes fois arrivé de s'arrêter devant un magasin de chaussures, et de contempler avec ivresse les bottines à l'usage du beau sexe. Il les dérobait quand il en trouvait l'occasion, et son plus grand bonheur était d'y introduire ses pieds, de marcher dans ces souliers, naturellement trop étroits pour sa pointure. Malgré la torture qu'il endurait, son plaisir était si vif que l'érection et l'éjaculation survenaient alors, avec les mêmes spasmes de bonheur que s'il s'était livré au coit.

Quant aux coupeurs de nattes, ils ont donné du fil à retordre à la police dans ces dernières années. Le premier d'entre eux se fit pincer au bureau d'omnibus de la place de la Madeleine, au moment où, à l'aide de ciseaux bien aiguisés, il coupait la natte d'une blonde enfant. Une perquisition pratiquée au domicile de l'individu arrêté fit découvrir tout un assortiment de cheveux féminins, de quoi faire la fortune d'un marchand de postiches. Interrogé sur le mobile qui le poussait à ces larcins, il déclara que jamais l'idée ne lui était venue de vendre les produits de ses vols. Il les collectionnait, et trouvait à les regarder, à les manier, la même volupté que l'homme aux souliers tirait de la contemplation des chaussures. Il fit école, et plusieurs cas semblables se sont présentés depuis à l'observation des aliénistes : tous sont calqués sur le précédent; il ne s'agit pas de vulgaires voleurs, mais de détraqués.

Encore un pas, et nous entrons dans le domaine de la pure folie. On nomme *érotomanie, monomanie érotique* ou *génésique*, ces troubles de l'instinct sexuel qui représentent une forme particulière d'aliénation mentale, dans laquelle l'amour physique amène un véritable délire, portant exclusivement sur le sixième sens. Parfois cette folie est douce : c'est le cas de cet élève de l'Ecole des Beaux-Arts qui passait son temps à adresser des vers à Myrtho, retirée dans une étoile : il en était éperdument amoureux, et le désir de la posséder lui ôtait le boire et le manger. Mais souvent elle devient dangereuse, aussi bien pour le malade que pour son entourage, tout comme la monomanie homicide ou incendiaire : ce ne sont pas seulement des excès vénériens, des mots ou des gestes obscènes et étrangers à leurs habitudes, une préoccupation incessante de leurs organes génitaux, qu'on observe chez ces malheureux ; on a aussi à redouter de leur part des emportements soudains, des accès de fureur, qui les portent à se jeter tout-à-coup sur l'objet de leur convoitise, quel qu'il soit, petite fille ou vieille femme, et qui font qu'ils ne reculent devant rien pour satisfaire leur appétit vénérien.

Mais faut-il attendre que la folie soit aussi caractérisée pour considérer comme aliénés ceux qui présentent l'une quelconque des aberrations ou perversions sexuelles que nous venons de passer en revue ? Assurément non. Il y a des degrés dans la folie, comme dans le crime et la vertu, et il n'est nullement besoin de se livrer à toute espèce d'actes extravagants pour mériter d'être soigné : il suffit qu'une case cérébrale soit en mauvais état, qu'un instinct naturel soit perverti et devienne l'occasion d'actions ou de conceptions anormales. Or il n'y a rien de surprenant à ce que les fonctions sexuelles, qui tiennent une grande place dans l'existence de l'homme sain, deviennent chez les faibles d'esprit le point de départ d'illusions, d'hallucinations, de troubles de l'intelligence et de la sensibilité générale.

Pour cela que faut-il ? Deux choses. La première est que le futur perverti compte parmi ses ascendants directs (père et mère), ou plus éloignés (grands parents), quelque détraqué qui pour son malheur lui a transmis son défaut d'équilibration cérébrale. Remarquez que la tare héréditaire se transforme le plus souvent en passant des ascendants aux descendants ; un épileptique ou une hystérique, qui n'ont jamais tué, volé ou incendié, peuvent donner naissance à un produit qui, sans être lui-même atteint d'épilepsie ou d'hystérie, sera poussé par une force irrésistible à commettre un de ces crimes. Ce produit sera

atteint, comme on dit en médecine, de monomanie homicide, de kleptomanie ou de pyromanie. Un autre boira
outre mesure, sera dipsomane ; un autre encore sera éro-
tomane. nymphomane ou satyriasique, son instinct sexuel
sera perverti.

D'où viennent ces différences ? Ici intervient le deuxième
ordre de causes que nous avons à chercher. C'est, d'une
part, une disposition personnelle qui fait que chez certains individus le sens génésique est mal réglé, comme
chez d'autres l'instinct maternel fait défaut, l'amour de la
bonne chère est prépondérant, etc.; c'est, d'autre part,
l'influence du milieu, représenté par les exemples de l'entourage, les lectures et conversations érotiques, etc.

Ainsi les perversions sexuelles ont en général un double
facteur : une affection nerveuse des parents, transformée
chez les enfants; une tendance personnelle à ceux-ci, dé-
veloppée outre mesure par la nature ou survenue sous
l'influence d'une circonstance particulière. Cette circonstance peut être tout à fait indépendante des habitudes et
de la volonté du sujet; mais dans ce cas même elle a ordinairement quelque relation avec les organes génitaux.
Ainsi le professeur Ball a décrit sous le nom d'*hébéphrénie*
une forme de délire qui survient parfois entre quinze et
vingt ans, plus souvent chez les filles que chez les garçons :
c'est la *folie de la puberté*, transitoire comme la période de
l'existence à laquelle elle correspond. Un dérangement de
l'état mental peut également apparaître à l'époque de la
ménopause, quand les règles cessent brusquement. La
grossesse et l'accouchement sont également susceptibles
de donner lieu à des accidents de même nature, et la *folie
puerpérale* est loin d'être rare. Enfin chacun a pu constater
qu'au moment de leurs règles les femmes manifestent souvent un grand changement dans leur caractère : elles deviennent tristes, irascibles, etc.

On voit que les organes de la génération ont une grande
influence sur le moral. Cette influence explique que, chez
des individus prédisposés par leur propre organisation ou
par une fâcheuse hérédité, la moindre étincelle suffit à
pervertir une fonction en somme très fragile, et à déter-

miner des troubles cérébraux en rapport avec cette perversion. Est-ce à dire qu'il faille attribuer toutes les aberrations sexuelles à une maladie nerveuse, héréditaire ou
personnelle ? Non certes : l'onanisme qui résulte d'habitudes vicieuses, les attentats à la pudeur qui ne tendent
qu'à une satisfaction plus ou moins crapuleuse, la pédérastie qui a pour but le chantage, ne méritent pas autre
chose qu'une correction sévère. Mais les nymphomanes.
les exhibitionnistes, les amoureux d'étoiles ou de bonnets
de nuit, ceux qui ne recherchent que les personnes du
même sexe que le leur, sont plus dignes de pitié que de
mépris, et ont leur place dans une maison de santé plutôt
qu'en prison. Assurément le départ à faire entre les deux
catégories d'individus n'est pas toujours facile ; mais cela
est l'affaire des médecins aliénistes et légistes, et non la
nôtre. La seule chose qui soit en notre pouvoir, c'est, quand
nous savons qu'un enfant compte un détraqué parmi ses
ascendants, et que nous voyons que son équilibre cérébral
n'est pas parfaitement stable, de distraire son esprit de
toutes les lectures, de tous les spectacles, de toutes les
conversations, qui ont rapport aux fonctions sexuelles;
c'est de porter tous nos efforts à l'éloigner des pensées
de cette nature, en occupant d'un autre côté son activité
physique et mentale.

XIX

LES MALADIES VÉNÉRIENNES DANS LEURS RAPPORTS AVEC LA FAMILLE ET LA SOCIÉTÉ

SOMMAIRE. — Stérilité consécutive à la blennorrhagie. — La blennorrhagie et l'adultère. — La blennorrhagie et les attentats à la pudeur. — Erreurs médico-légales commises à propos de la blennorrhagie. — Dangers de la syphilis pour la famille. — Avortements des femmes syphilitiques. — La syphilis héréditaire. — Ses causes. — Ses signes. — Ses conséquences. — — Dangers sociaux de la syphilis. — Conditions qui empêchent ou permettent le mariage des syphilitiques. — Le secret médical. — La prostitution clandestine. — Les brasseries à femmes. — Les boutiques interlopes. — Les débits de vins. — La rue. — Mesures administratives à prendre pour diminuer l'extension des maladies vénériennes.

Jusqu'à présent, en parlant des maladies vénériennes, nous avons eu principalement en vue les dangers individuels dont elles sont l'origine, les inconvénients et les périls qu'elles créent pour celui qui en est atteint. Il nous reste deux points à traiter pour terminer ce qui a trait à ces affections, et aux fonctions génitales en général. Nous avons d'abord à montrer qu'elles ne sont pas seulement dangereuses pour l'individu qu'elles frappent, mais aussi pour la famille et même pour la société. Nous chercherons ensuite si, avec des règlements administratifs plus sévères, mieux compris, appliqués avec une plus grande rigueur par ceux qui sont chargés de les exécuter, on ne pourrait pas diminuer dans une notable proportion la diffusion des maladies vénériennes; car on ne saurait songer à les supprimer radicalement, la chose est impossible ; au moins est-il permis de chercher à en restreindre la fréquence. Nous prendrons pour exemples la chaudepisse et la vérole, les plus communes et les plus graves de ces maladies.

Parlons d'abord de la blennorrhagie. Au point de vue familial et social, elle est intéressante par deux côtés : la stérilité qu'elle laisse parfois après elle ; l'extrême facilité avec laquelle elle se communique par l'intermédiaire de l'écoulement auquel elle donne lieu.

La stérilité d'origine blennorrhagique ne frappe que le sexe masculin : encore faut-il, pour que cette conséquence fâcheuse et tardive se produise, que le testicule ait été atteint par l'inflammation, que la chaudepisse, comme on dit vulgairement, soit tombée dans les bourses, ce qui, nous l'avons vu, est loin d'être une règle absolue. La femme, au contraire, peut avoir une série de chaudepisses, aussi graves, aussi prolongées que possible, sans être stérile pour cela : car chez elle l'organe qui a le principal rôle dans la fécondation, qui sécrète l'ovule ou élément fécondant, l'ovaire en un mot, n'est jamais atteint par l'inflammation blennorrhagique, qui borne ses ravages à l'urètre, à la vulve et au vagin, en s'étendant rarement à la matrice,

Lorsque chez l'homme la blennorrhagie s'est propagée aux testicules, et y est restée pendant un certain temps, il y a de grandes chances pour qu'une stérilité définitive s'ensuive, parce qu'alors l'élément nécessaire à la fécondation, le spermatozoïde, cesse d'exister. Le mécanisme suivant lequel la stérilité apparaît varie un peu. Quelquefois le testicule depuis longtemps enflammé diminue de volume ; il peut même s'atrophier au point de ne plus avoir de dimensions supérieures à celles d'une noisette ou d'un haricot : en pareil cas, les spermatozoïdes manquent parce qu'ils ne sont plus sécrétés par un organe dont la grosseur et les fonctions sont réduites à l'état qu'elles présentent chez un enfant de dix ans. Mais le plus souvent le testicule a conservé son volume normal, l'inflammation n'a laissé sur lui d'autre trace qu'un petit

point dur et sensible à la pression, les spermatozoïdes
sont sécrétés comme à l'ordinaire : seulement ils ne peuvent plus arriver à l'extérieur, parce qu'ils sont arrêtés
au passage par le point induré dont il s'agit, et qui, siégeant sur l'épididyme ou canal par lequel le sperme est
conduit de la profondeur au dehors, forme une véritable
barrière entre l'endroit où les spermatozoïdes sont produits et celui par lequel ils s'échappent normalement.

Dans tous les cas, il est rare que le sperme lui-même
vienne à manquer totalement. Si cela arrivait, il y aurait
une diminution marquée des désirs vénériens, un affaiblissement des facultés viriles, une variété d'impuissance.
Le plus souvent, le sperme existe, avec tous ses caractères
extérieurs habituels : sa quantité est normale, ainsi que
son odeur, sa couleur, son aspect laiteux, etc., et pourtant, l'ancien blennorrhagien reste stérile. Il ne s'en doute
pas ; s'il est marié, il attribue l'infécondité de son union
à une maladie ou à un vice de conformation des organes
génitaux de sa femme. Seul l'examen microscopique de
son sperme rend compte de l'anomalie qu'il présente, en
montrant que ce liquide ne renferme aucune trace de
spermatozoïdes : ceux-ci sont arrêtés par l'induration qui
rétrécit la lumière du canal de l'épididyme, et qui laisse
passer les autres éléments du sperme.

Il arrive parfois que cette induration, disparaissant à
la longue, sous l'influence d'un traitement local et interne
approprié, la fécondation reparaît avec les spermatozoïdes.
Mais cet heureux résultat est assez rarement obtenu,
puisque sur 85 cas relevés par le Dr Jullien, de blennorrhagies tombées dans les bourses, et ayant donné lieu à
une stérilité bien constatée, dans 9 seulement on observa
au bout d'un certain temps le retour des spermatozoïdes.

Jusqu'ici, nous avons supposé que les deux testicules
étaient pris. Qu'arrive-t-il quand un seul est atteint par
la chaudepisse ? A priori, il semblerait que celui qui est
resté sain doit pouvoir rendre le coït fécondant, puisqu'il
suffit du contact de quelques spermatozoïdes avec l'ovule
pour opérer la conception d'un nouvel être. Eh bien, il
n'en est pas toujours ainsi. La solidarité est telle entre

les deux testicules que, lorsqu'un seul des organes est enflammé, le fonctionnement de l'autre est entravé, au point que le sperme fourni par ce dernier contient très peu ou pas de spermatozoïdes, et cela, non seulement quand l'inflammation est déjà de vieille date, mais quand elle est encore toute récente, au bout de quinze à vingt jours. De cette absence ou de cette rareté des éléments fécondants résulte une stérilité qui, comme précédemment, sera définitive ou passagère.

Ainsi la chaudepisse peut, en tombant dans les bourses, en enflammant les deux testicules ou même un seul, porter préjudice à l'union conjugale et à la société. Elle attriste un ménage qu'elle prive d'enfants ; elle nuit au pays tout entier dans lequel elle restreint le nombre des naissances. Elle n'est pas moins fâcheuse, dans l'intérêt général, par les dangers auxquels expose la contagion.

Il est dans l'histoire de la blennorrhagie deux points sur lesquels j'ai déjà eu l'occasion d'insister, mais sur lesquels je reviens encore, parce qu'on ne saurait trop appeler sur eux l'attention du lecteur : c'est que, d'une part, la blennorrhagie n'est pas toujours engendrée par la blennorrhagie, elle peut aussi résulter d'une irritation vulgaire, produite par les flueurs blanches, le sang des règles, une excitation génitale trop forte ou trop prolongée ; d'autre part, il est actuellement impossible de distinguer avec certitude la chaudepisse produite par le contact du pus blennorrhagique de celle qui résulte de toute autre cause. Ces deux points, s'ils étaient suffisamment connus du public et des magistrats, éviteraient bien des méprises et, ce qui est plus grave, bien des sentences d'une équité douteuse.

Ainsi un mari sûr de sa fidélité conjugale se voit un jour pris de douleurs dans le canal de l'urètre et d'un écoulement purulent, qui lui indiquent clairement qu'il a la chaudepisse. Quelle sera sa première pensée s'il n'a pas connaissance de ce que nous venons de dire ? C'est que sa femme le trompe, qu'elle a gagné avec un amant la maladie et la lui a transmise. Sans plus attendre, il introduit une demande en séparation de corps ou de divorce contre l'épouse qu'il croit adultère. Si celle-ci est examinée à temps par un médecin expert, et ne présente elle-même aucun écoulement, le jugement est facile à rendre : elle est renvoyée indemne, et le mari, s'il est intelligent, comprend qu'il a fait fausse route, qu'il a été l'auteur de sa propre chaudepisse en choisissant mal le moment de ses rapports conjugaux ou en s'excitant outre mesure. Mais si l'expertise n'a lieu qu'au bout d'un certain temps, alors que le mari a déjà contaminé sa femme dans des rapprochements sexuels pratiqués dès le début de son mal, dont il ne soupçonnait pas encore l'existence, l'épouse présentera une inflammation de la vulve, du vagin, de l'urètre, que le médecin sera bien obligé de notifier au tribunal, tout en restant dans l'impossibilité d'en déterminer exactement la nature, simple ou blennorrhagique. Alors l'honneur, l'avenir, le bonheur de cette femme, qui n'a peut-être rien à se reprocher, dépendront de la façon dont ses juges interpréteront le rapport médical, de l'opinion qu'ils pourront avoir sur la vertu des femmes, puisqu'ils n'ont pour asseoir leur jugement aucune réalité scientifique !

Combien plus graves encore sont les erreurs qui peuvent être commises dans les affaires de viol et d'attentat à la pudeur ! Lorsqu'un individu est arrêté sous l'inculpation d'attentat sur une petite fille, le premier soin du Parquet est de commettre un médecin expert, avec mission d'examiner l'inculpé tout autant que la victime supposée; et si l'un et l'autre présentent un écoulement purulent par les parties génitales, on considère cette concordance comme une preuve accablante, sous prétexte que l'enfant n'a pu avoir son écoulement que par contagion de celui qu'avait l'homme soupçonné. De plus, le jury se montre plus sévère, parce que le fait d'avoir transmis une maladie contagieuse à un être en bas âge est à juste titre considéré comme une circonstance aggravante.

Mais qui vous dit qu'il n'y a pas là une simple coïncidence ? Qui vous dit que la petite fille en cause n'a pas une vulvite ou une vaginite spontanée, catarrhale ou autre, étrangère à la blennorrhagie ? De quel droit, si l'in-

22

culpé nie, établit-on une relation nécessaire entre la chaudepisse qu'il présente et l'inflammation génitale dont la soi-disante victime est atteinte? Non seulement rien ne permet de distinguer l'écoulement blennorrhagique vrai de l'écoulement simple, mais encore il n'est pas toujours possible d'affirmer que des attouchements libidineux ont été exercés sur des enfants, quand ils ont été pratiqués sans violence.

Déjà au commencement de ce siècle un médecin anglais, Percival, rapportait l'histoire d'un jeune homme qui fut condamné à mort pour un attentat commis sur une petite fille, laquelle était atteinte de vulvite : il allait être exécuté lorsqu'on s'aperçut qu'un certain nombre d'inflammations de la vulve, pour lesquelles une pareille cause ne pouvait être soupçonnée, existaient dans la ville, et étaient de nature épidémique, comme celle qui avait failli entraîner la mort d'un innocent. Vingt ans plus tard, Cooper, un Anglais encore, affirmait qu'il ne se passait pas d'année où semblable erreur ne fît pendre quelque malheureux. De nos jours, nous trouvons le professeur Brouardel déclarant qu'à différentes reprises il avait été chargé d'examiner des petites filles qui, après avoir séjourné dans un hôpital pour une maladie quelconque, étaient atteintes de vulvite ; les parents s'étaient plaints que leurs enfants avaient été victimes d'attentats à la pudeur, tandis qu'en réalité elles avaient gagné une inflammation catarrhale, épidémique, qui régnait dans ce milieu infantile. Enfin Tardieu s'exprime catégoriquement à cet égard : « Je n'hésite pas, dit-il, à dire que des attouchements, que des pressions ou des frottements exercés sur les parties sexuelles d'une petite fille par l'homme le plus parfaitement sain, le plus complètement exempt de toute affection communicable, peuvent produire une inflammation tout aussi aiguë et tout aussi violente, un écoulement tout aussi abondant et tout aussi épais, que l'approche d'un individu atteint d'un écoulement blennorrhagique ou de toute autre maladie contagieuse. »

En résumé, on voit que la chaudepisse, par suite de la facilité avec laquelle elle prend naissance, par suite des difficultés qu'on éprouve à la séparer à coup sûr des inflammations et écoulements des organes génitaux qui la simulent, peut être dans la vie familiale et sociale la source de graves embarras, surtout au point de vue médico-légal. Elle a déjà mis la discorde dans bien des ménages, elle a fait condamner bien des innocents. Pour éviter le retour de ces malheurs, il faut bien que chacun apporte la plus grande réserve dans ses soupçons et dans ses dénonciations : la chaudepisse et les attentats aux mœurs sont déjà bien assez fréquents, sans qu'on les voie encore là où ils n'existent pas.

Les rapports de la syphilis avec la famille et la société sont encore plus nombreux et plus intéressants que ceux de la chaudepisse, parce que les dangers auxquels elle expose sont plus sérieux. « De toutes les maladies qui peuvent affecter l'espèce humaine, écrivait Parent-Duchâtelet en 1857, il n'en est pas de plus grave, de plus dangereuse que la syphilis. Sous ce rapport, je ne crains pas d'être démenti en disant que les désastres qu'elle entraîne l'emportent sur les ravages qu'ont exercés toutes les pestes qui, de temps en temps, sont venues porter la terreur dans la société. »

Plus récemment, le professeur Fournier en a tracé un tableau plus complet, et qui, malheureusement, n'a rien d'exagéré. « La syphilis n'est pas ce qu'on se la représente en général, ce que la jugent notamment nombre de gens du monde qui ne la connaissent que de nom ou de renom, à savoir une maladie simplement passagère à la façon d'autres maladies qui n'ont qu'un temps, simplement constituée par quelques accidents extérieurs, et curable, au total, par un traitement de quelque durée. En réalité, c'est tout autre chose. C'est une infection stable, permanente, ultra-féconde en manifestations de tout genre, les unes légères, d'autres importantes, d'autres des plus sérieuses, quelques-unes mortelles même. C'est une diathèse qui s'empare de tout l'être, qui peut l'affecter dans toutes ses parties, dans tous ses organes, et qui n'est réduite au silence que par un traitement très prolongé, auquel s'astreignent très peu de malades. En réalité, c'est une maladie désastreuse, néfaste, par les dangers multiples qu'elle comporte, dangers individuels, dangers héréditaires, et **nous** ajoutons aussi dangers sociaux. »

Quelle est la nature de ces dangers? Les dangers individuels, **ce** sont les lésions du cerveau et de la moelle épinière, des voies respiratoires et digestives, du foie et du rein, du cœur et des vaisseaux, qui mettent la vie en péril. Nous en avons assez parlé précédemment pour n'avoir pas besoin d'y revenir.

Ceux que la syphilis présente, au point de vue de la famille, sont multiples. Voici, par exemple, ce qui se passe dans un ménage que je soigne en ce moment même. Le mari a attrapé la vérole : comment? peu importe; le fait est qu'il l'a, et que, non content de la première faute qui la lui a fait contracter, il en a commis une seconde en continuant ses devoirs conjugaux, bien que je l'eusse prévenu à temps des dangers de contagion qu'il faisait courir à sa femme. Celle-ci l'a gagnée à son tour, est devenue enceinte, et l'enfant né de cette union est sur le point de succomber à la syphilis héréditaire qu'il a apportée en entrant dans le monde.

C'est généralement de cette façon que les choses se passent, de sorte qu'il y a trois malades, trois victimes, pourrait-on dire, au lieu d'une. Le chef de famille, qui presque toujours est coupable, absorbé par les préoccupations que lui cause sa maladie et par les soins qu'elle réclame, épuisé par elle, s'acquitte mal de ses devoirs professionnels, devient même incapable de travailler : les intérêts de la communauté en souffrent, et, si les ressources du ménage sont limitées, c'est la misère à brève échéance. Pourtant ce mari, qui a un chancre, des plaques muqueuses, continue à partager le lit de sa femme; par ignorance des probabilités de la contagion, ou pour ne pas avouer qu'il est malade, il n'interrompt pas ses rapports sexuels avec elle. Du reste, les interromprait-il, qu'il aurait bien des occasions de la souiller par l'usage commun des objets de table et de toilette, verres, fourchettes, serviettes, peignes, etc.

Voilà donc cette femme syphilitique à son tour, en possession d'un chancre infectant dont le siège varie avec la nature du contact qui l'a produit, mais qui sera bientôt suivi de plaques muqueuses et d'autres accidents secondaires, indices de l'empoisonnement de toute l'économie. Elle peut hésiter d'abord sur la nature du bouton, des éruptions dont elle est atteinte. Mais il vient un moment où elle est obligée de se soigner, où elle consulte un médecin qui lui prescrit un traitement spécial et lui apprend que sa maladie est contagieuse, où elle ne peut plus douter que celle-ci lui a été transmise par son mari. Alors, elle lui en veut doublement, de l'infidélité dont il s'est rendu coupable et du triste cadeau qu'il lui a fait : de là, une désunion entre ces époux, chacun se soignant et vivant d'un côté; de là aussi, souvent, des ruptures volontaires ou forcées, séparation ou divorce.

Cette femme était-elle enceinte au moment où elle a été contagionnée, ou le devient-elle ensuite? Que de dangers pour le germe qu'elle perte dans son sein! « L'influence syphilitique de la mère, dit Fournier, est véritablement pernicieuse pour le fœtus : aussi le pire danger que puisse courir un enfant à naître de l'union d'un sujet syphilitique avec une femme saine, c'est que cette femme vienne à contracter la syphilis de son mari. » L'influence de la mère est, en effet, au point de vue de la vérole, celle qui se fait le plus vivement sentir; mais celle du père n'est pas complètement négligeable, de sorte que trois cas sont à considérer, suivant que les deux parents sont vérolés ou que l'un ou l'autre seulement est malade.

Lorsque les deux parents ont en même temps la syphilis les dangers sont au maximum pour le produit de la conception : il y a mille chances contre une pour qu'il ressente les fâcheux effets de la maladie de ses ascendants.

Lorsque la mère seule est syphilitique, le père étant sain, les risques sont presque aussi grands : le plus ordinairement encore le germe mourra dans le sein de sa mère ou peu de temps après la naissance. Si je dis *ordinairement*, c'est que l'infection du fœtus n'est pas absolument fatale : on a vu, mais rarement, des enfants naître avec

22.

une santé parfaite, quoique la femme fût syphilitique, et même alors que les deux parents l'étaient. On a dit, pour expliquer ces exceptions, que l'enfant n'était syphilitique que si la mère était malade au moment de la conception, ou le devenait pendant les six premiers mois de la grossesse, tandis que si elle était infectée dans les derniers mois, le fœtus échapperait à l'infection parce qu'il aurait alors la force de résister au virus. Mais cette proposition n'a pas été vérifiée par les faits : quelle que soit l'époque à laquelle la mère est contaminée, il est très probable que la maladie se communiquera au fœtus. Tout ce qu'on peut dire, c'est que celui-ci sera d'autant plus sûrement et plus gravement infecté que la mère aura été contagionnée à un moment plus rapproché de celui de la conception.

Reste le troisième cas, celui où le père seul est syphilitique, la mère ayant échappé à la contagion. Il est certain qu'alors la transmission de la maladie au fœtus est exceptionnelle, mais elle n'est pas impossible, loin de là. Il existe un certain nombre d'observations où le médecin a pu suivre l'histoire d'une famille, et où, après avoir constaté l'existence de la vérole chez le mari, son absence chez la femme, il a vu naître un enfant syphilitique.

Comment se manifeste cette influence biparentale ou uniparentale? De plusieurs façons, qu'on peut ramener à quatre principales.

En premier lieu les femmes syphilitiques, quand elles deviennent enceintes, sont très disposées à l'avortement. Sur 390 grossesses observées à Lourcine chez des syphilitiques, 249 sont arrivées à terme, et 141 ont abouti soit à l'accouchement prématuré, soit à l'avortement, ce qui donne un cas de mort pour le fœtus sur moins de 3 naissances; et le Dr Jullien, qui nous fournit cette statistique, ajoute : « Rien de plus démonstratif que l'exemple suivant emprunté à Fournier. Une femme a d'abord trois beaux enfants et prend la syphilis du fait de son mari; depuis lors elle eut 7 grossesses qui se terminèrent : la première à 5 mois; la seconde à 7 mois et demi, l'enfant succomba au bout de 15 jours; la troisième presque à terme, mais le fœtus ne vivait plus; la quatrième et la cinquième aboutirent à l'accouchement prématuré d'un mort-né ; la sixième et la septième furent interrompues au 3° mois et à la 6° semaine. »

En second lieu, quand l'enfant vient à terme, il meurt souvent en arrivant au monde ou dans les premières heures qui suivent sa naissance, sans que les soins qu'on lui donne puissent prolonger son existence : la situation est donc aussi lamentable que dans le premier cas.

Supposons maintenant que l'enfant naisse régulièrement, après neuf mois de grossesse, et survive : il y a beaucoup de probabilités pour qu'il présente bientôt les stigmates de la syphilis héréditaire, lesquels diffèrent un peu de ceux qui appartiennent à la syphilis ordinaire, telle que nous l'avons décrite.

Rarement ces stigmates sont appréciables au moment de l'entrée dans le monde. Le plus souvent l'enfant, quoique malingre, ne présente d'abord aucune tare qui puisse le faire croire infecté, et ce n'est qu'au bout de plusieurs semaines, plus communément même après deux ou trois mois, que sa maladie se révèle. Le chancre manque toujours, et cela s'explique, puisqu'il ne s'agit pas là d'une contagion donnant lieu à un accident local, mais d'un empoisonnement immédiat et général de l'économie. L'enfant syphilitique se développe d'une façon insuffisante, il ne profite pas. Son apparence reste chétive ; sa peau est flasque, jaune, ridée ; son aspect général est celui d'un petit vieillard. Puis il est pris de troubles digestifs, de diarrhée verte, de vomissements. Mais le signe caractéristique par excellence, ce sont les plaques muqueuses qu'il présente en divers points du corps, particulièrement à l'anus, aux organes génitaux, et dans les endroits où des frottements ont lieu, comme le pli de l'aine, les chevilles, les espaces qui séparent les orteils : c'est là qu'il faut chercher les plaques muqueuses et autres syphilides.

Plus tard apparaissent un rhume de cerveau incessant, qui fait gonfler et rougir le nez, provoque un écoulement purulent et sanguinolent par les narines, et gêne la respiration, une faiblesse et une raucité particulière de la voix et de la toux, comparables au son donné par une trompette d'enfant; des altérations osseuses, surtout marquées au crâne, mais pouvant s'étendre à la poitrine et aux membres, et conduisant au rachitisme. Plus tard encore surviennent des lésions des yeux, des oreilles, et surtout des dents : l'éruption dentaire est tardive, les dents qui poussent sont marquées d'une encoche en demi-lune qu'on regarde comme un signe tout à fait probant de la syphilis héréditaire. Celle-ci peut aboutir à l'idiotie, à la paralysie. Le plus souvent, et on se demande vraiment s'il faut le regretter, elle amène la mort en bas âge de ces petits êtres dégénérés : leur mortalité n'est pas inférieure à soixante-quinze ou quatre-vingt pour cent.

L'enfant survit-il aux accidents qui précédent ? Il n'est pas pour cela définitivement soustrait à l'influence de la syphilis héréditaire. Il reste petit, chétif, maigre, d'aspect sénile et souffreteux. Il est plus que tout autre exposé à contracter les maladies régnantes, qui prennent sur lui un caractère d'exceptionnelle gravité. Il a généralement le cachet scrofuleux, et conserve jusqu'à l'adolescence une grande prédisposition à une foule d'affections graves, susceptibles de le faire mourir.

Est-il besoin maintenant d'insister sur les dangers sociaux de la syphilis ? sur la part que prend à la dépopulation de la France une maladie qui tue les enfants dans le sein de leur mère, ou qui, si elle les laisse naître vivants, amène leur mort dans la première année de leur existence ? sur les pertes qui résultent pour l'armée de l'abâtardissement de la race, de la déchéance organique qu'elle détermine ? sur la misère dont elle est l'origine par suite des infirmités qu'elle cause ? sur les ravages qu'elle exerce parmi les personnes appelées à toucher, à soigner les syphilitiques, telles que médecins, sages-femmes, nourrices, etc. ? Tout cela ressort avec la dernière évidence de ce que nous venons de dire.

On pourrait, il est vrai, diminuer la proportion des syphilitiques par hérédité si l'on obtenait des maris qu'au premier signe suspect ils s'abstiennent de rapports avec leurs femmes, si l'on obtenait des femmes contaminés qu'elles suivent dès le début et pendant tout le cours de leur grossesse un traitement antisyphilitique très sérieux : car, comme le dit le Dr Jullien, « lorsque, grâce à la thérapeutique, l'infection va s'affaiblissant, la durée des grossesses suit une progression remarquable régulièrement croissante, jusqu'à ce que le terme normal soit atteint : souvent alors le premier fœtus porte les stigmates de la vérole et meurt en naissant ; un suivant, bien que syphilitique, échappe à la cachexie et survit ; enfin, s'il y a grossesse nouvelle, on peut compter sur la naissance en temps voulu d'un enfant bien portant ». Mais il y a évidemment mieux à faire encore : c'est d'empêcher la syphilis héréditaire en interdisant le mariage aux syphilitiques tant qu'ils sont dangereux pour leur conjoint ; c'est de diminuer la syphilis acquise par contagion en réglementant la prostitution qui en est la source habituelle.

Pour le mariage des syphilitiques, plusieurs questions se posent, plus épineuses les unes que les autres. Doit-on interdire le mariage à tous les syphilitiques, ou doit-on le défendre seulement à quelques-uns ? Quelles sont les conditions qui autorisent à le permettre ? Par quel moyen peut-on l'empêcher quand il y a lieu ?

Voici la réponse du professeur Fournier aux deux premières questions.

« Sauf exceptions rares, d'ordre spécial, la syphilis ne constitue qu'une interdiction *temporaire* du mariage...

« Le mariage doit être interdit à tout homme conservant encore une syphilis assez vivace pour rester dangereuse ; inversement il peut être permis à tout homme se trouvant dans des conditions opposées...

« Un malade affecté de syphilis devient médicalement admissible au mariage :

« 1° Quand la diathèse est d'un âge assez avancé, d'une durée *minima* de trois à quatre ans, utilement consacrés à un traitement méthodique ; plus jeune est la syphilis de l'époux, plus nombreux et plus grands sont les dangers qu'il apporte dans le mariage, par multiplication habituelle des accidents, récidives fréquentes, etc. ; le temps amène la décroissance, puis l'extinction de la réaction syphilitique des parents sur les enfants ;

« 2° Quand une période d'immunité, de durée *minima* de dix-huit mois à deux ans, a eu lieu depuis les dernières manifestations syphilitiques, surtout si l'immunité a eu lieu en dehors de toute intervention thérapeutique ;

« 3° Quand la syphilis est bénigne ; pourtant des cas de syphilis bénigne ont parfois abouti à des accidents graves dans le mariage ;

« 4° Quand un traitement suffisamment prolongé a été suivi, le traitement spécifique conférant la garantie la plus valable par rapport à l'aptitude au mariage, en diminuant et supprimant les chances de contagion et les dangers de l'hérédité. »

Telles sont les règles formulées par un auteur dont la compétence en pareille matière est incontestable : malheureusement elles ne sont pas inflexibles. Si nous n'avions en vue dans le mariage des syphilitiques que la possibilité de contagionner leurs femmes, la question serait assez facile à trancher. Nous savons, en effet, que seuls le chancre et les accidents de la période secondaire sont contagieux. Or l'observation a montré que jamais il ne s'écoule plus de trois cents jours entre deux éruptions de syphilides secondaires. Par conséquent, un individu qui n'a pas eu d'éruption depuis dix mois, et qui par surcroît de précaution laisse encore passer le même temps sans rien voir paraître, peut se marier avec la certitude que sa femme restera saine. Il y aura même de grandes chances pour que les enfants nés de cette union soient bien portants, puisque nous avons vu que l'influence syphilitique du père se fait beaucoup moins sentir que celle de la mère : toutefois à ce dernier point de vue il n'y a que des probabilités, il n'y a pas de certitude.

Mais une jeune fille qui se marie n'a pas seulement le droit d'espérer que son mari ne la rendra pas malade et que ses enfants seront sains. Elle peut aussi compter sur l'appui, sur l'assistance que l'époux doit lui fournir, aux termes mêmes de la loi. Eh bien, les accidents de la période tertiaire, s'ils ne sont jamais contagieux, sont parfois très graves, peuvent être mortels s'ils portent sur des viscères indispensables à l'existence, comme le cerveau, le foie, le cœur, etc. Voilà donc une femme exposée à se voir tout d'un coup privée de l'aide matériel qu'elle était en droit d'attendre de son mari ; la voilà forcée de soigner celui qui devait travailler pour elle, la voilà bientôt veuve peut-être ! Peut-on prévoir cette éventualité ? Non, pas d'une façon certaine. Car les accidents tertiaires, contrairement aux secondaires, ont une évolution très variable, une durée indéterminée. A cette période, la maladie peut rester silencieuse, latente, pendant deux ans, dix ans, trente ans ; puis tout d'un coup, sans cause apparente, elle reparaît, se révèle de nouveau, par un accident parfois léger, d'autres fois subitement ou rapidement mortel.

Toutefois, il faut bien le dire, cela ne s'observe que chez ceux qui ne se soignent pas, ou qui ont présenté dès le début les signes d'une syphilis maligne, marchant avec une grande rapidité. Au contraire lorsqu'on a eu une syphilis légère ou de moyenne intensité, qu'on s'est plié aux exigences d'une hygiène sévère, qu'on a rigoureusement et patiemment suivi un traitement approprié, que deux ans au moins se sont passés depuis le dernier accident, on peut se croire à tout jamais délivré de la vérole, on peut se marier, la conscience tranquille, et si plus tard quelque nouveau trouble survient, on n'a en vérité aucun reproche à se faire.

Ainsi deux cas contre-indiquent formellement le mariage : l'existence d'un chancre ou d'accidents secondaires ; l'existence d'accidents tertiaires récents, mal soignés ou graves. Mais qui peut veiller à ce que l'interdiction soit observée ? Personne assurément : il n'y a pas de loi, de gendarmes, qui puissent empêcher un syphilitique de se marier. Le médecin, dites-vous ? Il peut donner des conseils, et rien de plus : encore son rôle est-il parfois difficile en pareille circonstance. Lorsqu'il a affaire au syphilitique lui-même, il doit bravement lui donner son avis, lui dire pourquoi il ne le trouve pas propre au mariage, lui exposer les dangers qu'il fera courir à une jeune fille innocente : il le persuadera ou non, peu importe ; il aura fait son devoir. Mais quand ce sont les parents du syphilitique ou des personnes étrangères à celui-ci qui viennent interroger le médecin, de quelle prudence ne doit-il pas s'armer ! Le fait suivant montre les pièges qui lui sont parfois tendus : il est emprunté à Fabre, qui le rapporte dans son *Traité des maladies vénériennes*, daté de 1773.

« Un homme âgé d'environ cinquante ans vint me consulter. Il avait un chancre malin bien caractérisé. Je lui dis naturellement ce qui en était. Il me dit qu'il croyait que je me trompais parce qu'il n'avait vu qu'une fille dont il était sûr. Je lui expliquai que cette fille lui en imposait et qu'elle avait la vérole, s'il était vrai qu'il n'eût jamais connu qu'elle. Sur cela, il me proposa de me l'amener pour que j'en fisse la visite ; j'y consentis. Deux heures après, il revint avec une personne de trente à trente-cinq ans, et il me dit que cette personne qu'il avait supposée être fille était sa femme, qu'il avait épousée depuis sept ou huit jours. J'aurais voulu alors n'avoir point avancé le jugement que j'avais porté, mais il n'était plus temps. Cependant je demandai à visiter cette femme, qui m'assurait hardiment être saine. Après l'examen nécessaire, je dis comme elle, quoique je découvrisse les traces de plusieurs chancres qui étaient cicatrisés très imparfaitement. Je questionnai ensuite le mari sur les maladies vénériennes qu'il pouvait avoir eues antérieurement. Il me dit qu'il avait eu, il y avait trente ans, une gonorrhée, qui avait été bien traitée, et dont il ne s'était jamais ressenti. Je tâchai de lui persuader par plusieurs raisons que ce chancre pouvait être l'effet d'un reste de levain vérolique qu'il avait depuis cette gonorrhée. Je soutenais avec répugnance une opinion aussi extraordinaire ; mais mon intention était de prévenir par ce mensonge un divorce qui ne pouvait remédier à rien dans la circonstance présente. »

Bien souvent ce sont les parents d'une jeune fille à marier qui demandent au médecin si leur futur gendre est d'une bonne santé, s'il n'a pas eu d'accidents vénériens, etc. Ils ne songent pas, ces braves parents, qu'à défaut de l'honneur qui doit interdire au médecin une réponse quelconque à une pareille question, l'obligation du secret médical suffirait à l'empêcher de parler. Il est ou doit être absolu, ce secret : sans quoi, il n'aurait pas de raison d'être. Si le médecin répond non dans un cas, et refuse de répondre dans un autre cas, il est évident que ce refus sera considéré comme une affirmation. Son silence par conséquent ne doit être interprété ni d'une façon ni de l'autre, du moment qu'il est général, qu'il s'applique à tout le monde. C'est seulement dans la conscience du syphilitique lui-même, guidée par les règles qui ont été formulées plus haut, que doivent se trouver les causes d'un refus ou d'un acquiescement à un mariage projeté : le médecin n'a rien à dire à d'autres personnes qu'à l'intéressé.

Nous arrivons enfin à notre dernier point : les moyens de diminuer le nombre des syphilitiques, autrement dit la prophylaxie de la syphilis. Cette prophylaxie est privée ou publique. La première consiste dans les précautions qui doivent être prises par chaque individu en particulier pour se mettre à l'abri de la vérole : nous en avons parlé dans un autre chapitre. La seconde a trait aux mesures à prendre dans l'intérêt général, mesures qui ont donné lieu aux polémiques les plus passionnées, et à la discussion desquelles les membres de l'Académie de médecine consacrent chaque année quelques séances, sans d'ailleurs arriver à s'entendre entre eux : c'est de celle-là que nous allons dire un mot.

Il y a longtemps déjà que Michel Lévy écrivait : « L'extirpation de cette lèpre de nos temps qu'on appelle la syphilis n'est pas au-dessus des pouvoirs des États. La séquestration et les léproseries ont fait justice de la lèpre ancienne ; la peste est l'objet d'un vaste et dispendieux appareil de préservation ; tous les gouvernements font des sacrifices pour étouffer les germes de la variole. Or la syphilis fait plus de mal que toutes ces maladies ensemble, Elle détériore sourdement les générations ; sa contagion est plus évidente que celle de la peste : pourquoi donc ne lui oppose-t-on pas dans tous les pays les mêmes barrières, les mêmes moyens d'extinction ? Telle est l'espèce humaine : la foudre des épidémies insolites qui passent sur sa tête, comme le nuage électrique, l'étourdit et la frappe de terreur, tandis qu'elle se familiarise avec les pestes lentes et continues qu'elle porte dans son flanc.»

D'où vient cette difficulté ou cette paresse des pouvoirs publics à entraver l'extension de la vérole? De ce que celle-ci a pour principal agent de dissémination la prostitution clandestine, laquelle ne s'atteint qu'à grand'peine. La maladie, à la vérité, se cache parfois dans les maisons publiques, comme en témoigne ce fait raconté par Ricord « Il y a quelques années, dit-il, un négociant de Lyon vint chez moi dans un état de très grande exaspération contre M. le préfet de police. Il venait chercher un certificat constatant qu'il avait contracté un chancre dans une maison de filles publiques, qu'il croyait garantie par l'autorité. Son intention était de faire des poursuites en dommages-intérêts. Il ne savait pas que la tolérance est une sorte de brevet qui, comme tous les brevets, est sans garantie du gouvernement. » Il n'en est pas moins vrai que la syphilis se propage beaucoup moins par le fait des maisons de tolérance, que par celui de la prostitution cachée. Or celle-ci, si elle a toujours les mêmes dangers, s'exerce de cent façons : en voici quelques exemples.

« L'ancienne maison publique, écrit M. Leroy de Méricourt, avait au moins l'honnêteté de l'enseigne. Pas de surprise avec elle. On savait, quand on en franchissait le seuil, ce qu'on allait y trouver. Aussi n'y allait-on guère que la nuit, à l'abri d'une ombre propice. Aujourd'hui les mœurs ont changé : des maisons de prostitution s'ouvrent sous l'enseigne de brasseries; on y va en plein jour et la tête haute; on ne se cache pas pour y rentrer et pourquoi se cacherait-on? N'est-ce pas une brasserie? Et depuis quand n'est-il plus permis de se désaltérer? Eh bien, ces brasseries font le désespoir des familles, non moins que les délices des échappés de collège. Pourquoi les délices de ceux-ci? On le devine. Pourquoi le désespoir et la terreur de celles-là? Parce que leurs fils trouvent dans ces maisons les trois fléaux de la société actuelle, c'est-à-dire la flânerie, l'imbécile et énervante flânerie, l'alcoolisme et la vérole. Au moral comme au physique, les brasseries à femmes, à inviteuses de tout costume et de toute nationalité, sont des sentines de perdition. »

Les brasseries à femmes ne sont, en effet, que des maisons de prostitution, avec cette circonstance aggravante que celles qui en font l'ornement échappent à toute surveillance médico-policière. Ces femmes trouvent dans le fond de la brasserie une petite pièce meublée d'un divan hospitalier, où elles peuvent en toute commodité se livrer au premier venu ; ou bien elles obtiennent facilement de la patronne, intéressée à faire avec elles échange de bons procédés, la permission de sortir une heure par ci, par là, pour se rendre dans l'hôtel voisin. Ces deux ressources leur manquent-elles : il leur reste celle d'emmener le soir, après la fermeture, le client plus ou moins ivre qu'elles ont raccolé à leurs tables, et qui varie d'un jour à l'autre. Et ce qu'il y a de plus malheureux, c'est que ces brasseries à inviteuses pullulent autour des lycées et collèges où se recrutent des dupes faciles, qui offrent un fertile terrain de culture aux germes des maladies vénériennes. La patronne d'un de ces établissements louches, voisin du lycée Condorcet, avait poussé l'audace jusqu'à envoyer aux élèves une circulaire leur faisant connaître l'adresse de sa maison et leur décrivant les délices qu'ils y trouveraient : c'est par hasard qu'on eut connaissance de cette manœuvre, la circulaire étant tombée entre les mains du père de l'enfant auquel elle était destinée.

Certaines boutiques de gants, de parfumerie, de papeterie, n'ont pas d'autre moyen d'existence que la prostitution dont elles sont le théâtre. Quel Parisien n'a pas connu cette ganterie du boulevard, où le client payait vingt francs la paire de gants qu'il n'emportait pas, mais était invité à passer dans la pièce du fond s'il ne réclamait pas de monnaie ? Cette parfumerie d'un passage voisin de l'ancien Opéra, où on n'aurait trouvé ni un savon ni une bouteille d'eau de Cologne ? Ce magasin de cravates de la même région dont les employées étaient invitées à porter elles-mêmes, et à une heure convenue, les achats fait par les célibataires oisifs du quartier?

Descendons un échelon, et nous voici chez le mastroquet. Lui aussi ne vend pas que du vin, lui aussi a une petite chambre réservée aux ébats amoureux de ses servantes avec les tourlourous en congé ou avec les ouvriers du quartier. Fournier raconte que, sur 32 soldats qui venaient de contracter la syphilis et qui ont pu donner des renseignements précis sur la provenance de la contagion, 2 incriminaient les maisons publiques, 1 la catégorie de filles dites « rôdeuses de postes », 11 les prostituées en chambre, 18 les débits de vin. C'est parmi les ouvrières sans ouvrage, les bonnes sans emploi, récemment arrivées de province, que se recrute le personnel féminin de ces affreux débits : le patron les exhorte, les force au besoin à boire et à se livrer au premier venu, sans souci de l'alcoolisme et de la syphilis qui peuvent être la récompense de leurs peines. Voici un fait que l'auteur rapporte à l'appui de son dire : « Une femme de vingt-deux ans, admise à l'hôpital Saint-Louis pour divers accidents syphilitiques, raconte spontanément ceci. Native du Luxembourg, elle est venue à Paris pour se placer comme domestique, et elle a été adressée par un bureau de placement à un marchand de vin des boulevards extérieurs. Elle est entrée vierge, affirme-t-elle, chez ce marchand de vin, qui lui avait promis vingt-cinq francs de gages par mois. Pendant quelques semaines elle se borna à servir les pratiques ; mais alors son patron lui ayant signifié que, si elle limitait là son office, il ne la paierait plus et même exigerait d'elle une redevance de 2 francs par jour pour sa nourriture, elle se décida à faire comme les autres femmes de l'établissement. Bientôt elle fut contaminée, tout naturellement. Néanmoins elle ne renonça pas pour cela à son métier. Si bien que, pendant plus de 5 mois, elle continua, bien qu'affectée de plaques muqueuses vulvaires extraordinairement confluentes et exubérantes, à recevoir de 2 à 5 ou 6 hommes quotidiennement, sans intermission d'un seul jour. Eh bien, calculons sur le minimum qu'elle nous donne, à savoir 2 rapports par jour. Cela fait qu'en 5 mois cette femme a pu contaminer 300 hommes. Une seule femme suffisait ainsi à semer plusieurs centaines de contagions dans la population parisienne. Et un fait pareil se passait dans une capitale où l'on dit, où l'on croit la prostitution surveillée ! En vérité, c'est à n'y pas croire. Et cependant les cas de ce genre abondent et surabondent autour de nous.

Encore un **pas**, et nous sommes dans la rue. Là tout le monde sait ce qui se passe. En plein jour sur les boulevards extérieurs, à partir de la tombée de la nuit dans les quartiers du centre, le passant est assailli par une nuée de filles qui barrent les trottoirs, se pendent à son bras sans souci de ses protestations, l'injurie s'il ne répond pas à leurs propositions ou les repousse avec mépris : encore doit-il s'estimer heureux s'il en est quitte à si bon marché, et si, l'endroit étant désert, les jolis messieurs que vous savez ne viennent pas à la rescousse, le surin à la main. Inutile d'insister, n'est-ce pas ? vous avez lu cela vingt fois dans votre journal, sous la rubrique connue : Un coup de balai, s'il vous plaît !

Il vient si rarement et si mollement, le coup de balai demandé ! Ah ! nos pères étaient plus rigoureux. Voici, par exemple, l'arrêt rendu en 1498 par le prévôt de la ville de Paris, concernant les syphilitiques : « L'on deffend-de rechef à tous lesdits malades de ladite maladie, tant hommes que femmes, que incontinent aprez ce présent cry ils vuident et se départent de ladite Ville et Forsbourgs de Paris, et s'envoisent, scavoir, lesdits forains faire leur résidence és pays et lieux dont ils sont natifs, et les aultres hors ladite Ville et Forsbourg, sur peine d'être jectés en la rivière, s'ils y sont prins le jour d'huy passé. » Nous ne demandons pour les syphilitiques ni la noyade, ni la hart, ni même la fustigation publique ou sous la custode. Nous ne croyons guère à l'efficacité de la messe de Job, instituée par l'Église vers la même époque pour défendre ses ouailles contre le mal français. Mais nous pensons qu'il y a lieu d'appliquer des mesures plus sérieuses que celles qui sont actuellement en vigueur, et, pour donner l'idée de celles qui pourraient être prises, je ne saurais mieux faire que de reproduire les conclusions du rapport présenté récemment à l'Académie de médecine par Fournier.

Il est indispensable que la prostitution soit surveillée et au besoin réprimée par les pouvoirs publics.

La prostitution libre est surtout désastreuse, parce qu'elle est le principal moyen de dissémination des maladies vénériennes. Mais la provocation publique constitue le seul mode de manifestation extérieure par lequel la prostitution puisse être atteinte légalement : c'est donc cette provocation qui doit être combattue et réprimée sous ses différentes formes, celles que nous avons indiquées plus haut.

L'intérêt de la santé publique exige que les filles reconnues coupables du délit de provocation publique soient soumises à un examen médical périodique. Celles de ces filles qui seraient reconnues, de par cet examen, affectées de maladies vénériennes, notamment de syphilis, seront internées dans un asile spécial. Mais pour éviter l'arbitraire administratif, il faut : 1° qu'une loi définisse le délit, sans quoi on sera autorisé à continuer contre la police les accusations d'abus de pouvoir auxquelles elle prête trop le flanc ; — 2° que l'inscription ou mise en carte ne soit pas prononcée par deux ou trois agents, mais par un tribunal de droit commun, après débat contradictoire ; — 3° que la fille coupable d'avoir contracté une maladie vénérienne soit traitée comme une malade et internée dans un hôpital.

La répression suffit-elle ? Ne vaudrait-il pas mieux prévenir la prostitution que d'avoir à la réprimer ? C'est ce que pensait Ricord. « Tous ceux, disait-il, qui connaissent les tristes conditions de travail et de rémunération qui sont faites aux femmes dans notre société actuelle ont depuis longtemps compris et proclamé que là était une des sources les plus abondantes de la prostitution, et par conséquent des suites de la propagation de la syphilis. Améliorer les conditions du travail des femmes, c'est donc faire à la fois une œuvre d'humanité, de morale et d'hygiène publique. » Nous terminerons sur cette note philanthropique, qui peut logiquement servir de mot de la fin à un ouvrage écrit exclusivement dans un but humanitaire, pour guider mes semblables dans le chemin de l'amour et leur permettre d'éviter les embûches qui trop souvent y sont cachées sous les fleurs.

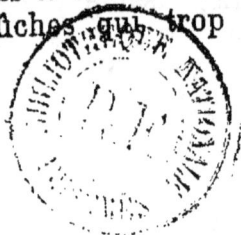

TABLE DES MATIERES

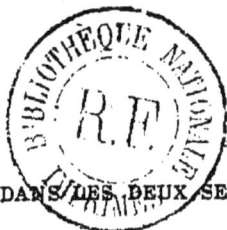

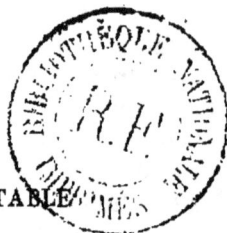

FIN DE LA TABLE

IMP. NOIZETTE, 8, RUE CAMPAGNE-PREMIÈRE, PARIS

www.ingramcontent.com/pod-product-compliance
Lightning Source LLC
Chambersburg PA
CBHW060955220326
41599CB00023B/3719